国家科技支撑计划课题《中国国民运动健身科学指导效果评价关键技术的研究》
(编号 2006BAK33B04) 资助出版

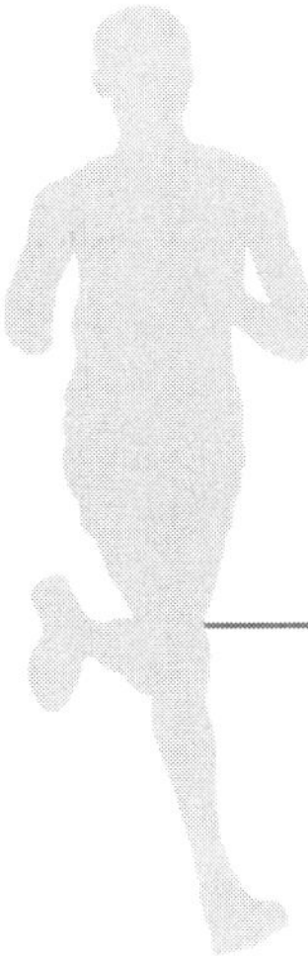

美国运动医学会认证复习指导（第四版）

ACSM's Certification Review (Fourth Edition)

主译审　王正珍
副译审　罗曦娟
译　者　(以姓氏笔画为序)
王　娟　李博文　高瑞芳
罗曦娟

北京体育大学出版社

出 版 人 李 飞
责任编辑 佟 晖
审稿编辑 董英双
责任校对 未 茗
版式设计 佟 晖 博文宏图

图书在版编目(CIP)数据

美国运动医学会认证复习指导：第四版/王正珍等译. －北京：北京体育大学出版社，2016. 10
ISBN 978－7－5644－2436－7

Ⅰ. ①美… Ⅱ. ①王… Ⅲ. ①运动医学－医学会－资格认证－美国 Ⅳ. ①R87

中国版本图书馆 CIP 数据核字(2016)第 264574 号

美国运动医学会认证复习指导(第四版)
王正珍 等 译

出 版 北京体育大学出版社
地 址 北京海淀区信息路 48 号
邮 编 100084
邮 购 部 北京体育大学出版社读者服务部 010－62989432
发 行 部 010－62989320
网 址 http://cbs. bsu. edu. cn
印 刷 北京昌联印刷有限公司
开 本 787×1092 毫米 1/16
成品尺寸 260×185 毫米
印 张 21

2016 年 12 月第 1 版第 1 次印刷
定 价 60.00 元
（本书因装订质量不合格本社发行部负责调换）

主译审简介

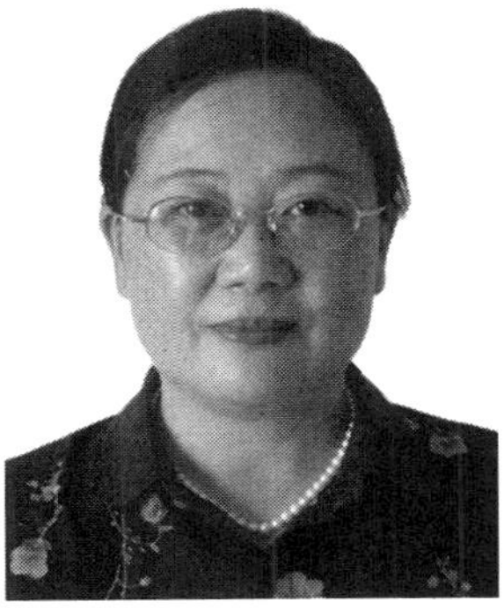

《运动处方》主编

王正珍，博士，北京体育大学教授，博士生导师。1983年毕业于原山东医学院临床医疗系，后在北京体育大学获硕士及博士学位。1995年和2002年分别在美国和澳大利亚做访问学者。从事医学教学、运动医学教学、科研工作30余年，先后参加多项国家级和主持多项省部级课题，研究成果获国家教学成果二等奖，获中国体育科学学会一等奖。

主要研究方向是大众健身理论与应用、慢性疾病运动干预。在国内外学术期刊发表论文70余篇；主编学术专著《糖尿病前期人群运动处方研究与应用》《高血压病人群运动指南》2部；主译《ACSM运动测试与运动处方指南》（第八版，第九版）《运动损伤预防－国际奥委会医学手册》4部；全国体育院校通用教材《运动医学》副主编；编写、翻译各类教材200余万字。北京体育大学精品课程《运动营养学》和《运动处方》负责人，承担《运动营养学》《运动处方》《病理学》《健身概论》和《慢性疾病运动干预》等课程的本科、硕士研究生和博士研究生的教学工作。十多年来，主要从事科学健身方面研究，是科技支撑计划"十五"课题、"十一五"课题的主要研究者，是"十二五"课题的负责人之一，是我国科学健身研究领域的主要学术带头人。科技部重大慢性非传染性疾病防治重点专项课题负责人。

现任北京体育大学学术期刊部主任，中国体育科技期刊专业委员会副主任委员。北京健康教育协会科学健身专业委员会主任委员、北京康复医学会理事、中华医学会运动医疗分会委员、中国体育科学学会运动医学分会委员、美国运动医学资深会员（FACSM）。

序　言

我作为维克森林大学（Wake Forest University）的一名大学生，于1978年首次取得了美国运动医学会（ACSM）的认证证书（并于1979年再次获取）。被ACSM认证合格是我年轻的职业生涯突出的成就之一，并帮助我得到了第一个工作机会，在芝加哥的瑞典圣约医院（Swedish Covenant Hospital）与Noel Nequin教授共事。在Noel教授的指导和引荐下，1983年我成为一名ACSM认证的预防与运动康复项目（Preventive and Rehabilitative Exercise Programs）的主管（这个项目现在已不再是ACSM认证项目），同期（1981年），我应邀成为ACSM认证与教育委员会（ACSM Certification and Education Committee）（现称认证和注册委员会 [Committee on Certification and Registry Boards, CCRB]）的一员。30多年来我已在该委员会担任多种职务，其中有6年，我担任主席的职务。在这30年期间，申请认证的会员数量以及被证实具有申请认证潜能的资源都呈现了指数倍的增长。

2009年，CCRB决定同时出版《ACSM运动测试与运动处方指南》（ACSM’s Guidelines for Exercise Testing and Prescription）（第八版）、《ACSM运动测试与运动处方指南资源手册》（ACSM’s Resource Manual for Guidelines for Exercise Testing and Prescription）（第六版）、《ACSM临床运动生理学手册》（ACSM’s Resources for Clinical Exercise Physiology）（第二版）以及《ACSM认证复习指导》（ACSM’s Certification Review）（第三版）。这些书由四个写作团队和编辑们共同完成，真是一项不可思议的成就。当这些书（除了《ACSM临床运动生理学手册》之外，该书不需修订）的下一版的发行计划开始实施的时候，证实了此举实乃伟大的成功。

第四版《ACSM认证复习指导》是该书到目前为止最全面的一个版本，主编Gregory Dwyer与其杰出的助理编辑团队（Nancy Belli，Meir Magal和Paul Sorace）以及作者们已经发掘出ACSM私人教练认证（CPT）、ACSM健康体适能专家认证（HFS）以及ACSM临床运动专家认证（CES）的复习精髓，尽管第四版的范畴主要以这三项认证为主，但是该书对于 ACSM 团体运动指导员认证（ACSM Certified Group Exercise Instructor）、ACSM 注册临床运动生理学家（ACSM Registered Clinical Exercise Physiologist）以及取得运动是良医认证（Exercise is Medicine Credential）也是非常有用的。

第四版战略性的将每种认证发展成三部分——每种认证的案例，知识点详解和认证技巧，以及与每种认证考试相似的模拟题。这一版最为独特的特点就是案例，这些案例均在教材范围内，并根据最新的研究所划分的领域组织编写。四大领域包括：健康和体适能评价（CPT 初访客户的咨询与评价、HFS 的健康和体适能评价以及 CES 的患者/客户评价）；运动计划（CPT 的运动计划与实施、HFS 的运动处方的制定与实施以及 CES 的运动处方）；运动咨询服务与行为策略（CPT 的运动组织与客户教育、HFS 的运动咨询与行为策略以及 CES 的计划实施）；计划管理（CPT 的法律、职业、商业和市场、HFS 的管理以及 CES 的组织和咨询）；另外还有这三种认证的法律和职业方面的考虑。

Greg,Nancy,Meir 和 Paul 将因本书的内容获得莫大的赞赏，他们的经验为认证申请者的备考提供了最佳的资源。就我个人而言，要感谢他们的奉献和友情，对于正在申请及将要申请认证的人而言，本书将引领大家走向成功。

资深会员（FACSM）
美国运动医学会理事
美国佐治亚州立大学（Georgia State University）（亚特兰大）
运动学与健康系（Department of Kinesiology and Health）
（教育学院 College of Education）以及营养部（Division of Nutrition）
（护理和健康职业学校 Byrdine F. Lewis School of Nursing and Health Professions）
终身教授
Walter R.Thompson 博士

前 言

第四版《ACSM认证复习指导》在前几版的基础上进行了广泛的修订，这一版囊括了私人教练认证（CPT）、健康体适能专家认证（HFS）以及临床运动专家认证（CES）中所有最新的知识点（knowledge）、技巧（skills）以及需要掌握的能力（abilities）（KSAs）。

教材的组织

本教材根据认证水平编为几个部分，每一部分又细分为以下三个主要的内容：

案例学习，根据认证水平和领域来划分，包括多项选择题以及自由论述题，书中有30个案例学习（以及10个附加心电图案例）。

工作任务分析（JTA）表格，包含了对各个认证水平和领域的所有KSAs详尽的细目，在这一部分，还进一步剖析了每个KSA表现指的是什么以及对每个KSA有帮助的学习资源。KSA内容广泛地受到所有认证水平执行的最新ACSM JTA的影响。

习题，每个认证包括100道多项选择题附有答案及解析。在每套习题的最后，会有一个表格标示出每个习题所对应的领域。

为准备认证考试而努力学习

有些人使用本书的意图就是作为认证考试的一个复习手段，并且认为这样就是在为三项ACSM认证中任何一项认证做积极的准备了。本教材只是现有的许多学习工具书中的一个代表，不应该被认为是备考这三项认证的唯一信息来源。

作为一个学习或复习的工具，本教材帮助你明确自己优势和弱势的地方。你应该通过进一步的学习消除弱势的部分。这本教材应被看做是一个能够让每个人来证明自己的学习装备。毫无疑问，《ACSM运动测试与运动处方指南》（第九版）（GETP9）也是这样的一个装备。ACSM还编写了《ACSM运动测试与运动处方指南资源手册》（第七版）（RM7）。ACSM致力于认证领域，同步这些教材的更新，与本指导同期出版。

ACSM认证水平之间互有交叉，例如，CES认证包含了所有HFS和CPT认证的KSAs。

因此，准备利用此书复习备考 CES 认证的学员，除了学习 CES 章节中的所有 KSAs 外，还要学习 HFS 和 CPT 章节中所有的 KSAs。同样地，准备 HFS 认证的学员也要学习 CPT 章节中所有的 KSAs。

我们意识到在这个不断成长的知识领域，事实、标准和原则都是遵循基本规律改变的。因此，本指导与 GETP9 中若存在矛盾之处，请以后者为准。如发现需要更新以及有矛盾或错误的地方，我将尽力在线提供进一步的解释或更正。发布所有更正的网址是：Http://certification.acsm.org/cr4updates。

如果可以在大家成功认证的道路上扮演一个小小的角色，我会感到非常开心，在这本书中所付出的所有努力也就有所回报了。

本书主编
美国运动医学会资深会员（FACSM）
ACSM-ETT
ACSM 认证的临床运动专家（ACSMCES）
ACSM 注册的临床运动生理学家（ACSM-RCEP）
ACSM-PD
Gregory B. Dwyer 博士

网络资源

《ACSM 认证复习指导》（第四版）包含了更多的信息资源，指导员可以通过本书的配套网站 Http://thepoint.lww.com/ACSMCR4e 获取。

指导员

被认证的指导员可以进入以下资源的网站：

影像库

另外，本书的购买者可以使用《ACSM 认证复习指导》（第四版）网站 Http://thepoint.lww.com/ACSMCR4e 在线搜索全文。

致谢，我不想提及具体的姓名，因为可能会漏掉一些特别值得感谢的人。许多人在我30多年的ACSM认证职业生涯中曾指导过我（我首次认证是在1982年）。对所有在事业中帮助过我的人致以最衷心的感谢（在这本教材的写作/编辑过程中我会常常想起这些人，以一种积极的方式!）。对于参与到这个项目中并作出贡献的人们，特别是我们的联络编辑们，可以让我站在你们的肩膀上，请允许我向你们表示感谢。ACSM认证管理人员、ACSM认证和注册委员会以及Lippincott Williams和Wilkins也全力支持该项目，对他们致以万分感激。还要感谢这个项目的统稿编辑Jon Ehrman博士，保证本书与第九版《指南》及第七版《ACSM运动测试与运动处方指南资源手册》的一致性。Ehrman博士也是第四版《ACSM个人训练手册》（ACSM's Resources for the Personal Trainer）和新版《ACSM体适能专家手册》（ACSM's Resources for the Health Fitness Specialist）的统稿编辑。

最后，感谢我亲爱的家人——Beth, Kevin和Eric，这些年来给予了我极大的支持、滋养和鼓励。

—Gregory B. Dwyer

感谢与我一起工作以及合作过的人们，不过在这里需要对几个人表示特别的感谢。首先，感谢Greg Dwyer对我的信任，让我负责这个项目中一个完整的部分。其次，于公感谢Neal Pire对我的信任，并推荐我为ACSM奉献我的才能；于私感谢我的姐姐Mary Lou，她是一个能够鼓舞我在一天之内就把功课完成的人；最重要的是感谢爱我的家人，支持我完成这份成就灵魂的工作。

—Nancy J. Belli

我想要感谢本书所有的作者和评审者，没有他们的无私奉献，这个项目不会顺利完成。还要感谢我的父母Esther和Dani Magal，他们灌输给我价值观和道德观，以及我的妻子Dana和我的孩子Yuval和Amit，给予了我完成这份工作所需要的灵感、支持和耐心。

—Meir Magal

特别感谢ACSM认证和注册委员会对这本指导孜孜不倦的评审。他们在ACSM以及运动职业中所承担的责任是无价的。

—Paul Sorace

目录 CONTENTS

第一部分　ACSM认证的私人教练（CPT）

第一章　CPT案例分析

第二章　CPT工作任务分析

第三章　CPT测试

第二部分　ACSM 认证的健康体适能专家（HFS）

第四章　HFS 案例分析

第五章　HFS 工作任务分析

第六章　HFS 测试

第三部分　ACSM 认证的临床运动专家（CES）

第七章　CES 案例分析

第一部分　ACSM 认证的私人教练（CPT）

第一章　CPT 案例分析

CPT 案例分析 I：初访客户的咨询与评价

你的健身教练带来一名新的客户，Beth，54 岁，她想尽快开始运动项目。在来之前，健身教练告诉你 Beth 要求开始减重计划，也想与俱乐部的营养师合作工作。当见到 Beth 时，你进行了俱乐部的常规健康评估，得到了以下信息：

身高	5 英尺 6 英寸（167.6 cm）
体重	195 磅（88.45kg）
体重指数（BMI）	31 kg/m^2
评估时的安静血压	138/88 mmHg
安静心率（HR_{rest}）	88bpm
血脂	高密度脂蛋白（HDL）：56；低密度脂蛋白（LDL）：122；甘油三酯：111（单位 mg/dL）
空腹血糖	102 mg/dL
家族史	母亲在 58 岁时出现一次心脏病发作，父亲 66 岁死于癌症，2 个妹妹目前健康状态良好
服用药物	因为膝关节疼痛服用萘普生钠（Aleve），偶尔服用止痛药 Advil，还服用女性维生素。
运动史	过去 20 年没有进行运动。曾经是高中篮球队队员。
手术史	除了 10 年前阑尾切除术，无骨科手术或损伤。

如前所述，Beth 在听到朋友和健身爱好者进行高强度运动后也想开始有强度的运动，

她将管理饮食，听从营养师的建议，从减 20 磅（9.07 kg）开始。在谈论了她的运动喜好后，你认为她适合进行利用器械的抗阻训练、自身体重训练、在跑台以及椭圆训练机上进行有氧运动，同时建议她进行拉伸运动缓解她所说的因为工作原因长期静坐导致的腰背疼痛。

CPT 案例分析 Ⅰ 的选择题

1. Beth 应该归类为

A：高风险 B：低风险 C：中等程度风险 D：不明确

2. Beth 符合美国运动医学会（ACSM）心血管疾病风险因子阈值，除了

A：高血压 B：肥胖 C：静坐少动生活方式 D：家族史

3. 根据 Beth 的个人史和目标，你的下一步行动将发生在

A：马上，包括高强度运动

B：马上，仅仅只有抗阻训练

C：在与营养师会面后

D：在获得内科医生的允许（physician clearance）后

4. 根据 Beth 的空腹血糖水平，她可以被认为是

A：正常 B：糖尿病前期 C：低血糖 D：糖尿病

5. 你预计 Beth 的最大心率接近（用公式：220 – 年龄）

A：145bpm B：166bpm C：186bpm D：不能确定

6. 根据 Beth 的血脂水平，她可以被认为是

A：正常 B：低脂血症

C：高脂血症 D：动脉粥样硬化的风险

CPT 案例分析 Ⅰ 的论述题

1. 在询问个人史和医生查体后，你决定进行一个初步的体适能评估。那几种体适能场地测试适合进行？为什么要选择它们？

2. Beth 的愿望是减体重，因此，与她的营养师进行讨论很重要。她征求你的意见避免支付俱乐部营养师的费用，你决定在可能的范围内给她提供一些建议和帮助。当涉及到营养信息时，分析讨论私人教练认证（CPT）实践的局限性和执业范围。

3. 使用 Karvonen 心率储备公式来为 Beth 计算合适的心率，便于她开始进行心血管锻炼。讨论在计算中选择的训练范围的基本原理。

CPT 案例分析Ⅱ：运动计划与实施

你是一名公司健身中心的 CPT。Stan，一名新客户，已经加入你的健康小组，寻求初始的体适能评估和训练课。Stan 是一名 39 岁的男性，身高 5 英尺 9 英寸（188 cm），重 165 磅（83.9kg）。用 Jackson – Pollock 三个部位皮褶厚度测试法进行身体成分和体适能评

价，测试记录如下：

体重	165 磅（83.9kg）
肱三头肌皮褶厚度	12 mm
肩胛下皮褶厚度	14 mm
胸部皮褶厚度	16 mm
腰围	33 英寸（83.8 cm）
臀围	39 英寸（99.1cm）

根据皮褶厚度测试结果，估计他的体脂含量为23.3%，力量评价显示他的力量处于正常范围，仰卧起坐显示他的柔韧性参数稍差，下腰部和腘绳肌略微紧张。在初始评估中，安静心率和血压分别为66bpm 和 118/70 mmHg。

当谈到病史时，Stan 自述不抽烟，不服用任何药物。他在春季和夏季容易出现过敏症状，如头痛、鼻窦感染和昏睡。他没有任何运动骨科禁忌症，但报告说，5 年前医生发现他的“下腰”部位出现了“轻微椎间盘膨出”。Stan 目前还没有出现任何的下腰部疼痛，他希望进行结构性的、全身性的运动来确保强壮和无痛。

当谈到目标时，Stan 说他是一名零星锻炼者，想变成规律锻炼者。他缺乏合适的动机，感觉 CPT 会帮助他克服困难。他的主要目标是能保持活跃以赶上他的两个小孩，减重 5 磅（2.3kg），增加上半身肌肉。Stan 的下肢肌肉很强壮，因为过去他是竞技篮球运动员，还是大学田径队的队员，目前，他是一名狂热的高尔夫球手。他告诉你，一直以来，他的下半身够显得更为强壮，他主要是想增加上半身的力量，尤其是他的胸部和肱二头肌。Stan 指出，他通常选择设备和器械练习，想进行更多的自由重量训练和专项训练来增加力量和他的高尔夫挥杆动作准确性，最好是每周进行至少 3 次的全身运动。

CPT 案例分析 Ⅱ 的选择题

1. 根据最新版的《ACSM 运动测试与运动处方指南》，这个客户将被列为

A：低风险　　B：中等程度风险　　C：高风险

2. 根据《ACSM GETP》标准和 Stan 每周至少 3 次的运动目标，为他设计运动计划

A：每周一次全身性的力量锻炼：肌肉力量和耐力、抗阻运动、健美操、平衡和灵敏性训练

B：中等强度的有氧运动（40% ~60% 最大储备摄氧量 VO_2R）、负重和柔韧性训练

C：中等到较大强度的有氧运动相结合，负重和柔韧性训练

D：较大强度的有氧运动（≥60% VO_2R），负重和柔韧性训练

3. 根据进展情况，你的计划会有哪些进展？

A：在第一个 4 ~6 周，每 1 ~2 周增加 5 ~10min

B：在第一个 4 ~6 周，每 1 ~2 周增加 2 ~5 min

C：在第一个 4 周，每周增加 10 ~ 15 min

D：在第一个 4 ~ 6 周，每 2 周增加 10 ~ 15 min

4. 为了达到 Stan 的目标，增加肌肉重量和提高力量，你推荐多少次重复次数

A：6 ~ 8　　B：12 ~ 15　　C：8 ~ 12　　D：10 ~ 15

5. 根据 ACSM GETP，下面都是对健康成年人的抗阻训练指南，除了

A：每个大肌群每周应该训练 2 ~ 3 天

B：抗阻训练项目应该是多关节的、每次包含了不止一个肌群的复合运动

C：抗阻训练项目应该是单关节的、每次只包含一个肌群的运动

D：在进行重复次数锻炼时，个人应该保持有规律的呼吸方式，通常包括每次运动“抬”时的呼气和“降低”的吸气。

CPT 案例分析 Ⅱ 的论述题

1. 根据对 Stan 的初始评估，你认为他最愿意坚持的各种抗阻训练的方式是什么？

2. 鉴于 Stan 偶尔出现的下腰部疼痛，关于柔韧性训练你有什么建议可以帮助他保持身体柔软、远离疼痛？

CPT 案例分析Ⅲ：组织与教育

Bob 是一个相对静坐少动的 37 岁的白人男性。他已经结婚 9 年，有两个女儿，分别为 7 岁和 5 岁。他有化学的硕士学位之前在一家实验室工作了 5 年，现在在一家大型药物公司做销售代表，已经工作了 7 年。Bob 的客户来自于一个人口接近 500 万的大都市的医院医生。他认为他的工作是愉快而充满压力的。一个典型的工作日就是 2 h 的开车，与内科医生会面 3 ~ 4 h，然后在电脑旁工作 3 ~ 4 h。他在餐厅午餐和晚餐接待客户约每周 4 次。周末需要在家在电脑旁工作 5 ~ 6 h。他每晚的睡眠时间基本不超过 6 h。在大学期间，他身高 5 英尺 10 英寸（178 cm），体重 154 磅（70 kg），是一名竞技跑步爱好者，每周跑步 30 ~ 40 英里（48.3 ~ 64.4 km），5km 跑的最好比赛成绩是 18.5min，体脂 10%。自从大学后，他就没有参加任何的有规律的体力活动，体重也逐渐增加。在妻子的要求下，Bob 进行了体检，结果如下：

人体测量

身高：5 英尺 10 英寸（178cm）

体重：198 磅（90 kg）

体脂：28%

安静血压（2 次单独时间的测量）：142/78 mm Hg

空腹血糖和血脂

血糖（2 次单独时间的测量）：112 mg/dL

总胆固醇：198 mg/dL

LDL 胆固醇：136 mg/dL

HDL 胆固醇：29 mg/dL

3 天饮食回顾和营养分析

每日能量摄取：2500kcal

每日碳水化合物摄取：350 g

——60% 简单的或精致的碳水化合物

——40% 复合碳水化合物

每日蛋白质摄取：100 g

每日脂肪摄取：55.5 g

——70% 饱和脂肪

咖啡因摄取：500 mg（5 杯）

酒精摄取：16 盎司啤酒（28.5g）

次极量运动平板试验

预测的最大摄氧量（$\dot{V}O_2max$）：35.6 mL/（kg · min^{-1}）

达到 100% 最大心率时的运动速度：6.0 英里/h（160.8 m/min）

柔韧性（基于性别和年龄的分类）

坐位体前屈：差

肌肉力量、耐力（基于年龄和性别的百分等级），一次最大重复次数 1RM

卧推：第 30 个百分位点

仰卧起坐：第 20 个百分位点

俯卧撑：第 20 个百分位点

Bob 的医生强烈建议他开始进行运动，降体重，饮食更健康。虽然不愿意承认，但 Bob 知道医生的建议是他所需要的，也下决心做出一些改变来提高自己的整体健康水平。因此，Bob 来寻求你的指导。

CPT 案例分析Ⅲ的选择题

1. 计算 Bob 目前的 BMI

A：25.2kg/m^2　B：26.3kg/m^2　C：28.0 kg/m^2　D：28.4kg/m^2

2. 根据 Bob 现在的 BMI，确定他的分类

A：正常　B：超重　C：1 级肥胖　D：2 级肥胖

3. 为了解决体重和身体成分的问题，Bob 被建议从饮食和运动两方面开始。Bob 想减少每日能量摄取 200kcal，其他的通过运动来增加能量消耗。如果他在 12 周的 BMI 要达到 24.9kg/m^2，他每天需要通过运动消耗多少能量？假设他目前处于能量平衡状态，减少的体重都来自于脂肪。

A：48kcal　B：200kcal　C：483kcal　D：683kcal

4. Bob 要想达到 20% 的体脂需要减少多少磅？

A：19.8　B：23.2　C：26.9　D：39.6

5. 为了最好地帮助 Bob 进行有必要的行为改变，你评价了他的准备情况，发现他属

于改变的__________阶段。

A：前意向　　B：意向　　C：准备　　D：行动

6. Bob 日常摄入的碳水化合物、蛋白质和脂肪的能量为多少卡路里？

A：碳水化合物：1400；蛋白质：400，脂肪：500

B：碳水化合物：1750；蛋白质：400，脂肪：250

C：碳水化合物：1400；蛋白质：510，脂肪：390

D：碳水化合物：1400；蛋白质：700，脂肪：200

CPT 案例分析Ⅲ的论述题

1. Bob 知晓如何计算 BMI，但是他对其有效性提出质疑。他指出 BMI 计算是没有考虑肌肉重量和整个的身体成分。Bob 的说法正确吗？你怎么解决他所担心的问题？

2. Bob 在网上阅读了一些资料认为他的饮食“相当”好，那么他的饮食中到底哪些方面比较好，又有哪些方面需要改进呢？

CPT 案例分析Ⅳ（1）：法律、职业、商业和市场

最近你作为一名全职的健身专家，在一家非常忙碌的健身俱乐部工作。你的工作职责包括监督健身楼层、新会员培训，制定运动计划，帮助会员正确安全地使用健身设备，维护健身器材。

该地还为他们的会员提供私教训练，你有能力为客户提供“下班时间”的私教。你对你的私教客户承担责任，并作为独立的合同商获得报酬。你的日常上班时间是周一到周五，上午 8:00 至下午 5:00。

CPT 案例分析Ⅳ（1）的选择题和判断题

1. 你的私教客户 Joe 正在经历一个艰难的时刻，他对你倾诉，他的婚姻出现问题，他开始酗酒。作为一名 ACSM CPT，你合适做的是

A：对婚姻他应该如何做给出一些建议。

B：解释酒精摄入过量的危险因素，以及酒精会如何影响他的训练计划。

C：把他推荐到专门从事心理咨询和行为改变的当地专业人士那里去。

D：只是倾听，什么也不做。

2. 在跑步机上跑步时，一个成员突然停下来抓住了自己的胸口，你应该做的第一件事是

A：启动紧急医疗服务（EMS）

B：开始胸外按压

C：让他坐下来休息

D：立即走进该成员，询问他是否有胸痛。如果是的话，启动 EMS，监测他直到救护到达。

3. 医疗急救项目必须书面提供给所有的工作人员，并应该审查急救项目。紧急演习应多久进行一次？

A：1 年 1 次　　B：1 年 2 次　　C：1 个季度 1 次　　D：1 个月 1 次

4. 当你的客户在健身中心进行训练时，前面牵引的机器电缆断了，你的客户没有抓住扶手，摔倒了，他说肩膀疼痛。你要做的第一件事是

A：努力固定好你的机器以便于你的客户能完成他的运动

B：填一份意外报表，粘贴“不要使用”在机器上

C：给客户拿冰块

D：上面都不是

5. 判断对或错：当一名 CPT 在健身中心进行私教时不需要职业责任保险。

CPT 案例分析Ⅳ（1）的论述题

1. 为什么在一个安全的地方保存你的客户/会员的资料很重要？

CPT 案例分析Ⅳ（2）：法律、职业、商业和市场

你是健身房的一名私人教练。你与你的客户 Tom 已经在一起工作了近 3 个月，帮助加强他的网球耐力素质和表现。在过去的这个周末，Tom 参加双打比赛，在接一个正手截击球时，右脚踝扭了一下，他马上起身走了一圈，拉伸了一下踝关节周围的肌肉，并继续完成了接下来的 90min 比赛，稍微注意了右腿/踝。为了以防万一，Tom 比赛结束后回家冰敷了脚踝。

Tom 两天后才开始训练，并向你转述了事情经过，说他的脚踝感觉很虚弱。他没有任何的疼痛或肿胀，但是他不敢用全力在右脚踝上。

CPT 案例分析Ⅳ（2）的选择题

1. 根据 ACSM 指南，轻度踝关节扭伤的症状/体征是什么？

A：轻度水肿、疼痛，有压痛点，力量丢失（strength loss）

B：中度水肿，疼痛轻，出血，关节松弛

C：极度水肿，中等疼痛，出血，关节松弛

D：极度水肿，极度疼痛，出血，可触及或可观察到缺陷。

2. 根据 ACSM 指南，RICEA 原则指的是什么？

A：康复、冰敷、加压、抬高、消毒

B：休息、不活动、加压、抬高、固定

C：休息、冰敷、加压、抬高、固定

D：康复、固定、冰敷、抬高、支持（support）

3. 根据最新的美国心脏协会和美国红十字会指南（2010），下列哪项冰敷策略可以推荐用于 Tom 的软组织损伤？

A：用冰袋直接在皮肤上冰敷踝关节 10 min
B：用冰袋直接在皮肤上冰敷踝关节 15 min
C：用冰水混合物冰敷踝关节 20 min
D：用冰袋冰敷踝关节 25 min
4. 根据最新的 ACSM 指南，下面哪一步是 Tom 在损伤后重返训练所必需的？
A：客户在恢复训练前应先咨询医生
B：客户在恢复训练前应先咨询物理治疗师
C：客户应该固定脚踝，在恢复训练前咨询医生。
D：客户在恢复训练前不用做任何事情。
5. 当你在处理 Tom 缺乏信心全力使用右腿/踝的问题时，你应该做什么评估？
A：股四头肌和腘绳肌的耐力评估
B：股四头肌和腘绳肌的柔韧性评估
C：一条腿的平衡评估
D：40 码（36.6m）冲刺跑测试
6. 你将对 Tom 的运动计划作出哪些调整
A：加强小腿和踝关节内侧的力量训练
B：增加单腿动态平衡训练，外翻训练和本体感觉训练
C：加强股四头肌和腘绳肌的力量训练
D：增加股四头肌和腘绳肌的柔韧性训练

CPT 案例分析Ⅳ（1）的论述题

1. 为了使 Tom 能恢复信心重返训练，你还可以对他的运动计划做出哪些调整和改进？

CPT 案例分析答案与解析

CPT 案例分析 I

CPT 案例分析 I 的选择题

1 – C，中等程度风险
2 – A，高血压
3 – D，在获得内科医生的允许后
4 – B，糖尿病前期
5 – B，166bpm
6 – A，正常
资料来源：Pescatello LS，senior editor，Pescatello LS，senior editor. ACSM's Guidelines

for Exercise Testing and Prescription. 9th ed. Baltimore（MD）：Lippincott Williams and Wilkins；2014.

CPT 案例分析Ⅰ的论述题

1. 次极量运动测试是可行的，包括 YMCA 功率自行车测试、各种台阶试验（根据膝关节疼痛情况）、次极量跑台测试、场地测试（如 Rockport 6min 步行）、肌肉耐力测试（如俯卧撑、屈膝两头起）（根据背部疼痛情况）。因为他处于中等程度风险水平，极量运动测试不合适进行。

资料来源：Bushman BA，senior editor. ACSM's Resources for the Personal Trainer. 4th ed. Baltimore（MD）：Lippincott Williams and Wilkins；2014.

2. 避免给出直接的饮食建议，避免超过 CPT 的执业范围。具体的推荐，尤其是对于一名糖尿病前期的人来说，可能从来没有获得过具体的推荐。转诊给饮食专家应该是接下来的行动。网站 MyPyramid. gov 和 ChooseMyPlate. gov 为客户的常见问题提供了资料来源。

3. 靶心率计算

220 − 54 = 166

166 − 88 = 78

低值：（78 × 0.5） + 88 = 127

高值：（78 × 0.7） + 88 = 143

Beth 这样一个处于中等程度风险的人可以选择 50% ~70% 的心率值范围。这个范围处于中等强度运动范围，只要坚持一段时间就可以降体重。

CPT 案例分析Ⅱ

CPT 案例分析Ⅱ的选择题

1 – A，低风险

资料来源：Pescatello LS，senior editor. ACSM's Guidelines for Exercise Testing and Prescription. 9th ed. Baltimore：Lippincott Williams and Wilkins；2014.

2 – D，较大强度的有氧运动（≥60% VO_2R），负重和柔韧性训练

资料来源：ACSM's GETP，Chapter 7，Table 7. 1 General Exercise Recommendations for Healthy Adults. GETP 为健康成人体适能训练方案的设计提供了一般性建议。

3 – A，在第一个 4 ~6 周，每 1 ~2 周增加 5 ~10min

资料来源：ACSM's GETP，Chapter 7，General Principles of Exercise Prescription.

在运动的第一个 4 ~6 周，每 1 ~2 周增加 5 ~10min，之后的 4 ~8 个月内，逐渐增加运动频率、运动强度和运动时间。

4 – C，8 ~12

资料来源：ACSM's GETP，Chapter 7，General Principles of Exercise Prescription.

为了提高肌肉力量、质量和耐力，抗阻训练应该选择 8 ~ 12 次重复次数，相当于个人 1RM 的 60% ~80%。

5 – B，抗阻训练项目应该是多关节的、每次包含了不止一个肌肉群的复合运动

资料来源：ACSM's GETP，Chapter 7，General Principles of Exercise Prescription. Box 7.3. 这个专栏提供了健康成年人的抗阻训练指南。

CPT 案例分析 Ⅱ 的论述题

1. 对于 Stan 来说，负重器械练习（weight machines）是比较好的开始。虽然 Stan 比较年轻，但他有明显的下腰部疼痛，因此，你要注意，在他做所有运动时他的下腰部必须有良好的支撑，他适合进行一些小强度的抗阻训练，而不是大强度的抗阻训练。

2. 再次提醒，要注意他的下腰部，要用正确的姿势来进行柔韧性练习。很多很“流行”的伸展练习可能不适用于下腰部疼痛的人。如果你不清楚，有很多资料可参考。

CPT 案例分析Ⅲ

CPT 案例分析 Ⅱ 的选择题

1 – D，28.4kg/m²

BMI 指数用来评价体重与身高，计算方式是用体重（kg）除以身高（m）的平方。

资料来源：Pescatello LS，senior editor. ACSM's Guidelines for Exercise Testing and Prescription. 9th ed. Baltimore（MD）：Lippincott Williams and Wilkins；2014.

2 – B，超重

根据 BMI，个人可划分为：体重偏轻（<18.5），正常体重（18.5 ~ 24.9），超重（25.0 ~ 29.9）；1 级肥胖（30.0 ~ 34.9），2 级肥胖（35.0 ~ 39.9），3 级肥胖（>39.9）。Bob 的 BMI = 28.4，因此，他属于超重。

资料来源：Pescatello LS，senior editor. ACSM's Guidelines for Exercise Testing and Prescription. 9th ed. Baltimore（MD）：Lippincott Williams and Wilkins；2014.

3 – C，483kcal

正确回答问题需要以下几步：

a. 确定 BMI 为 24.9 时的体重。$24.9 = x/1.78\ m^2 x = 78.9kg$

b. 确定目前需要减少的体重。198 磅 – 173.6 磅 = 16.4 磅

c. 确定减少的体重所包含的卡路里。16.4 磅（脂肪）× 3500kcal/磅脂肪 = 57 400kcal

d. 确定完成这个目的所要求的天数。12 周 × 7 天/周 = 84 天

e. 确定要达到目标每日能量减少量。57 400kcal ÷ 84 天 = 683kcal/天

f. 确定每日运动能量消耗量。683kcal ~ 200kcal（饮食减少量） = 483kcal

资料来源：Pescatello LS，senior editor. ACSM's Guidelines for Exercise Testing and Pre-

scription. 9th ed. Baltimore（MD）：Lippincott Williams and Wilkins；2014.

4－A，19.8

正确回答问题需要以下几步：

a. 确定目前的脂肪重量（FM）。198 磅（体重）×28%体脂＝55.44 磅 FM

b. 确定目前的瘦体重（LBM）。198 磅－55.44 磅 FM＝142.56 磅 LBM

c. 确定20%体脂时的总体重（TBW）。142.56（LBM）/（1－0.2）＝178.2 磅 TBW

d. 确定要达到20%体脂目标需要减少的体重数量。198 磅（BW）－178.2 磅（TBW）＝19.8 磅（脂肪减少量）

5－B，意向

变化的动机准备阶段（SOC）或跨理论模型（TTM）包括了改变的几个阶段和改变的过程。SOC 假设，个人在发生行为改变时是经历了一系列阶段并面临了共同的障碍。由于客户所处的改变的阶段不同，其干预方法也不同。不同的 SOC 如下：

a. 前意向：个人不参与体力活动，甚至没有想过要参与。

b. 意向：个体行为仍然不参与体力活动，但是开始考虑要开始活动。

c. 准备：个体进行体力活动，但是没有达到推荐水平。

d. 行动：个体进行体力活动并达到推荐量，但时间少于6个月。

e. 维持：个体至少进行了6个月以上的达到了推荐量的体力活动。

Bob 现在没有进行体力活动，但是，他下决心开始进行，提示他处于“准备改变的意向阶段”。

资料来源：Pescatello LS，senior editor. ACSM's Guidelines for Exercise Testing and Prescription. 9th ed. Baltimore（MD）：Lippincott Williams and Wilkins；2014.

6－A，碳水化合物：1400；蛋白质：400；脂肪：500

每克碳水化合物、蛋白质和脂肪所包含的能量分别为4，4，9kcal。Bob 的日均摄入量

碳水化合物：350 g ×4cal/g＝1400kcal

蛋白质：100 g ×4cal/g＝400kcal

脂肪：55.5g ×9cal/g＝499.5kcal

资料来源：Nieman D. Exercise Testing and Prescription：A Health－Related Approach. 7th ed. New York（NY）：McGraw－Hill Companies，Inc；2011. p. 223.

CPT 案例分析Ⅲ的论述题

1. Bob 的说法是有效的。具体来说，BMI 确实没有考虑到个人的身体成分。肌肉发达的个人和小体型的静坐少动的个人容易被归错类。BMI 评价了发展成为慢性疾病的“平均”的统计学风险，用于确定大人群中超重和肥胖的发生率，而不是针对个人。对于评价“平均个体”，BMI 较好。

资料来源：Pescatello LS，senior editor. ACSM's Guidelines for Exercise Testing and Prescription. 9th ed. Baltimore（MD）：Lippincott Williams and Wilkins；2014.

2. Bob 整体的卡路里摄入量高于他的日常所需，因此，这些年来，他的体重逐渐增

加。他的每日碳水化合物摄入量是足够的，占总能量摄入的56%，接近推荐量55%，但是，他的碳水化合物过度单一/精致，他应该增加水果、蔬菜和全谷物的摄入量。他的蛋白质摄入量占每日总的摄入能量的16%，也处于推荐范围内。他的脂肪摄入量属于推荐摄入量的低值（20%~35%），但是，他的饱和脂肪酸的摄入量占14%，高出推荐量10%的40%，他需要降低饱和脂肪酸（通常是动物脂肪）的摄入量，用不饱和脂肪酸代替。他的酒精消耗占每日总的摄入能量的8%，每克酒精包含7kcal但却没有任何的营养，因此，酒精消耗必须进行调整（每天少于2次）。成年人咖啡因的摄入量范围为106~170 mg/d，90%百分位点是227~382 mg/d，Bob的摄入量超过了此百分位点，但是，几乎没有什么证据能证明过量摄入对健康存在危害。

资料来源：Nieman D. Exercise Testing and Prescription：a healthrelated approach. 7th ed. New York（NY）：McGraw－Hill Companies，Inc；2011. p. 223－33.

Knight CA，Knight I，Mitchell DC，Zepp JE. Beverage caffeine intake in US consumers and subpopulations of interest：Estimates from the Share of Intake Panel survey. Food Chem Toxicol. 2004；42：1923－30.

CPT案例分析Ⅳ（1）

案例分析Ⅳ（1）的选择题

1－C，把他推荐到专门从事心理咨询和行为改变的当地专业人士那里去

对于一名CPT来说，对客户的婚姻、饮酒或其他私人问题提供建议或咨询都超出了职业范围。你可以指导客户进行积极的生活方式，但需要非常谨慎，以保证所有的建议都是专业的。一名CPT需要知道什么时候把客户/会员推荐到健康专家那里去是合适的。

资料来源：Pescatello LS，senior editor. ACSM's Guidelines for Exercise Testing and Prescription. 9th ed. Baltimore（MD）：Lippincott Williams and Wilkins；2014.

2－D，立即走近该成员，询问他是否有胸痛。如果是的话，启动EMS，监测他直到救护到达

你需要靠近该成员来判断哪里有问题。如果他出现胸痛，你需要马上启动EMS。安全是最重要的。如果可能的话，要另一人打电话，而你待在该成员身旁密切监控，直到救护到达。你还应该确保有自动的外部除颤器（AED）以防万一。如果他失去意识，没有脉搏，你需要开始进行心肺复苏术，如果AED可用，应首先使用。

3－C，1个季度1次

意外和紧急情况可能发生在任何时候，很重要的是，所有员工都应知道健身房的应急计划。应该至少每季度进行定期演练，包括所有职员和兼职人员。

资料来源：American College of Sports Medicine. ACSM Health/Fitness Facility Standards and Guidelines. 3rd ed. Champaign（IL）：Human Kinetics；2007. p. 20.

4－B，填一份意外报表，粘贴“不要使用”在机器上

在事故后，趁它刚刚发生受害者还记得住的时候马上填意外报表很重要。为了他人的安全，在损坏的设备上粘贴标识也很重要。

资料来源：American College of Sports Medicine. ACSM Health/Fitness Facility Standards and Guidelines. 3rd ed. Champaign（IL）：Human Kinetics；2007. p. 23.

5－错

私人教练应该携带自己的职业责任保险。大多数健身中心没有为教练买此保险，尤其是他们在工作之余训练时。

CPT 案例分析Ⅳ（1）的论述题

1. 私人教练必须遵守企业所在的地区和国家的家庭教育权利和隐私法案（Family Educational Rights and Privacy Act，FERPA）和医疗保险可携性与责任法案（Health Insurance Portability and Accountability Act，HIPPA）指南。客户与你分享的私人信息只能是“私人的”，CPT 必须有专门的系统来保护客户的隐私，任何信息你都应该保密，与任何人谈论你的客户的事情都是不行的，除非你获得了特别的书面许可，并将书面许可文件保存了6 年。

CPT 案例分析Ⅳ（2）

CPT 案例分析Ⅳ（2）的选择题

1－A，轻度水肿、疼痛，有压痛点，力量丢失（strength loss）

2－C，用冰水混合物冰敷踝关节 20min。

3－C，休息、冰敷、加压、抬高、固定。

2010 美国心脏协会和美国红十字会指南推荐使用冰水混合物隔袋冰敷 <20min。

资料来源：Part 17，First Aid：2010 American Heart Association and American Red Cross Guidelines for First Aid. Circulation. 2010；122：S934－46.

4－D，客户在恢复训练前不用做任何事情。

Tom 似乎不再有损伤。第一度扭伤已经没有任何症状。需要就诊的人可以送到医院，或者二度或三度扭伤出于稳定性下降的也考虑需要转送到医院。

5－C，一条腿的平衡评估

6－B，增加单腿动态平衡训练，外翻训练和本体感觉训练。外翻力量训练也是合适的。

CPT 案例分析Ⅳ（2）的论述题

1. 进一步的调整和改进包括以下几方面：

I. 回顾 Tom 的腿部受伤史。

a. 踝关节内翻受伤占踝关节扭伤的 90%，目标应该是防止踝关节的再次受伤。

Ⅱ. 观察他的力学，尤其是“损伤”的上部和下部。观察运动过程中他的运动链的工作情况。

a. 观察他两腿和两脚的移动有效性，判断他是否喜欢用一边作为优势腿运动，是否出现了肌肉不平衡的代偿现象。

Ⅲ. 在运动和活动中评价踝关节的力量、柔韧性和移动能力。

Ⅳ. 根据评估结果，逐渐增加练习（包括在家里和训练场期间），以增加所需的力量和移动能力，比如：

a. 毛巾挤压足底的肌肉

b. 足底肌肉的抓地与放松

c. 在腓侧用松紧带做外翻练习。

d. 一条腿平衡练习，从静态到动态。

e. 先在地板上进行横向练习，然后过渡到毛巾上、平衡垫上和摆动板上。

f. 蹦蹦跳跳。

g. 横向移动和变方向移动，如八个方向的练习和跳箱练习（box runs）。

h. 滑板活动。

第二章　CPT 工作任务分析

领域 I：初访客户的咨询与评价

A. 为客户提供指导和初始文件以进行面试

知识或技能水平	说明/实例	资料来源
知识：初访客户咨询的内容和准备	• 用新的纳入表格来筛选客户 • 评估兼容性、目标、范围、风格和时间表 • 交换联系方式（包括紧急联络）和确定具体时间表 • 讨论医疗方面的问题和限制；医生发放表格评估风险和需求 • 安排初访客户咨询 • 提供服务包	ACSM's Resources for the Personal Trainer, 4th edition（10） • 第十章 • 图 10.1 和 10.3
知识：在初访客户面试之前完成必要的文书工作	• 美国心脏协会/美国运动医学会（AHA/ACSM）健康/体适能机构参与前筛选问卷，体力活动准备问卷（PAR-Q），知情同意书，弃权声明书 • 体检表（一定要包括健康保险流通与责任法案（HIPAA）授权书） • 教练与客户的合同 • 组织政策和程序	ACSM's Resources for the Personal Trainer, 4th edition（10） • 第十章和第十一章 • 图 10.4，11.1 和 11.2 ACSM's Guidelines for Exercise Testing and Prescription (GETP), 9th edition（15） • 第二章 美国健康和人类服务部，健康保险流通与责任法案（42，43）

知识或技能水平	说明/实例	资料来源
技能：有效交流和使用多媒体资料来源（即电子邮件、电话、短信）和/或个人资料来源	• 在俱乐部的网站上提供信息进行介绍 • 语言和非语言的沟通技巧 • 教练的联系方式 • 向客户进行口头解释和做准备，如服装、设备、补液（hydration）等 • 提醒客户下一次会面的具体时间和所需要耗费的时间 • 提醒客户完成并返还表格 • 如果出现问题，给予提问时间和/或联系的机会	ACSM's Resources for the Personal Trainer，4th edition（10） • 第十章

B. 面试客户，收集和提供相关信息，以便进行接下来的体适能测试和运动项目的设计

知识或技能水平	说明/实例	资料来源
知识：健康/医疗史的组成和限制，参与前的筛选工具，知情同意书，教练－客户合同，组织政策和程序 技能：获得健康/医疗史、医学检查和知情同意书 知识：把医疗检查用于运动测试和运动项目参与 知识：健康行为修正理论和策略，以便确定客户的目标和期望 知识：新客户培训知识，包括设备使用和布置	• 目的、目前的健康状态、法律相关事宜、同意、管理、客户承诺 • 关于账单、取消、运动时间、所有政策和程序的运行信息 • 总结医疗史表格；分层和建立信任和保密性；提问进行澄清；简明的方式记录文件 • 必要的话推荐客户去看内科医生 • 审查已知疾病的医疗史、症状/体征、ACSM 风险分层或慢性动脉疾病（CAD）风险因子，分为低、中、高度风险 • 明确改变的阶段；使用动机访谈；在行为、追踪和进度中出现失败时把目标与核心价值连接起来 • 组群或个人定向会议，提供通用的体力活动指导方针。个性化的运动方案；正确安装、使用设备和保证设备安全；在设备上步行手握扶手；找到紧急出口并记住紧急电话号码、“公众”自动体外除颤器（AED）（在无人值守的机构），或阅读资料或上网站找到资料来源和服务	ACSM's Resources for the Personal Trainer，4th edition（10） • 第七、十、十一章 • 图 11.3、11.4、11.5 和 11.6 ACSM's Resource Manual for Guidelines for Exercise Testing and Prescription，7th edition（18） • 第十一、四十四和四十五章 ACSM's Health/Fitness Facility Standards and Guidelines，3rd edition（10） • 第三章

C. 审查和分析客户数据（即风险分类），制定运动项目和/或进行身体评估

知识或技能水平	说明/实例	资料来源
知识：ACSM 风险因素和相关的风险阈值 知识：慢性心血管疾病、代谢疾病、和/或肺部疾病提示的症状和体征	• 根据医学检查和家族史利用表 13.1 确定风险因素的数量 • 辨别积极的和消极的风险因素 • 根据表 13.2 确定症状和体征的数量	ACSM's Resources for the Personal Trainer, 4th edition（10） • 第十一章 • 表 11.1 和 11.20 ACSM's Guidelines for Exercise Testing and Prescription（GETP），9th edition（15） • 第二章 • 表 2.2 和 2.3
技能：根据初访客户咨询、危险分层和医学体检或内科医生的建议，制定合适的身体评估	• 根据已知疾病的医疗史、症状/体征 ACSM 危险分层或慢性动脉疾病（CAD）危险因子，分为低、中、高度危险；转诊 • 根据风险、骨科限制或代谢情况、目标、仪器的可行性、内科医生的推荐选择评估方法	CSM's Guidelines for Exercise Testing and Prescription（GETP），9th edition（15） • 第二章 • 图 2.1～2.4 ACSM's Resources for the Personal Trainer, 4th edition（10） • 第十二章

D. 评估行为准备，最大化运动坚持

知识或技能水平	说明/实例	资料来源
知识：加强运动和健康行为改变的行为策略（如强化；设定具体的、可测量的、可达到的、现实的、相关的和有时间限制的（SMART）目标，社会支持）	• 帮助客户制定明确的 SMART 目标 • 把目标与深层动机联系起来 • 确定以客户为中心、以行为为导向的目标 • 制作每周可管理的目标时间表 • 关注客户愿意做什么、客户能做什么、什么对他们有效	ACSM's Resources for the Personal Trainer, 4th edition（10） • 第八、九章 ACSM's Guidelines for Exercise Testing and Prescription（GETP），9th edition（15） • 第十一章

知识或技能水平	说明/实例	资料来源
知识：应用健康行为改变模型（社会生态模型、准备到改变模型、社会认知理论和计划行为理论等）和有效的策略来支持行为改变	• 通过教育提高意识 • 建立积极的自我形象 • 做出正式承诺 • 创建问责机制 • 从环境中识别和消除问题行为的原因 • 用健康行为代替不健康行为 • 建立支持和强化 • 提高反馈	ACSM's Resources for the Personal Trainer, 4th edition（10） • 第七、八章 ACSM's Resource Manual for Guidelines for Exercise Testing and Prescription, 7th edition（18） • 第四十四、四十五章 ACSM's Guidelines for Exercise Testing and Prescription（GETP）, 9th edition（15） • 第十一章
技能：设定有效的以客户为导向的行为目标（如 SMART 目标）	• 指导客户设置可以达到的目标和克服潜在的障碍	ACSM's Resources for the Personal Trainer, 4th edition（10） • 第八、九章 ACSM's Resource Manual for Guidelines for Exercise Testing and Prescription, 7th edition（18） • 第四十六章 ACSM's Guidelines for Exercise Testing and Prescription（GETP）, 9th edition（15） • 第十一章

E. 评估体适能，包括心肺耐力、肌肉力量、肌肉耐力、柔韧性和人体测量学结果，以便设立目标，为项目发展建立基线值。

知识或技能水平	说明/实例	资料来源
知识：骨、骨骼肌和结缔组织的基本结构	• 明确骨的类型；结构和功能；骨骼系统的组成成分；中轴骨、四肢骨骼、起源，和肌肉附着点	ACSM's Resources for the Personal Trainer, 4th edition（10） • 第三章 • 图 3.5 和 3.6
知识：心血管和呼吸系统的基本解剖结构	• 心脏和肺的位置与相关关系 • 明确心脏的结构 • 明确上、下呼吸道的结构	ACSM's Resources for the Personal Trainer, 4th edition（10） • 第五章 ACSM's Resource Manual for Guidelines for Exercise Testing and Prescription, 7th edition（18） • 第一章

知识或技能水平	说明/实例	资料来源
知识：明确以下术语：下、上、内、外、屈、伸、内收、外展、过伸、旋转、环绕、主动肌、拮抗肌和固定肌	• 解剖位置和姿势包含在表 3.1 • 关节运动和杠杆系统	ACSM's Resources for the Personal Trainer，4th edition（10） • 第十章 • 表 3.1
知识：每块肌肉活动时的平面	• 解剖平面——图 3.2 • 关节运动和运动平面——表 3.3	ACSM's Resources for the Personal Trainer，4th edition（10） • 第三章 • 图 3.2 • 表 3.3
知识：重心、支座、平衡、稳定性和脊柱排列的交互作用	• 重力线：确定正确的身体姿势 • 重心：理论上这个点的位置可以用来代表某一物体整体的重量 • 支座：某一物体表面的支撑区域例如人站立时的脚 • 平衡：在给定的时间内保持一个位置不移动的能力——关于支座控制质量重心 • 稳定性：不改变支座的倾斜能力 • 脊柱排列和移动	ACSM's Resources for the Personal Trainer，4th edition（10） • 第三章 • 图 3.4 ACSM Resource Manual for Guidelines for Exercise Testing and Prescription，7th edition（18） • 第二章
知识：脊柱弯曲：前凸、侧弯和后凸	• 识别正常脊柱弯曲和异常弯曲	ACSM's Resources for the Personal Trainer，4th edition（10） • 第三章 • 图 3.48 和 3.49
知识：有氧与无氧供能系统和急性及慢性运动对它们的影响	• 有氧或无氧代谢产生能量 • 运动能力和生理系统的适应	ACSM's Resources for the Personal Trainer，4th edition（10） • 第五章 • 图 5.2 • 图 5.4
知识：心血管（CV）运动和抗阻训练的正常急性反应	• 供应含氧丰富的血液到运动组织：对心率（HR）、每博量（SV）、心输出量（CO）、血流和血压、动静脉氧差（$a-v\ O_2$）的作用 • 静力性和动力性抗阻训练队肌肉纤维和生理系统的影响	ACSM's Resources for the Personal Trainer，4th edition（10） • 第五章 • 图 5.3

知识或技能水平	说明/实例	资料来源
知识：与 CV 运动和抗阻训练相关的正常的慢性生理学适应	• CV 训练的益处 • 抗阻训练的益处 • 肌肉肥大，肌纤维、有氧酶系统、神经系统的适应	ACSM's Resources for the Personal Trainer, 4th edition (10) • 第五章 • 表 5.2
知识：与预备活动和整理活动相关的生理反应	• 从休息状态到运动和从运动状态到休息各自的代谢和 CV 调节周期	ACSM's Resources for the Personal Trainer, 4th edition (10) • 第十五章和十七章
知识：急性肌肉疲劳和延迟性肌肉酸痛（DOMS）与肌肉骨骼肌损伤或过度训练的生理基础	• 用 Likert 图来确定适当的肌肉酸痛的范围 • 肌肉损伤的症状：肿胀、疼痛、酸痛、变色	ACSM's Resources for the Personal Trainer, 4th edition (10) • 第十四章 • 专栏 14.1
知识：发生亚极量及最大量运动以及有氧或无氧运动训练后的休息状态的生理适应	• 运动的 CV 益处：提高 CV 和呼吸功能，降低过早死亡的风险、减少死亡、增加健康益处	ACSM's Resources for the Personal Trainer, 4th edition (10) • 第十五章 • 专栏 15.1 ACSM's Guidelines for Exercise Testing and Prescription (GETP), 9th edition (15) • 第一章 • 专栏 1.2
知识：提高肌肉力量和肌肉耐力的生理基础	• 肌纤维和收缩蛋白、有氧酶系统、毛细血管供应和神经系统的适应	ACSM's Resources for the Personal Trainer, 4th edition (10) • 第五章
知识：与急性、慢性运动和姿势改变相关的血压（BP）反应	• 急性：随着运动水平的增加，收缩压（SBP）线性增加，舒张压（DBP）可能会轻微下降或不变 • 慢性：安静 SBP 和 DBP 可能会下降。固定亚极量功率下血压更低 • 姿势变化会产生低血压反应	ACSM's Resources for the Personal Trainer, 4th edition (10) • 第五章和第十二章

知识或技能水平	说明/实例	资料来源
知识：肌肉活动，如等张、等长（静力性）、等速、向心性和离心性	• 等张：肌肉收缩产生恒定的张力 • 等长（静力性）：肌肉长度没有变化 • 等速：通过控制运动速度在整个关节活动度（ROM）范围内施加肌肉阻力 • 向心性：肌肉（收缩）变短 • 离心性：肌肉变长	ACSM's Resources for the Personal Trainer，4th edition（10） • 第十四章
知识：包含的主要肌肉但并不限于此：斜方肌、胸大肌、背阔肌、肱二头肌、肱三头肌、腹直肌、腹内肌、腹外肌、竖脊肌、臀大肌、股四头肌、腘绳肌、内收肌、外展肌和腓肠肌	• 上肢和下肢关节、运动、肌肉和抗阻运动——表 3.4 和表 3.5	ACSM's Resources for the Personal Trainer，4th edition（10） • 第三章 • 图 3.1～3.19，3.22～3.23，3.26～3.27，3.33～3.36，3.43～3.45 • 表 3.4～3.5
知识：包含的主要骨但并不限于此：锁骨，胸骨，肩胛骨，肱骨，尺骨，桡骨，腕骨，股骨，胫骨，腓骨和跗骨	• 图 3.5	ACSM's Resources for the Personal Trainer，4th edition（10） • 第三章 • 图 3.5
知识：关节分类（如铰链、球状、套结（socket））	• 描述不同类型关节组成的特征	ACSM's Resources for the Personal Trainer，4th edition（10） • 第三章 • 图 3.2
知识：每个主要肌肉群的基本功能和关节活动度	• 表 3.3	ACSM's Resources for the Personal Trainer，4th edition（10） • 第三章 • 表 3.3
知识：与肌肉相关的术语：肥大、萎缩、增生	• 肥大：肌肉大小增加 • 萎缩：部分丢失或废退——通常是肌肉 • 增生：正常组织内细胞生成增加	ACSM's Resources for the Personal Trainer，4th edition（10） • 第三章

知识或技能水平	说明/实例	资料来源
知识：健康相关体适能的组成部分的生理基础：CV 体适能、肌肉力量、肌肉耐力、身体成分和柔韧性	• CV 体适能：在持续性体力活动中为循环系统和呼吸系统提供氧气的能力 • 肌肉力量：肌肉产生力量的能力 • 肌肉耐力：肌肉持续用力而不出现疲劳的能力 • 身体成分：肌肉、脂肪、骨和其他身体重要组成部分的相对量 • 柔韧性：围绕关节的活动度	ACSM's Resources for the Personal Trainer，4th edition（10） • 第五、十五章 • 专栏 15.1 • 表 5.2 ACSM's Guidelines for Exercise Testing and Prescription（GETP），9th edition（15） • 第一章 • 专栏 1.1
知识：与 CV、抗阻和柔韧性训练相关的正常的慢性生理性适应过程	• CV 训练的益处 • 肌肉肥大，是肌肉纤维、有氧酶系统和神经系统的适应过程 • 柔韧性：提高 ROM 和关节活动性	ACSM's Resources for the Personal Trainer，4th edition（10） • 第五章 • 表 5.2
知识：运动测试的相对和绝对禁忌症、运动测试终止标准，在停止运动测试后应采取的合适的程序	• 相对禁忌症——专栏 3.5；只有在小心评估危险/益处比值后才有可能进行测试 • 绝对禁忌症——专栏 3.5；除非情况较为稳定或得到了足够的治疗，否则不能进行运动测试 • 运动终止标准——表 4.5；主观疲劳、预判的终点或常规指征 • 运动后程序包括被动的整理活动，至少 5min 或更长时间的恢复期的生理观察，进行更低水平的运动直到 HR 和 BP 稳定	ACSM's Guidelines for Exercise Testing and Prescription（GETP），9th edition（15） • 第三章和第四章 • 专栏 3.5，4.4 和 4.5
知识：主要的身体成分测试仪器的优缺点和局限性，但并不限于此：皮褶厚度、体积描记法（BOD POD）、生物电阻抗、红外线、双能 X 线（DEXA）和腰围	• 描述测试仪器基础：可靠性、误差来源、管理、测量和计算的容易程度、测试前准备、客户舒适度	ACSM's Resources for the Personal Trainer，4th edition（10） • 第十二章 • 专栏 12.2

知识或技能水平	说明/实例	资料来源
知识：运动前的体适能测试包括柔韧性、CV 适能、肌肉量、肌肉耐力和身体成分的评估	• 选择测试项目依赖于人群，大众测试还是个体化测试、容易程度和可靠性、骨科或代谢方便的限制、设备的可用性	ACSM's Resources for the Personal Trainer，4th edition（10） • 第十二章
知识：解释体适能测试结果（如好与不好的结果）	• 使用标准图把结果分类，运用运动的急性反应的知识进行解释	ACSM's Resources for the Personal Trainer，4th edition（10） • 第五和十二章
知识：体适能评估的推荐顺序（如 CV 测试在力量评估之前）	• HR • BP • 身体成分 • CV 评估 • 肌肉功能 • 柔韧性	ACSM's Resources for the Personal Trainer，4th edition（10） • 第十二章
知识：记录在运动中出现的异常症状或体征，随后转介给内科医生	• 评估健康状态的正式和非正式手段 • 认识到的情况、症状、体征和损伤（呼吸急促、随着运动强度增加出现不正常的反应等） • 停止运动，转介给内科医生	ACSM's Resources for the Personal Trainer，4th edition（10） • 第十一章
知识：适合转介给内科医生的各种情形	• 已经存在的症状和体征在频率、强度或特性上出现明显改变 • 出现新的与 CV 或代谢疾病相关的一过性症状和体征（表 11.2） • 没有快速处理的关节损伤；客户报告有肌肉或关节的问题、眩晕或恶心	ACSM's Resources for the Personal Trainer，4th edition（10） • 第十一章 • 表 11.2
技能：定位/触摸脉搏的位置，准备测量 HR，获得主观用力程度（RPE）	• 三个常用位置是桡动脉、肱动脉和颈动脉 • 以 0 为标准开始测量运动 HR • 测量 30s 的心跳次数，然后乘以 2 转化成每分钟心率 • RPE：两种量表作为一种主观测试方法来测试整体的用来程度，而非局部的。在稳定状态下获得评级	ACSM's Resources for the Personal Trainer，4th edition（10） • 第十二章 • 图 12.1 • 第十五章 • 表 15.10

知识或技能水平	说明/实例	资料来源
技能：根据已有的指南选择和进行安全、合适的 CV 评估，确定对 CV 运动的正常急性反应	• 选择测试项目依赖于人群，大众测试还是个体化测试、容易程度和可靠性、骨科或代谢方便的限制、设备的可用性 • 有能力识别差的循环和灌注表现的症状，HR 和 SP 不能随着运动量的增加而增加	ACSM's Resources for the Personal Trainer，4th edition（10） • 第十二、十五章 ACSM's Guidelines for Exercise Testing and Prescription（GETP），9th edition（15） • 第四章 • 专栏 4.5
技能：定位腰围测量的解剖位置和相关的风险	• 解剖位置位于每个点所描述的位置 • 腰臀比确定脂肪分布；更多的腹部脂肪与增高的 CAD 风险相关	ACSM's Guidelines for Exercise Testing and Prescription（GETP），9th edition（15） • 第四章 • 专栏 4.1
技能：定位用于评估体脂百分数的皮褶厚度测量的解剖位置	• 皮褶的解剖学标记和类型位于皮褶厚度所描述的位置	ACSM's Resources for the Personal Trainer，4th edition（10） • 第十二章 • 专栏 12.1 • 图 12.6
技能：选择/进行安全的肌肉力量和肌肉耐力评估方法，明确对于抗阻训练的正常急性反应	• 选择测试项目依赖于人群，大众测试还是个体化测试、容易程度和可靠性、骨科或代谢方便的限制、设备的可用性、参与者的技能水平/限制 • 能够识别主观疲劳、姿势错误、肌肉代偿、差的排列（poor alignment）、不完整的 ROM	ACSM's Resources for the Personal Trainer，4th edition（10） • 第十二和十四章
技能：选择/进行安全的各种肌群柔韧性的评估方法，确定对于柔韧性训练的正常急性反应	• 选择测试项目依赖于人群，大众测试还是个体化测试、容易程度和可靠性、骨科或代谢方便的限制、设备的可用性 • 正常关节 ROM 的知识 • 能够探测肌肉紧张度、呼吸和保持的方式	ACSM's Resources for the Personal Trainer，4th edition（10） • 第十二和十六章
技能：识别会引起运动表现和身体成直线姿势的姿势异常	• 脊柱非正常弯曲的知识	ACSM's Resources for the Personal Trainer，4th edition（10） • 第三章 • 图 3.48 和 3.49

知识或技能水平	说明/实例	资料来源
技能：用积极的方式而不是负面影响客户自尊的方式提供测试和评估结果（如用信息鼓励客户，而不是劝阻或使人尴尬）	• 使客户感觉舒服、受到尊重、表现出专业性、信任和能力、保密、使用基线值、接受客户的表现、制定改进的项目、有感情的但是客观的	ACSM's Resources for the Personal Trainer，4th edition（10） • 第九章和十二章

F. 制定一个全面的（如体适能、目标、行为）重新评估计划/时间表

知识或技能水平	说明/实例	资料来源
知识：根据客户面试、危险分层和体适能评估制定体适能评估方案	• 根据危险分层、测试结果、目标、客户可行性和承诺的水平，制定包含频率、强度、时间和类型、运动量和进度（FITT－VP）的框架	ACSM's Resources for the Personal Trainer，4th edition（10） • 第十三章 • 专栏 13.1
知识：满足客户目标的有效的和可行的健康行为修正策略	• 根据具体的、可测量的、可达到的、现实的和相关的、有时间限制（SMART）的目标，制定短期目标 • 行为改变金字塔	ACSM's Resources for the Personal Trainer，4th edition（10） • 第七、八、九章
知识：重新评估（如 6 周、12 周）体适能的每个组成部分（心肺耐力、肌肉力量和耐力、柔韧性和身体成分的测试）的目的和合适的时间表	• 体适能改变依赖于训练时间、频率和强度、行为改变的状态、可以测量到的生理性的改变 • 标准随访 4 周到 3 个月	ACSM's Resources for the Personal Trainer，4th edition（10） • 第五和十二章

领域Ⅱ：运动项目与实施

A. 审视评估结果、医学史和目标，确定合适的训练项目

知识或技能水平	说明/实例	资料来源
知识：健康成人、老年人、儿童和青少年以及孕期妇女的运动指南所涉及的风险与益处	• 理解随着年龄增长和成长出现的生理性改变 • 长期运动对生理系统的影响	ACSM's Resources for the Personal Trainer，4th edition（10） • 第十九章 ACSM's Guidelines for Exercise Testing and Prescription（GETP），9th edition（15） • 第七、八章
知识：各慢性疾病人群的运动指南所涉及的风险与益处（稳定的冠心病、其他心血管疾病、糖尿病、肥胖、代谢综合征、高血压、关节炎、慢性背痛、骨质疏松症、慢性阻塞性肺病 COPD、慢性疼痛等）	• 美国心脏协会（AHA）的运动风险分层（等级 B） • 识别对于运动的异常反应和药物对运动能力的影响 • 运动及健康结局之间的剂量反应关系 • 运动需要个性化，运动处方要由有资质的人提供并获得初级医疗人员的批准 • 根据情况修正项目 • 运动能力 <6 代谢当量（METs） • 能量消耗目标是每天 150～400kcal	ACSM's Resources for the Personal Trainer，4th edition（10） • 第十九章 ACSM's Guidelines for Exercise Testing and Prescription（GETP），9th edition（15） • 第八、九、十章
知识：有心血管危险因素或在开始体力活动之前需要咨询医学专家的情形（如安静或运动中 HR 和 BP 的异常变化；新出现的胸、颈、肩或手臂的一过性不适；安静或运动中不适的形式出现改变；安静或轻度用力时出现呼吸短促；头晕或晕厥；跛行）	• 当运动风险超过了可获得的益处时，需要内科医生进行评估 • 审视运动测试前的评估和医学史，帮助鉴别潜在的禁忌症和运动测试以及运动参与的安全性 • 运动的绝对和相对禁忌症	CSM's Guidelines for Exercise Testing and Prescription（GETP），9th edition（15） • 第三章 • 专栏 3.5

知识或技能水平	说明/实例	资料来源
知识：体适能组成部分包括心肺耐力、肌肉力量和耐力、柔韧性和身体成分	• 体适能组成部分定义为人体有的、或可以达到的、与能完成体力活动的能力相关的一组属性或特征 • 健康相关和/或技能相关的组成部分	ACSM's Guidelines for Exercise Testing and Prescription (GETP), 9th edition（15） • 第一章 • 专栏 1.1
知识：制定项目满足客户具体需求（如具体的运动项目、运动表现、生活方式、功能、平衡、灵敏、有氧和无氧）	• 根据以下内容制定项目 • 需求评估——进行筛选和危险分层 • 审视目标、动机和承诺水平 • 评估结果 • 客户面试	ACSM's Resources for the Personal Trainer, 4th edition（10） • 第十～十三章 美国运动医学立场声明，提高和保持健康成人心肺、骨骼肌肉和神经功能的运动量和运动质量：开具运动处方的指南（12）
知识：在各种环境下运动项目的特别注意事项和限制（高原、不同环境温度、湿度和环境污染）	• 基本理解环境如何影响运动中的生理系统 • 使用工具评估环境状态 • 可能需要调整暴露于环境中的时间，降低运动强度，适当补液和合理着衣，调整休息时间	ACSM's Guidelines for Exercise Testing and Prescription (GETP), 9th edition（15） • 第八章 • 表 8.5 和 8.6 • 专栏 8.5 • 图 8.3 American Red Cross First Aid/CPR/ AED Participant Manual（21） • 第六章
知识：记录运动次数，进行周期性重新评估，来评价体适能状态的改变情况	• 精确追踪训练，包括观察性指标（如屏息、形式偏差、报告疼痛）和运动表现指标（如负荷、重复次数（reps）） • 准确绘制运动效果图 • 在 4 周至 3 个月里重新评估 • 与基线值进行比较	ACSM's Resources for the Personal Trainer, 4th edition（10） • 第十三章和第十七章

B. 根据目标、医学史和评估结果选择运动模式

知识或技能水平	说明/实例	资料来源
知识：根据年龄、功能能力和运动测试结果选择合适的运动和训练模式	• 选择运动模式依赖于可行性、客户进行具体运动的能力、客户喜好、客户的目标、医学和身体上的限制、技能和体适能水平、客户的承诺水平	ACSM's Resources for the Personal Trainer, 4th edition（10） • 第十三～十六章
知识：特异性和渐进性原则	• 特异性：对于阻力或刺激只有训练到的肌肉才有适应性改变 • 渐进性：当身体适应了一种给定的刺激，就需要增加刺激让身体进一步适应或提高 • 对特定需要的特定适应（SAID）、变化和周期性	ACSM's Resources for the Personal Trainer, 4th edition（10） • 第十三章和第十四章
知识：间歇、持续或循环训练对于提高心肺耐力的优缺点	• 心血管训练模式——选择模型依赖于可行性、客户完成具体运动的能力、客户的喜好、客户的目标、医学和身体上的限制、技能和体适能水平、客户承诺水平	ACSM's Resources for the Personal Trainer, 4th edition（10） • 第五章 ACSM's Guidelines for Exercise Testing and Prescription（GETP）, 9th edition • 第八章
知识：个人日常生活体力活动和它们在整体健康体适能中的作用	• 进行日常活动的能力比如自理能力和完成基本的家务或完成与工作相关的体力活动的能力 • 帮助提高个人整体功能能完成独立生活的运动和活动	ACSM's Resources for the Personal Trainer, 4th edition • 第十三和第十七章
知识：获得一般健康益处、体重管理、体适能提高和运动表现提升的体力活动与训练原则的不同之处	• 根据不同目的调整 FITT－VP 中的强度、时间和每周的总能量值，随着目标的持续增加，强度也应增加 • 训练模式和种类是重要因素	ACSM's Resources for the Personal Trainer, 4th edition • 第十三章和第十七章 • 表 13.5 ACSM's Guidelines for Exercise Testing and Prescription（GETP）, 9th edition • 第七章 • 表 7.5～7.8

知识或技能水平	说明/实例	资料来源
知识：高级抗阻训练（如密集训练（Super Setting）、奥运会举重、超等长运动、金字塔训练）和这些技术什么时候禁止进行	• 高级运动是高技术和高强度 • 如果在运动之前就有任何需要医学检查的情况，客户不需要完成运动 • 必须评估客户的技术、肌肉运动觉、身体姿势、技能和经验	ACSM's Resources for the Personal Trainer，4th edition （10） • 第十四章和第十八章
知识：6 个动作技能相关的体适能组成成分：灵敏度、平衡能力、协调性、反应时、速度和爆发力	• 根据核心力量、状态、功能训练和运动特异性进行训练 • 应用超等长训练加强上肢和下肢的力量	ACSM's Resources for the Personal Trainer，4th edition （10） • 第十三和第十八章
知识：针对个体肌肉群，各种抗阻运动的优缺点和禁忌症（如锻炼腹直肌的仰卧起坐、仰卧举腿和平板支撑）	• 根据以下内容评估运动： • 运动的生物力学特征 • 主要运动或辅助运动 • 单关节或多关节运动 • 单侧或双侧 • 客户的目标、体适能和技能水平，经验	ACSM's Resources for the Personal Trainer，4th edition （10） • 第三、四和十四章
知识：各种关节 ROM 运动的优缺点和禁忌症（如动力性和被动型拉伸、太极、普拉提、瑜伽、本体感觉神经肌肉促进术（PNF）、相互牵拉术）	• 优点：提高 ROM 和 ADL 的表现 • 缺点：关节过度活动、肌肉力量下降、无效 • 根据以下内容进行评估： • 解剖和身体上的限制 • 生物力学特性 • 客户的生理和心理素质 • 客户的目标、体适能和技能水平、经验	ACSM's Resources for the Personal Trainer，4th edition （10） • 第十六章
知识：各种心血管训练的优缺点、禁忌症，以及根据客户经验、技能水平、目前的体适能水平和目标的应用（如进展示例：步行、慢跑、越野滑雪和球拍运动（racquet sports））	• 优点：降低过早死亡的风险、减少死亡、增加健康益处 • 根据以下内容进行评估： • 解剖和身体上的限制 • 生物力学特性 • 客户的生理和心理素质 • 客户的目标、体适能和技能水平、经验	ACSM's Resources for the Personal Trainer，4th edition （10） • 第十五章 • 专栏 15.1

C. 根据目标、医学史和评估结果确定初始频率、强度、时间和类型（即运动处方的 FITT 原则）

知识或技能水平	说明/实例	资料来源
知识：发展健康成人、老年人、儿童/青少年和孕期妇女的心血管（CV）和骨骼肌肉适能的体力活动所推荐的频率（F）、强度（I）和持续时间（T）	• 健康成年人的推荐方案： • 表 7.5～7.8 • 老年人 CV：F＝最少每周 5 次中等强度，或每周 3 次较大强度，或两者结合；I＝每周 5～6 次中等强度，每周 7～8 次较大强度（1～10 级）；T＝30～60min 中等强度，20～30min 较大强度；T＝只要没有对骨施加过多压力就可以 • 老年人抗阻训练：F＝最少每周 2 次；I＝中等到较大强度；T＝渐进性重量训练或负重运动＋平衡 • 儿童/青少年：F＝至少每周 3～4 次，最好是每天进行；I＝中等到较大强度；T＝30min 中等强度＋30min 较大强度；T＝多样 • 孕期妇女：根据症状、不适和能力进行调整；禁忌症和注意事项。F＝每周至少 3 次，更好的是 4 次；I＝中等强度，RPE 12～14；T＝15～30min（每周 150min）；T＝动态的有节律的动用大肌群	CSM's Guidelines for Exercise Testing and Prescription (GETP), 9th edition (15) • 第七章 • 表 7.5～7.8 CSM's Guidelines for Exercise Testing and Prescription (GETP), 9th edition (15) • 第八章 ACSM's Resources for the Personal Trainer, 4th Edition (10) • 第十三章和第十九章 ACSM's Resource Manual for Guidelines for Exercise Testing and Prescription, 7th edition (18) • 第三十六章
知识：发展经医学检查患有稳定慢性疾病的人群的 CV 和骨骼肌肉适能的体力活动所推荐的频率（F）、强度（I）和持续时间（T），包括稳定的冠状动脉疾病，其他心血管疾病，糖尿病（DM），肥胖，代谢综合征，高血压（HTN），关节炎，慢性背部疼痛，骨质疏松症，慢性阻塞性肺疾病（COPD），慢性疼痛	• CV 疾病：第九章，ACSM's GETP • 关节炎：第十章，ACSM's GETP；Borg CR10 管理疼痛和注意事项 • DM：第十章，ACSM's GETP；用表 10.2 的诊断标准和注意事项 • HTN：第十章，ACSM's GETP；运动处方（ExRx）＋注意事项 • 代谢综合征：第十章，ACSM's GETP；表 10.3 的临床标准和注意事项 • 肥胖：第十章，ACSM's GETP；ExRx、注意事项和行为计划 • 骨质疏松症：第十章，ACSM's GETP；ExRx＋注意事项 • COPD：第十章，ACSM's GETP；用专栏 10.1 进行分类，ExRx＋注意事项	ACSM's Guidelines for Exercise Testing and Prescription (GETP), 9th edition (15) • 第七～九章 ACSM's Resources for the Personal Trainer, 4th edition (10) • 第九章 ACSM's Resource Manual for Guidelines for Exercise Testing and Prescription, 7th edition (18) • 第三十七～四十三章

知识或技能水平	说明/实例	资料来源
知识：根据个人能力、身体限制和其他注意事项，调整运动（如损伤康复、神经肌肉和姿势的限制、脊柱侧弯）	• 通过物理治疗和医疗网络的研究条件；使用信誉良好的信息来源 • 正确的身体姿势 • 不加重病情、避免运动禁忌症 • 训练周围的肌肉来加强力量和关节的功能 • 运动康复：确定损伤的原发部位及损伤状况	ACSM's Resources for the Personal Trainer, 4th edition（10） • 第三章和第十三章 ACSM's Resource Manual for Guidelines for Exercise Testing and Prescription, 7th edition（18） • 第二十九章和第三十一章
知识：执行运动项目的组成部分，包括热身运动、训练刺激、整理活动和拉伸练习	热身运动：5～10min 低到中等强度的 CV 运动和耐力运动 训练刺激：20～60min 有氧、抗阻、神经肌肉和/或体育活动 整理活动：5～10min 低到中等强度的 CV 运动和耐力运动 拉伸练习：在热身活动和整理活动后至少进行 10min	ACSM's Guidelines for Exercise Testing and Prescription（GETP），9th edition（15） • 第七章 • 专栏 7.1 ACSM's Resources for the Personal Trainer, 4th edition（10） • 第十三章和第十七章
知识：与主要肌群活动相关的生物学特征和运动（如坐位伸膝——股四头肌）	评估与特定关节相关的运动时的肌肉长度、活动力臂和抗阻力臂、运动类型、动作方向和速度	ACSM's Resources for the Personal Trainer, 4th edition（10） • 第四和十四章
知识：建立和监测运动强度的各种方法，包括心率、自我感觉用力程度（RPE）、步幅、氧耗和/或代谢当量（METs）	根据状态水平、用药情况、可用的信息（每时间单位下氧气的最大体积（VO_2max）等）和每种方法的缺点，决定合适的方法 用代谢当量（ACSM's GETP）来估计各种训练模式的功率	ACSM's Resources for the Personal Trainer, 4th edition（10） • 第十五章 • 表 15.2 ACSM's Resource Manual for Guidelines for Exercise Testing and Prescription, 7th edition（18） • 第二十一章 ACSM's Guidelines for Exercise Testing and Prescription（GETP），9th edition（15） • 第七章 • 表 7.3 • 专栏 7.2

知识或技能水平	说明/实例	资料来源
知识：根据客户的体适能水平、医学检查和目标，用预测的最大心率（HR_{max}）和心率储备（HRR）（Karvonen formula）与推荐的强度百分比来确定目标/训练心率（THR）	• HR_{max}：220－年龄 • THR＝220－年龄 × 0.64（低下限值） • THR＝220－age × 0.94（高上限值） • 强度：64%/70%～94% • HRR：HR_{max}－安静 HR（HRrest） • THR＝［（0.4）× HRR］＋HRrest • THR＝［（0.85）× HRR］＋HRrest • 强度：40%/50%～85%	ACSM's Resources for the Personal Trainer, 4th edition（10） • 第十五章 ACSM's Guidelines for Exercise Testing and Prescription（GETP）, 9th edition（15） • 第十七章
知识：当需要避免训练平台期和运动损伤时，对 CV 和抗阻训练进行分期、对运动项目进行调整、采用循序渐进的方案	• 在训练项目的不同阶段，运动处方中的运动量和强度发生变化 • 识别过度训练的特征 • 根据损伤和平台期给出合适的调整	ACSM's Resources for the Personal Trainer, 4th edition（10） • 第十三、十四和十五章 • 表 13.5 和 16.1—16.3
知识：要达到所需要的目标，设定的重复次数（reps）、负荷和休息时间	• 强度和重复次数是负相关的 • 重复次数和休息时间是负相关的 • 肌肉力量＝8～12 次重复次数（60%～80% 最大力量（1-RM）） • 肌肉耐力＝15～25 次重复次数（不超过 50% 1-RM）	ACSM's Resources for the Personal Trainer, 4th edition（10） • 第十四章 ACSM's Guidelines for Exercise Testing and Prescription（GETP）, 9th edition（15） • 第七章
知识：用最大重复次数测试结果来确定抗阻训练负荷	• 使用 1-RM 的百分比（70%～85%） • RM：一次所能举起的最大负荷 • 绝对阻力：只有重复次数的具体数量	ACSM's Resources for the Personal Trainer, 4th edition（10） • 第十四章

D. 与客户共同审视推荐的项目；演示和指导客户安全、有效的进行运动

知识或技能水平	说明/实例	资料来源
知识：描述力量、功能（FC）和动作技能对运动训练的独特的适应过程	• FC 与有氧运动的生理性适应有关 • 力量适应与抗阻训练的生理学适应有关 • 动作技能适应发生在整个运动过程 • 心血管（CV）训练（间歇训练）；抗阻和超等长训练、柔韧性、平衡能力和灵敏性训练	ACSM's Resource Manual for Guidelines for Exercise Testing and Prescription，7th edition（15） • 第三十一章和第三十三章 Resources for the Personal Trainer，4th edition（10） • 第十三～十六章 "ACSM 立场声明：抗阻训练的渐进性模式"（16）
知识：设计运动加强 CV 耐力、肌肉力量和耐力、平衡能力和 ROM	• 每种运动都需要了解 ROM 和关节周围肌肉的解剖结构；出于健康问题的考虑，动作、关键点、细节和安全性的考虑，制定不同的运动模式和技术、不同生物学特征和不同的预防措施 • 演示包括建模的运动准确性、精确性和正确性——在正常的速度和较慢的速度/阶段	ACSM's Resources for the Personal Trainer，4th edition（10） • 第十三章、第五章和第十三～十六章
知识：合适的教学技术和能力来演示运动，提高所有关节的 ROM	• 理解 ROM 和关节周围肌肉的起止点 • 清晰、准确地理解指南，或知道如何执行和核实 • 典型的合理技术包括姿势、位置、呼吸和具体的涉及到技术使用的问题 • 吸引客户参与运动—练习 • 评价客户表现 • 给客户提供反馈 • 在更正后让客户进行运动	ACSM's Resources for the Personal Trainer，4th edition（10） • 第十六章 • 表 16.1 • 图 16.2；本章所有的图均有用 ACSM's Guidelines for Exercise Testing and Prescription（GETP），9th edition（15） • 第七章

知识或技能水平	说明/实例	资料来源
知识：安全演示各种抗阻方式和活动，包括各种抗阻训练仪器、外部持续动态抗阻训练仪器、壶铃、静力性抗阻训练仪器和其他抗阻训练装置	• 理解 ROM 和关节周围肌肉的起止点；出于健康问题的考虑，动作、关键点、细节和安全性的考虑，制定不同的运动模式和技术、不同生物学特征和不同的预防措施 • 演示包括建模的运动准确性、精确性和正确性——在正常的速度和较慢的速度/阶段 • 清晰、准确地理解指南，或知道如何执行和核实 • 典型的合理技术包括姿势、位置、呼吸和具体的涉及到技术使用的问题 • 根据客户的能力、需要、目标、经验和限制选择模式	ACSM's Resources for the Personal Trainer，4th edition（10） • 第十三、十四和第十八章 ACSM's Resource Manual for Guidelines for Exercise Testing and Prescription，7th edition（18） • 第三十三章和三十四章 KettleBell 概念（26）
知识：安全演示各种功能性运动，包括非传统的仪器如稳定球、平衡板、阻力带、医学球（medicine balls）和泡沫滚轴	• 理解 ROM 和关节周围肌肉的起止点；出于健康问题的考虑，动作、关键点、细节和安全性的考虑，制定不同的运动模式和技术、不同生物学特征和不同的预防措施 • 演示包括建模的运动准确性、精确性和正确性——在正常的速度和较慢的速度/阶段 • 清晰、准确地理解指南，或知道如何执行和核实 • 典型的合适技术包括姿势、位置、呼吸和具体的涉及到技术使用的问题 • 根据客户的能力、需要、目标、经验和限制选择模式	ACSM's Resource Manual for Guidelines for Exercise Testing and Prescription，7th edition（18） • 第三十一、三十三和三十四章 ACSM's Resources for the Personal Trainer，4th edition • 第十三章和第十八章 ACSM Brochures（1）Perform Better（33）Thera – Band Academy（37）
知识：Valsalva 的生理效果和相关风险	• 关闭声门用力呼气，导致胸腔压力增大 • 增加血压（BP）反应；心脏生理变化	ACSM's Resource Manual for Guidelines for Exercise Testing and Prescription，7th edition（18） • 第三十一章
知识：常见体力活动所表现出的生物力学原理（如步行、跑步、游泳、自行车、抗阻练习、瑜伽、普拉提和功能性训练）	• 当它影响步态、地面反作用、惯性、关节角度、身体位置、搬运和外部阻力（如水，风）时，它的生物力学规律和原理	ACSM's Resources for the Personal Trainer，4th edition（10） • 第四章 ACSM's Resource Manual for Guidelines for Exercise Testing and Prescription，7th edition（18） • 第三十章

知识或技能水平	说明/实例	资料来源
知识：停训或训练的可逆性的概念及对体适能和功能表现的影响	• 当身体训练停止或减少，身体系统会根据减少的生理刺激而做出调整，对运动的适应会逐渐减少或消失	ACSM's Resource Manual for Guidelines for Exercise Testing and Prescription，7th edition（18） • 第五章
知识：过度训练的症状和体征，预防和/或逆转不良影响的建议	• 症状和体征——身体的、代谢的和生理学的指标 • 合适的项目设计、分期（项目的运动量和变化）、营养和足够的恢复时间 • 休息和/或降低运动量可以逆转效果	ACSM's Resource Manual for Guidelines for Exercise Testing and Prescription，7th edition（18） • 第三十三章和第三十七章
知识：修正/预防骨骼肌肉损伤的合理的运动形式和/或技术	• 内在的和外在的风险因素 • 不合适的生物力学原理、不合适的训练技术、过度训练、滥用重量训练器械、疲劳、高强度、动作的速度、常见的举重和动作错误 • 教授合适的姿势或技术，监测动作演习	ACSM's Resource Manual for Guidelines for Exercise Testing and Prescription，7th edition（18） • 第三十三章和第三十七章
知识：特定活动、环境和条件下选用合适的运动服务（如鞋类、因为冷增加层数、热环境选用浅色）	• 衣服应该是舒服的、透气的、方便运动的。鞋子应该是合脚的，不要过度磨损，要适合特定的运动和运动地面 • 服装可以限制热环境中蒸发散热的最大速率。覆盖区域、织物、重量、颜色、空气空间和舒适是最重要的 • 适当的服装是热平衡过程中实现热平衡的主要机制。充足的绝缘层、防风和覆盖区域是很重要的	ACSM's Resource Manual for Guidelines for Exercise Testing and Prescription，7th edition（18） • 第三章和三十二章
知识：沟通技巧，有效教学和使客户保留听觉、视觉和动觉型学习的方式	• 视觉：通过看进行学习；演示；画面和图表、观看视频、使用图像、身体合理姿势的视觉线、用镜子做反馈 • 听觉：通过听来学习；言语指导和提示；清晰的口头表达 • 动觉：在简明扼要的解释后学习；触碰使用的肌肉、通过动作指导客户、用无阻力练习来检验运动方式	ACSM's Resources for the Personal Trainer，4th edition（10） • 第九章

知识或技能水平	说明/实例	资料来源
知识：损伤预防和运动辅助的合适的定点位置和技术	• 定点是为了预防损伤 • 如果客户不能正确进行、中断或失去平衡，可以在某一位置帮助客户完成 • 良好的沟通 • 掌握正确的手抓的位置 • 掌握正确的运动技术 • 知晓该进行的重复次数 • 知道发生损伤时该怎么办	ACSM's Resource Manual for Guidelines for Exercise Testing and Prescription，7th edition（18） • 第三十一章和第三十三章 ACSM's Resources for the Personal Trainer，4th edition（10） • 第十四章和第十七章

E. 监测客户技术，根据需要调整运动

知识或技能水平	说明/实例	资料来源
知识：对运动的正常或异常反应，以及运动终止标准（呼吸急促（SOB）、不寻常的关节疼痛、眩晕、异常心率反应）	• 正常反应——随着运动的进行，心率（HR）、收缩压（SBP）和呼吸频率增加 • 终止：HR、BP 的异常改变、胸痛或心脏节律改变；低灌注、身体严重疲劳或言语表达、SOB、哮喘、腿抽筋等	ACSM's Resources for the Personal Trainer，4th edition（10） • 第五章和第十五章 ACSM's Guidelines for Exercise Testing and Prescription（GETP），9th edition（15） • 第四章 • 专栏 4.5
知识：运用心血管设备的合适和不合适的情况和技术（如爬楼梯、原地自行车、跑台和椭圆机运动者）	• 根据生物力学特征，提供合理的姿势 • 阅读厂家的说明书和注意事项 • 提供安全的组装或非组装设备的说明书	ACSM's Resources for the Personal Trainer，4th edition（10） • 第十五章
知识：进行抗阻运动的合适和不适合的情形和技术（如抗阻训练仪器、稳定球、自由重量、阻力带、徒手/身体重量）	• 合适的姿势、身体姿势和呼吸 • 遵循关节旋转轴 • 在深思熟虑的控制良好的方法中进行全关节运动度的运动，包括肌肉的向心和离心运动 • 提供安全的说明 • 指导、演示和提供反馈	ACSM's Resources for the Personal Trainer，4th edition（10） • 第十四章 ACSM's Guidelines for Exercise Testing and Prescription（GETP），9th edition（15） • 第七章

知识或技能水平	说明/实例	资料来源
知识：进行柔韧性练习的合适和不适合的形式和技术（如静力性拉伸、动力性拉伸和相互拉伸）	• 合适的姿势 • 强调合理呼吸 • 在动作终点保持 • 当肌肉被拉伸、放松和变软时呼气 • 缓慢复位允许肌肉恢复 • 屏息时不要用力拉伸 • 拉伸不要超过极限	ACSM's Resources for the Personal Trainer，4th edition（10） • 第十三章和第十六章
技能：为客户解释运动中的身体语言	• 建立融洽的关系 • 掌握常见的身体语言线索 • 观察；口头与客户确定意见	ACSM's Resources for the Personal Trainer，4th edition（10） • 第九、十、十七章
技能：有效沟通，包括在运动中和运动后积极聆听、提示和提供结构性的反馈	• 关于身体语言、沟通和问候的客户服务技能 • 反馈应该是及时的、具体的和有标准的，也应该是客观的、无害的、分类的和得到帮助的 • 线索可以是语言的、视觉的和/或身体的	ACSM's Resources for the Personal Trainer，4th edition（10） • 第九章和第十七章

F. 调整 FITT 来提高或维持客户的体适能水平

知识或技能水平	说明/实例	资料来源
知识：健康成人、老年人、儿童和青少年以及孕期妇女的特定的运动和项目的调整	• 一旦建立基本运动能力，就可以通过增加强度和持续时间加入下一阶段的运动计划 • 根据成熟和/或其它情形的结构上的生理作用调整特定人群的运动方案	ACSM's Resources for the Personal Trainer，4th edition（10） • 第十二、十三和第十九章 ACSM's Guidelines for Exercise Testing and Prescription（GETP），9th edition（15） • 第八章

知识或技能水平	说明/实例	资料来源
知识：患有医学检查的慢性疾病人群的特定运动和项目的调整，包括稳定的冠状动脉疾病，其他心血管疾病，糖尿病（DM），肥胖，代谢综合征，高血压（HTN），关节炎，慢性背部疼痛，骨质疏松症，慢性阻塞性肺疾病（COPD），慢性疼痛	• 一旦建立基本运动能力，就可以通过增加强度和持续时间加入下一阶段的运动计划 • 根据成熟和/或其它情形的结构上的生理作用调整特定人群的运动方案	ACSM's Resources for the Personal Trainer，4th edition（10） • 第十二、十三和第十九章 ACSM's Guidelines for Exercise Testing and Prescription（GETP），9th edition（15） • 第八～十章 ACSM's Resource Manual for Guidelines for Exercise Testing and Prescription，7th edition（18） • 第三十章和第三十二章
知识：根据负荷逐渐增加、特异性和项目进度原则，避免训练平台期和促进持续性提高和达到目标	• 负荷逐渐增加：随着身体对给定刺激的适应，需要增加刺激来获得进一步的适应和提高（增加运动负荷或量） • 特异性：只有训练到的肌肉才能出现适应性变化（身体的每个部位每周训练 2～3 次） • 进度：一旦能力达到，调整运动量，增加额外运动 • 警惕过度训练的症状和体征	ACSM's Resources for the Personal Trainer，4th edition（10） • 第十三和第十四章 Guidelines for Exercise Testing and Prescription，7th edition（18） • 第三十一章和第三十三章
知识：与所有主要肌群运动的进度（如从站立到步行再到带有阻力的步行）	• 进度：支座从大到小，从有支撑到无支撑的运动、从双边到单边，从短杠杆到长杠杆，从简单到复杂，从单关节到复合运动	ACSM's Resources for the Personal Trainer，4th edition（10） • 第十三和第十四章
知识：调整项目进度来增加或维持肌肉力量和/或耐力、肌肉肥大、爆发力、CV 耐力、平衡能力和 ROM/柔韧性	• 肌肉肥大：高运动量——短休息间期 • 力量/爆发力：降低运动量，增加负荷和休息间期 • CV 耐力：一旦频率和基线值建立，增加运动强度和改变模式（间歇训练） • 平衡能力：变化支座，使用不稳定的面，改变不稳平面 • 柔韧性：使用不同的模式和技术；增加频率	ACSM's Resources for the Personal Trainer，4th edition（10） • 第十四～十六章

G. 寻求客户反馈来保证项目的满意度和趣味性

知识或技能水平	说明/实例	资料来源
知识：项目评估和客户满意度的有效方法（如调查、书面随访、口头反馈）	• 评价 • 书面和口头的反馈工具 • 追踪反馈率 • 年复一年的追踪（客户数据库） • 及时的随访和反馈 • 积极强化	CSM's Resources for the Personal Trainer, 4th edition (10) • 第八和第十三章 ACSM's Resource Manual for Guidelines for Exercise Testing and Prescription, 7th edition (18) • 第四十八章
知识：客户目标合理回顾与调整	• 以周期为基础进行评价（4 周到 3 个月）作为是否达到目标和动机的衡量方法 • 锻炼的一致性；审查动机水平，自我效能	CSM's Resources for the Personal Trainer, 4th edition (10) • 第十二、十三和第十七章 ACSM's Resource Manual for Guidelines for Exercise Testing and Prescription, 7th edition (18) • 第四十五章和第四十八章

领域Ⅲ：组织与教育

A. 通过有效的交流技巧、激励技术和行为策略，创建一个积极的运动体验，以优化参与者坚持参加运动。

知识或技能水平	说明/实例	资料来源
知识：有效及时使用各种交流方式（如 e-mail，电话，网站，通讯）	• 分析有效性、实效性、成本、投资的回报、能达到目标的人群数量、受众和回馈次数 • 监控信息传递的一致性、可靠性和可信度	ACSM's Resource Manual for Guidelines for Exercise Testing and Prescription, 7th edition (18) • 第四十五章
知识：口头或非口头的行为来沟通强化和鼓励（如眼神接触、有针对性的赞美、共鸣）	• 积极的身体语言、面部表情、头部动作、以客户为中心的积极方式、眼神接触 • 接受客户	ACSM's Resources for the Personal Trainer, 4th edition (10) • 第九章和第十章

知识或技能水平	说明/实例	资料来源
知识：积极聆听的技巧	• 积极反省来发现和总结客户问题 • 客观 • 专一 • 眼神接触 • 共鸣	ACSM's Resources for the Personal Trainer，4th edition（10） • 第九章和第十章
知识：学习者的不同类型（听觉、视觉和动觉）和如何应用教学训练技术来优化客户的训练内容	• 视觉：通过看来学习；演示；姿势 • 听觉：通过听来学习；口授 • 动觉：通过直接参与来学习；运动、经验	ACSM's Resources for the Personal Trainer，4th edition（10） • 第七、八、九章和第十七章
知识：反馈的不同类型（如评价、支持和描述）和利用反馈来优化客户训练内容的能力	• 纠正反馈应该及时 • 所有的反馈应该是无害的、客观的、清楚的、慎重的和有帮助的	ACSM's Resources for the Personal Trainer，4th edition（10） • 第九章
知识：应用健康行为改变模型（社会生态学模型、准备改变模型、社会认知理论和计划行为理论，等）和有效的策略来支持和协助运动坚持	• 行为改变金字塔推动客户从某些阶段到他们的目标 • 以行动为导向的过程作出了承诺，识别和消除了产生问题行为的缘由，提供了健康的替代方法，得到社会支持，提供强化	ACSM's Resources for the Personal Trainer，4th edition（10） • 第七章和第八章 ACSM's Resource Manual for Guidelines for Exercise Testing and Prescription，7th edition（18） • 第 44、45 和第 46 章 ACSM's Guidelines for Exercise Testing and Prescription（GETP），9th edition（15） • 第十一章
知识：运动坚持和运动依从性的障碍（如时间管理、损伤、恐惧、缺乏知识、天气）	• 明确常见障碍的解决方法：个人的、行为的、环境的、社会的和项目本身的 • 讨论和头脑风暴解决方案，如训练安排、可选择的训练环境、循序渐进的项目、教育客户、家庭健身的建议和鼓励	ACSM's Resources for the Personal Trainer，4th edition（10） • 第八章 ACSM's Resource Manual for Guidelines for Exercise Testing and Prescription，7th edition（18） • 第四十五章 ACSM's Guidelines for Exercise Testing and Prescription（GETP），9th edition（15） • 第十一章 • 表 11.1

知识或技能水平	说明/实例	资料来源
知识：小毛病引发因素和预防策略	• 对健康行为中常见的毛病如工作压力、旅行和无聊做出应对计划 • 预防策略：压力管理技术、目标设定、各种活动、运动场地和竞技比赛	ACSM's Resources for the Personal Trainer, 4th edition（10） • 第八章和第九章 ACSM's Resource Manual for Guidelines for Exercise Testing and Prescription, 7th edition（18） • 第四十四～四十六章
知识：特定的技术来协助动机（如目标设定、奖励项目、成就认同、社会支持）	• 使用目标设定来建立关注程度 • 愉悦的训练环境 • 追踪进度和结果来评价成功；奖励获得的成就	ACSM's Resources for the Personal Trainer, 4th edition（10） • 第八章和第九章 ACSM's Resource Manual for Guidelines for Exercise Testing and Prescription, 7th edition（18） • 第四十五章
知识：内部和外部强化策略（如，T－shirt，改善自尊）	• 外部：确定外部因素，帮助实现目标愿望 • 内部：在达到目标后仍然可以保持很长时间 • 策略：动机访谈、目前行为存在的缺点和进行改变的优势	ACSM's Resources for the Personal Trainer, 4th edition（10） • 第八章和第九章
知识：增加非结构性体力活动水平的策略（如走楼梯、在较远的地方停车、骑自行车上班）	• 常开车的人步行或骑自行车一小段路 • 走楼梯代替电梯或手扶电梯 • 在购物的时候把车停在停车场最远的地方 • 用午餐的一半时间散步 • 在目的地到达的前一站下车走过去 • 接电话时踱步 • 走到另一间办公室去来代替发 e－mail 或打电话 • 工作时每小时站立起来并走动 10min • 使用计步器来记录每天的步数 • 体力活动可以是日复一日生活中的一部分活动，比如农业、园艺、散步或骑自行车上班、走路去乘公交车、打扫房子、或做家务	“体力活动和公共健康：ACSM 和 AHA 给成人的最新建议”（13）

知识或技能水平	说明/实例	资料来源
知识：与行为改变相关的健康指导原则和生活方式管理技术	• 目标设定；把目标与深层动机联系在一起；采取好奇的态度；询问客户他们愿意做什么；创建各阶段之间每周的可管理的目标；专注于有效的工作	ACSM's Resources for the Personal Trainer，4th edition（10） • 第七章和第八章
知识：增加客户参与度的特定的、适合年龄的领导力技巧和教育方法	• 社会支持与参与 • 以社区为基础的项目 • 合适的音乐和强度 • 乐趣	ACSM's Resource Manual for Guidelines for Exercise Testing and Prescription，7th edition（18） • 第四十五章

B. 教育客户科学使用健康体适能信息和资料来源，来加强客户的知识基础、项目喜爱程度、坚持性和健康相关体适能信息的整体意识。

知识或技能水平	说明/实例	资料来源
知识：生活方式因素包括营养和体力活动习惯，它们对脂质和脂蛋白的影响	• 心血管运动的慢性适应 • 营养和脂代谢的原理 • 良好的脂肪来源	ACSM's Resources for the Personal Trainer，4th edition（10） 第五章和第六章 表 5.2
知识：碳水化合物、脂肪和蛋白质作为运动和体力活动燃料的价值	• 解释碳水化合物的功能，作为首选燃料、快速的能量来源、蛋白质存储、脂肪氧化和存储的形式 • 解释脂肪的功能，在极端温度下保温、缓冲冲击力、产生饱腹感、必需营养素的载体 • 解释蛋白质的功能，产生激素，酸 - 碱平衡，生长和组织维持，营养物质的运输，液态平衡酶的合成	ACSM's Resources for the Personal Trainer，4th edition（10） • 第六章
知识：术语：身体成分、体重指数（BMI）、瘦体重、神经性厌食症、神经性贪食症和身体脂肪的分布	• 身体成分：解释脂肪和去脂体重的相关比例 • BMI：体重相对于身高的计算方法 • 瘦体重：用于描述非脂肪组织的积累（肌肉、骨等），形成体重 • 神经性厌食症：由于害怕体重增加而限制饮食导致的饮食失调，即体重低于相应年龄和身高预期体重的 15% • 神经性贪食症：正常体重的人饮食失调，不断的暴饮暴食和清除行为或其他的补偿行为	ACSM's Resources for the Personal Trainer，4th edition（10） • 第十二章 • “ACSM 立场声明：女性运动员三联征”（14）

知识或技能水平	说明/实例	资料来源
知识：身体成分与健康的相关关系	• 解释肥胖与慢性疾病危险增加的强相关性	ACSM's Resources for the Personal Trainer，4th edition（10） • 第十二章
知识：饮食、运动和行为改变作为改变身体成分方法的有效性	• 解释健康均衡饮食，包括分配控制、健康食品选择和健康食物准备、卡路里摄入，对体重和体成分的作用 • 解释运动类型、强度、频率和持续时间与能量消耗的关系 • 解释常见的行为策略如非指导性的和指导性的运动、职业和休闲活动对于增加体力活动的意义	"ACSM 立场声明：成人降体重和预防体重反弹的合适的体力活动干预策略"（11）
知识：运动前、运动中和运动后补液的重要性	• 活动前补液的目标是开始体力活动时液体充分，有着正常血浆电解质水平 • 体力活动中的补液目标是预防脱水 • 运动后的补液目标是恢复电解质亏损 • 个人补液率要依据个人流汗速率、活动的长度和强度和环境条件进行	"ACSM 立场声明：运动和补液"（17） ACSM's Resources for the Personal Trainer，4th edition（10） • 第六章
知识：美国农业部（USDA）饮食指导金字塔和ACSM 认可的膳食指南（美国饮食协会）	• 指南解释了均衡健康饮食项目里的不同食物群、来源和分配 • USDA 饮食指南（2010）是联邦政府以证据为基础的营养指导，以促进健康、降低慢性疾病的风险，通过改善营养和体力活动来降低超重和肥胖的患病率 • 美国饮食协会是世界上最大的食品和营养的专业组织	选择我的盘子（ChooseMy-Plate），前身为美国农业部（USDA）饮食指导金字塔（39）（USDA Food Guide Pyramid）"美国人 USAD 饮食指导"（USDA Dietary Guidelines for Americans）（40） 营养和饮食学院的前身为美国饮食协会（20）
知识：女性运动员三联征	• 解释参与体育运动的女性/孩能量的供应、月经周期和骨密度的内在联系，临床表现为饮食紊乱、闭经和骨质疏松，用来预防或减轻这种效果的可能的预防和/或教育方法	"ACSM 立场声明：女性运动员三联征"（14）

知识或技能水平	说明/实例	资料来源
知识：不当减肥方法的神话与后果（如时尚饮食、膳食补充剂、过度训练、饥饿节食）	• 科学解释安全的减体重方法，使用合适的饮食习惯和合适的体力活动指南，根据极端或排除原则解释饮食相关问题	ACSM's Resources for the Personal Trainer, 4th edition（10） • 第六章 ACSM's Resource Manual for Guidelines for Exercise Testing and Prescription, 7th edition（18） • 第三十五章
知识：1g 碳水化合物、脂肪、蛋白质和酒精所含的卡路里	• 碳水化合物 =4 kcal/g • 脂肪 =9 kcal/g • 蛋白质 =4 kcal/g • 酒精 =7 kcal/g	ACSM's Resources for the Personal Trainer, 4th edition（10） • 第六章
知识：ACSM 给需要减重或增重的个人能量摄入量的推荐量	• 减重 = 能量支出 > 能量摄入 • 增重 = 能量摄入 > 能量支出 • 用分钟和相关的卡路里当量来解释降体重和保持体重时体力活动消耗量的推荐值	"ACSM 立场声明：成人降体重和预防体重反弹的合适的体力活动干预策略"（11） ACSM's Resources for the Personal Trainer, 4th edition（10） • 第六章 ACSM's Resource Manual for Guidelines for Exercise Testing and Prescription, 7th edition（18） • 第三十五章
知识：科学地访问和传播相关健康、科学和幸福（wellness）相关的资料来源和信息	• 识别合格的和有声誉的信息来源，比如ACSM 网站，美国国立卫生研究院（NIH）网站、同行评审期刊和其他	ACSM 网站和资料来源（1，2，3）NIH（30，31） "WebMD Healthy Living?（44） 梅奥医学健康信息 "Mayo Clinic Health Information"（27）
知识：以社区为基础的运动项目提供了社会支持和结构性活动（如步行俱乐部、内部体育活动、高尔夫俱乐部、自行车俱乐部）	• 识别针对特定情况、年龄、赞助组织、运动类别和体适能水平的全国或地方项目 • 联系商业、扶轮社或民间组织的商会	" National Blueprint: Increasing Physical Activity among Adults "（29）President's Council on Fitness, Sports, and Nutrition（34）"Exercise is Medicine"（24）National Physical Activity Plan（32）"The Community Guide to Promoting Physical Activity"（25）

知识或技能水平	说明/实例	资料来源
知识：压力管理和放松方法（如逐步放松、意象导引、按摩疗法）	• 解释常见放松方法与压力管理方法的不同之处 • 正确的呼吸方式	" WebMD Stress Management Health Center"（45）"Stress Management Techniques"（36）"Relaxation Technique for Stress Relief"（35）

领域Ⅳ：法律、职业、商业和市场

A. 所有客户在开始运动项目之前进行医学体检

知识或技能水平	说明/实例	资料来源
知识：危险分层和医疗体检程序是为了减少客户损伤和/或医学并发症，从而最大限度地减少认证私人教练的过失（Negligence）和责任风险	• 正确识别那些运动中心血管事件危险增加的人	ACSM's Resources for the Personal Trainer，4th edition（10） • 第十一、十九和第二十一章 ACSM's Health/Fitness Facility Standards and Guidelines，3rd edition（19） • 第二章 • 表 2.1
知识：应用 ACSM 危险分层	• 高危险客户是这些有症状或已知心脏、肺或代谢疾病的人 • 中危客户是无症状并具有两个或更多风险因素的人	ACSM's Resources for the Personal Trainer，4th edition（10） • 第十一章 • 图 11.5 和 11.6 • 表 11.1 和 11.2
知识：医学检查需要在运动测试和运动参与之前进行	• 高危险客户：在进行中等到较大强度运动之前，推荐进行医学检查和逐级递增负荷运动测试（GXT）；推荐医生（MD）监控运动测试 • 中危客户：在进行较大强度运动之前，推荐进行医学检查和医生监控下的 GXT • 中危客户进行中等强度运动不必要做医学检查和 GXT	ACSM's Resources for the Personal Trainer，4th edition（10） • 第十一章 • 图 11.5 和 11.6 • 表 11.1 和 11.2

知识或技能水平	说明/实例	资料来源
知识：根据疾病具体的危险分层指南和目前的健康状态，推荐对患有已知疾病的人进行合适的指导和监督	• 可能需要使用具有医学资质员工才能使用的设施	ACSM's Resources for the Personal Trainer，4th edition（10） • 第十一章 • 图 11.2

B. 与医疗专业人士和组织合作，为客户提供大量的服务者，最大限度的减少责任，同时最大化项目的有效性。

知识或技能水平	说明/实例	资料来源
知识：有信誉的专业资料来源和推荐的信息来源保证客户的安全性和项目的有效性	• 建立当地的医疗人员专家网络 • 建立把客户与合适的专家、服务、评估、项目和转介相匹配的政策、程序和形式	ACSM's Resources for the Personal Trainer，4th edition（10） • 第十一章
知识：认证的私人教练的执业范围，他必须在此范围内活动	• 范围：制定和执行安全、合理项目的体适能专家通过个性化的方法来指导健康人群和/或经过医学检查的人群进行运动 • 最大限度地减少承担责任的风险	ACSMWeb site（7） ACSM's Resources for the Personal Trainer，4th edition（10） • 第一章和第二十一章
知识：与医疗和健康体适能专家进行有效、专业的交流	• 正确拼写、语法得当 • 封面页机密 • 在发送传真之前先联系 • 如果使用 e-mail，要用安全的网络 • 最新的自我认证和联系信息	ACSM's Resources for the Personal Trainer，4th edition（10） • 第九章 U. S. Department of Health and Human Services，Health Information Privacy（42，43）
知识：识别个人是否需要转介给内科医生或专职医疗服务比如物理治疗、饮食咨询、压力管理、体重管理、心理和社会服务	• 知晓超出执业范围的情况、标志和指征 • 建立当地的医疗人员专家网络 • 建立把客户与合适的专家、服务、评估、项目和转介相匹配的政策、程序和形式	ACSM's Resources for the Personal Trainer，4th edition（10） • 第十一章

C. 制定一个综合性的危险管理项目（包括紧急预案和损伤预防）来加强照顾标准和以客户为中心的使命。

知识或技能水平	说明/实例	资料来源
知识：获得基本生命支持、自动体外除颤器（AED）和心肺复苏术（CPR）认证	• 目前的认证包括了操作技能演示	American Red Cross First Aid/CPR/AED Participant Mannual（21） American Heart Association Basic Life Support（BLS）or Lifesaver Certification（23）
知识：在健康体适能区域正确的应急程序（如电话程序、书面应急程序、个人责任）	• 书面写下主要紧急情况的应对计划 • 处理每种紧急情况的清晰步骤和指南以及反应者的角色 • 紧急医疗服务（EMS）的联系信息、应急设备的位置 • 一年四次演习 • 正确的随访和记录文件	ACSM's Resources for the Personal Trainer, 4th edition（10） • 第二十一章 • 专栏 21.3 ACSM's Health/Fitness Facility Standards and Guidelines, 3rd edition（10） • 第四章 • 附件 D 和表格 26
知识：运动相关损伤的基本急救程序，比如出血、拉伤/扭伤、骨折和运动不耐受（眩晕、晕厥、热损伤）	• 拉伤/扭伤：休息、冰敷、加压包扎和抬高患肢（RICE） • 出血：直接加压 • 让专业人员处理骨折和超出训练范围的严重损伤 • 晕厥：仰卧位，抬高腿	American Red Cross First Aid/CPR/AED Participant Mannual（21） • 第五～八章 ACSM's Resource Manual for Guidelines for Exercise Testing and Prescription, 7th edition（18） • 第三十七章
知识：运动设置中的预防措施保证参与者的安全性（如设备位置、设施清洁和地表面）	• 潜在威胁的标记；符合相关法律、法规和发布的标准 • ADA 要求的通道宽度、标志和地面空间 • 临近体力活动区的流通区域 • 所有的坏的不可用的仪器和设备有正确的标记	ACSM's Resources for the Personal Trainer, 4th edition（10） • 第二十一章 ACSM's Health/Fitness Facility Standards and Guidelines, 3rd edition（19） • 第六章和第十章 Risk Management for Health/Fitness Professionals（9） • 第十章

知识或技能水平	说明/实例	资料来源
知识：与骨骼肌肉损伤有关的术语（如外胫夹、扭伤、拉伤、滑囊炎、骨折、肌腱炎，髌骨疼痛综合征，下背部痛，足底筋膜炎）	• 扭伤：韧带损伤 • 拉伤：肌肉损伤 • 滑囊炎：囊炎症 • 肌腱炎：肌腱炎症 • 骨折：骨断裂 • 足底筋膜炎：慢性炎症导致跟骨肌腱结合部疼痛 • 髌骨疼痛综合征：年轻运动员产生的膝前疼痛，常见的疾病	ACSM's Resources for the Personal Trainer, 4th edition（10） • 第三章
知识：禁忌运动/姿势和与特定运动相关的潜在风险（如直腿仰卧起坐、双腿上举、全蹲、跨栏运动员的伸展、颈椎和腰椎过伸、站立位弯腰摸脚尖）	• 潜在危险：纠正身体姿势和关节位置对于最大化效果和最小化损伤风险很重要 • 潜在的伤害姿势/运动应该调整为安全的关节位置 • 内科医生禁止的任何运动都要避免进行	ACSM's Resources for the Personal Trainer, 4th edition（10） • 第十六章
知识：认证私人教练在执行紧急程序时的责任、限制和法律内涵	• 照顾的责任 • 目前的认证，包括 CPR/AED；机构应急计划的熟悉；事故的记录文件；专业责任保险	ACSM's Resources for the Personal Trainer, 4th edition（10） • 第二十一章 Risk Management for Health/Fitness Professionals（9） • 第十一章
知识：潜在的肌肉骨骼损伤（如挫伤、拉伤、扭伤、骨折）、心血管/肺部并发症（如胸痛、心悸/心率失常、心动过速、心动过缓、低血压/高血压、过度换气）	• 心血管/肺部并发症：识别——表 37.5；基本急救指南——表 37.6 • 潜在的肌肉骨骼损伤——表 37.2 • 代谢异常：基本急救指南——表 37.6 • 环境条件——基本急救指南——表 37.8，专栏 37.11	ACSM's Resources for the Personal Trainer, 4th edition（10） • 第三章 American Red Cross First Aid/CPR/AED Participant Mannual（21） ACSM's Resource Manual fcr Guidelines for Exercise Testing and Prescription, 7th edition（18） • 第三十七章

知识或技能水平	说明/实例	资料来源
知识：与开放性损伤、骨骼肌肉损伤、心血管/肺部并发症和代谢紊乱相关的初始管理和急救技术	• 开放性损伤——第七章 • 骨骼肌肉损伤——第八章 • 呼吸和心脏急救——第二～四章 • 突发疾病——第五章	American Red Cross First Aid/CPR/AED Participant Mannual（21） 第二～五章，第七和第八章 ACSM's Guidelines for Exercise Testing and Prescription（GETP），9th edition（15） • 第七章 ACSM's Resource Manual for Guidelines for Exercise Testing and Prescription，7th edition（18） • 第三十七章
知识：一种设备服务计划/协议的组成和它如何用于评估运动设备情况从而减低损伤的潜在危险	• 所有设备每天、每周和每个月进行维护 • 设备的定期检查和预防维护，检查和维修的文件 • 设备的保修和维修信息 • 按照制造商的建议使用	CSM's Health/Fitness Facility Standards and Guidelines，3rd edition（19） • 第七章 • 表 7.3 和 7.4 • 附录 A • 补充 3 和补充 4（Supplements 3 and 4） Risk Management for Health/Fitness Professionas（9） • 第九章
知识：使用安全政策和程序（如突发事件报告、紧急程序训练）以及法律必要性	• 有责任向公众提供安全的设施和项目 • 应急反应系统对于提供安全环境极为重要 • 处理主要的紧急状况 • 如何应对的说明和所应该扮演的角色 • 文档系统（训练、指导） • 一年四次演习 • 急救和应急设备 • 与当地的 EMS 合作	ACSM's Resources for the Personal Trainer，4th edition（10） • 第二十一章 ACSM's Health/Fitness Facility Standards and Guidelines，3rd edition（19） • 第四章 Risk Management for Health/Fitness Professionas（9） • 第十一章

知识或技能水平	说明/实例	资料来源
知识：紧急预案的组成部分	• 书面写下紧急情况的应对计划，处理每种紧急情况的清晰步骤和指南以及反应者的角色 • 紧急医疗服务（EMS）的联系信息、应急设备的位置 • 演习 • 消防安全设施和疏散程序 • 正确的随访和记录文件	ACSM's Resources for the Personal Trainer, 4th edition（10） • 第二十一章 ACSM's Health/Fitness Facility Standards and Guidelines, 3rd editicn（19） • 第四章 ACSM's Guidelines for Exercise Testing and Prescription（GETP）, 9th edition（15） • 附录 B Risk Management for Health/Fitness Professionas（9） • 第十一章
知识：有效的沟通技巧和能力，告知员工和客户机构或项目的紧急政策和程序	• 作为机构内紧急行动预案中的一部分，明确谁负责与 EMS 联系沟通 • 紧急援助的电话号码应该清楚的张贴在所有电话附近。紧急情况的沟通装置应该准备就绪、工作正常 • 预案应该包括医疗、消防、撤离和其他紧急措施 • 演习预案包括每三个月的网络通信部分 • 无监督的设施：在发生紧急情况时应采取哪些步骤的标志	ACSM's Resource Manual for Guidelines for Exercise Testing and Prescription, 7th edition（18） • 第三十七章 Risk Management for Health/Fitness Professionas（9） • 第十一章 ACSM's Health/Fitness Facility Standards and Guidelines, 3rd edition（19） • 第八章 ACSM's Guidelines for Exercise Testing and Prescription（GETP）, 9th edition（15） • 附录 B
技能：演示和执行运动测试和/或训练中的紧急程序	• 紧急演习一年召开四次 • 随访人员与反应的评价，演示的文件记录	ACSM's Health/Fitness Facility Standards and Guidelines, 3rd edition（19） • 第四章 ACSM's Guidelines for Exercise Testing and Prescription（GETP）, 9th edition（15） • 附录 B

知识或技能水平	说明/实例	资料来源
技能：协助、发现和监控运动测试和/或训练中的安全性和有效性	• 知识：运动表现、可能的副作用、进行中常见的错误、合理的位置协助动作完成、提醒、良好的沟通	ACSM's Resources for the Personal Trainer, 4th edition（10） • 第十四章和第十七章 ACSM's Resource Manual for Guidelines for Exercise Testing and Prescription，7th edition（18） • 第三十一章和第三十三章

D. 定期参加经批准的继续教育项目，以最大限度地发挥效能，提高专业水平，增强健康和体适能领域的知识和技能

知识或技能水平	说明/实例	资料来源
知识：继续教育的角色、专业资料来源和认证及重新认证的需要	• 有责任让公众和客户保持最新的科学和实践的相关研究知识	ACSMWeb site（5，6） ACSM's Resources for the Personal Trainer，4th edition（10） • 第一章和第二章
知识：获得和保留继续教育学分（CEC），哪里可以获得 ACSM 批准的 CEC 知识：健康体适能领域不断发展，认证私人教练需要最新的研究结果并应用于运动科学领域	• 识别 ACSM 批准的 CEC 提供者 • 识别可靠的健康/体适能资料来源，通过面授和网络获得 CEC	ACSMWeb site（5，6） ACSM's Resources for the Personal Trainer，4th edition（10） • 第一章和第二章 ACSM Journals（4）

E. 坚持 ACSM 的道德准则，以专业的态度在认证私人教练的执业范围内进行实践。

知识或技能水平	说明/实例	资料来源
知识：ACSM 的道德准则和 ACSM 私人教练的执业范围的组成部分	• 道德准则：提高知识和技能，维持更专业和更科学的标准，保护公众健康，提供个人和社区的健康和幸福 • 执业范围：体适能专业人士通过制定和实施个性化的方法来指导健康人群和/或经过医学检查的人群进行运动	ACSMWeb site（8） ACSM's Resources for the Personal Trainer，3rd edition（10） • 第一章和第二章

知识或技能水平	说明/实例	资料来源
知识：适当的工作着装和专业行为	• 工作着装可以由专业的工作环境决定 • 专业行为通过道德准则和执业范围来建立；良好的沟通技巧，建立关系的能力	
技能：在 ACSM 认证私人教练的执业范围内进行所有的专业活动	• 运用运动科学的基本原理，领导和演示安全有效的锻炼方法 • 撰写适当的运动建议 • 鼓励个人开始和继续他们的健康行为	ACSM Web site（1，4） ACSM's Resources for the Personal Trainer，4th edition（10） • 第一章和第二章

F. 制定商业方案来建立任务、商业、预算和销售目标

知识或技能水平	说明/实例	资料来源
知识：有效的、道德的和专业的商业实践的完成方法	• 创建愿景、使命陈述、核心商业价值、服务和操作策略 • 收集和学习由国家组织发布的标准和指南	ACSM's Resources for the Personal Trainer，4th edition（10） • 第二十章 ACSM's Resource Manual for Guidelines for Exercise Testing and Prescription，7th edition（18） • 第十章和第十九章
知识：各种商业模式（如独资、独立承包、合伙、公司（corporation）、S 类公司）	• 独资：一个人所有的独资企业 • 个人承包：为个人或企业提供服务 • 合伙：两人或多人以合同的形式与当地政府或国家政府合作 • 公司（corporation）：受法律法规管制、满足股东要求的正式商业实体 • 有限责任公司（LLC）：与公司（corporation）相似，LLC 的所有者对债务和行为负有有限的责任。LLCS 的另一些特征更像合伙，有着灵活的管理和税收的益处（来源于国内税务局（IRS）网站：http：//www. irs. gov/businesses/small/article/0，id = 98277，00. html） • S 类公司：替代小企业，综合了其他商业模式的优势	ACSM's Resources for the Personal Trainer，4th edition（10） • 第二十章

知识或技能水平	说明/实例	资料来源
技能：制定一个基本的商业计划，包括制定预算（如账单、取消政策、迟到政策、付款方式/计划）	• 人口统计与竞争分析 • 建立预算 • 收入和支出管理 • 建立管理政策、市场营销、销售和定价	ACSM's Resources for the Personal Trainer，4th edition（10） • 第二十章 ACSM's Resource Manual for Guidelines for Exercise Testing and Prescription，7th edition（18） • 第十九章
技能：制定商业目标（如明晰企业使命、商业、目标、基准、会员/财务目标、项目评估）	• 定义项目或中心的理念和宗旨 • 用模拟的商业计划作为模板 • 所有类别的预期/预测结果 • 测量重要的指标	ACSM's Resources for the Personal Trainer，4th edition（10） • 第二十章 ACSM's Resource Manual for Guidelines for Exercise Testing and Prescription，7th edition（18） • 第十九章
技能：市场领域的技能，任务的组成成分（如愿景、价值和服务的描述）	• 根据客户类型、训练需求和所处位置，用人口特征来明确市场领域	ACSM's Resources for the Personal Trainer，4th edition（10） • 第二十章
技能：用电子软件来制定和管理预算	• 使用 QuickBooks 或 Mind Your Own Business（MYOB）软件	Microsoft Excel（28）
技能：职业发展实践（如招聘、设置培训标准）	• 招聘私人教练的步骤 • 建立训练标准 • 培训和授权给员工 • 管理员工和企业 • 提供教育给员工	CSM's Resources for the Personal Trainer，4th edition（10） • 第二章和第二十章 ACSM's Resource Manual for Guidelines for Exercise Testing and Prescription，7th edition（18） • 第十章和第十九章

G. 开拓市场、参与网络/商务交流、建立客户基础、促进服务、增加资料来源

知识或技能水平	说明/实例	资料来源
知识：管理政策、市场销售和定价	• 运行政策如账单、取消、付款方式 • 营销：重要专栏（lead boxes）、转介、广告、直接邮寄和多媒体 • 销售：8 步销售流程和销售清单 • 根据教育、经验、环境/地理位置和支出进行定价	ACSM's Resources for the Personal Trainer, 4th edition（10） • 第二十章 ACSM's Resource Manual for Guidelines for Exercise Testing and Prescription, 7th edition（18） • 第四十八章
知识：开拓市场，促进商业（如宣传册、名片、网页、博客、视频、网络营销）	• 从引导到可能，再从可能变为会员 • 建立正面形象 • 网站、印刷或录制成小册子	ACSM's Resources for the Personal Trainer, 4th edition（10） • 第二十章
知识：分配和促进私人培训业务的各种方法（如社交网络、新闻发布有特征的报纸文章）	• 外部标识、网站、广播、电视、广告牌、社区参与 • 创造一个正面的形象和教育消费者	ACSM's Resources for the Personal Trainer, 4th edition（10） • 第二十章
知识：通过电脑开发各种开拓市场营销的方法（如 Microsoft Word, Microsoft Power Point, PDF, Publisher）	• 所有应用都有在线帮助 • 营销不应该太多，应该是醒目的、色彩鲜艳的、并有针对性的	ACSM's Resources for the Personal Trainer, 4th edition（10） • 第二十章

H. 获得适当的个人培训和责任保险，并遵循行业公认的专业、道德和商业标准，以最大化安全性和减少责任。

知识或技能水平	说明/实例	资料来源
知识：在训练环境中常见的过失（negligence）类型和专业责任	• 过失是在相同或相似情况下谨慎的人会做的合理的事情但是你没有做，或者是谨慎的人不会做的事情你做了 • 类型：粗心的、疏忽的等 • 照顾义务、违反责任、原因、损害 • 责任等级来保护免受伤害 • 安全的场所、设备使用、执业范围、资质、应急准备	ACSM's Resources for the Personal Trainer，4th edition（10） • 第二十一章 ACSM's Resource Manual for Guidelines for Exercise Testing and Prescription，7th edition（18） • 第十章 Risk Management for Health/Fitness Professionals（9） • 第二章
知识：授权和许可的卫生保健专业人员在提供康复服务、运动测试、法律风险管理技术的医疗保健服务中相关的法律问题	• 对医疗机构期望的更高护理标准 • 如果不在执业范围内，转介给适当的医疗专业人士 • 建立战略联盟	ACSM's Resources for the Personal Trainer，4th edition（10） • 第二十一章 ACSM's Resource Manual for Guidelines for Exercise Testing and Prescription，7th edition（18） • 第四十八章
知识：设备维护，以减少伤害和责任的风险（即维护计划，服务时间表，每一项的安全注意事项）	• 遵守厂家的建议 • 定期检查、预防性清洗和保养 • 为每一件设备的保养用文件记录 • 如果不正常工作要有标志 • 用各种等级标记设备的使用（危险、警告、小心）	ACSM's Resources for the Personal Trainer，4th edition（10） • 第二十一章 ACSM's Health/Fitness Facility Standards and Guidelines，3rd edition（19） • 第七章 • 表 7.3 和 7.4 Risk Management for Health/Fitness Professionals（9） • 第九章

I. 从事健康的生活方式，成为所有客户的积极的榜样

知识或技能水平	说明/实例	资料来源
知识：适当的职业行为（即不抽烟、远离毒品、非攻击性服饰、谦虚的、礼貌的、主动倾听技巧）	• 典型的健康生活方式 • 及时的、准备就绪的 • 客户服务技能 • 受教育程度 • 目前获得的认证	ACSM's Resources for the Personal Trainer，4th edition（10） • 第一、二章和第九章
知识：环境影响可能会负面影响客户的满意度/依从性（即音乐的选择/音量水平、个人卫生、气味敏感度）	• 使用机构标准和指南来确保环境因素在适当的范围内 • 通过调查、评论卡、反馈书等获得反馈信息 • 建立机构政策来保证舒适、安全的氛围	ACSM's Resources for the Personal Trainer，4th edition（10） • 第八章和第十七章 ACSM's Health/Fitness Facility Standards and Guidelines，3rd edition（19）
知识：在训练期间，需要避免分心（即短信、电话、与他人交谈）	• 客户应该受到也已经支付了你的全部注意力 • 通过好的睡眠、饮食、常锻炼和自我保健来管理你的精力 • 管理通信时间 • 如果无法避免的话，请暂时致歉，言简意赅，转介给其他员工	ACSM's Resources for the Personal Trainer，4th edition（10） • 第一、九和第十七章

J. 尊重著作权、保护原创性工作、媒体等，以国家和国际版权法为基础，依法保护著作权材料和其他知识产权。

知识或技能水平	说明/实例	资料来源
知识：国家和国际版权法的应用	• 著作权是知识产权法的一种形式，保护原创作品，包括文学、戏剧、音乐和艺术作品，比如诗歌、小说、电影、歌曲、电脑软件和建筑。著作权不保护事实、思想、系统或操作方法，尽管它可能保护这些内容的表达方式	ACSM's Resources for the Personal Trainer，4th edition（10） • 第一章 United States Copyright Office（38）

知识或技能水平	说明/实例	资料来源
知识：非原创性的文件	• 伦理道德的一部分：有资格的专业人士只有他们真正进行了工作才能获取荣誉，包括作者，如果需要的，要把荣誉给予其他有贡献的人 • 所有非原创性思想都必须引用。顺便说一句，最常见的：作者姓 + 出版年。在参考文献页，列出所有作者中的三、四或五位作者	ACSM's Resources for the Personal Trainer，4th edition（10） • 第一章 “Bates College：How to Cite Source”（22）
知识：制作原创性教育材料	• 研究一系列资料来源 • 讨论外行术语（laymen's terms） • 突出重点 • 材料的长度根据空间和受众而变化 • 创建一个吸引人的格式和一个吸引人的标题 • 使用模板作为起点	ACSMWeb site（1，2，3）

K. 维护客户的机密和隐私权，除非正式放弃或在紧急情况下。

知识或技能水平	说明/实例	资料来源
知识：用电子的或硬拷贝文件保护客户机密的做法/系统	• ACSM 指南：机构应该保证体适能测试、健康促进和幸福（wellness）有一个系统，提供和保护所有用户的记录和会议内容的完全保密性 • 只允许某些授权的个人获得信息，他们将只对授权的个人进行信息披露 • 用户记录只能在获得签名授权后发布	ACSM's Resources for the Personal Trainer，4th edition（10） • 第十章和第二十一章 Risk Management for Health/Fitness Professionals（9） • 第六章
知识：客户隐私的重要性（即客户的个人安全、法律责任、客户信用保护、客户医疗信息披露）	• 防范盗窃或伤害，防范潜在伤害客户的声誉，维护信任，提供安全的环境，防止诉讼	ACSM's Resources for the Personal Trainer，4th edition（10） • 第十章和第二十一章

知识或技能水平	说明/实例	资料来源
知识：家庭教育权利和隐私法案（FERPA）和健康保险流通与责任法案（HIPAA）取决于环境和个人培训业务所在的州	• HIPAA 法案：关于个人记录的安全性和保密性的严格政策 • FERPA：管理教育数据的政策，确保学生的个人信息是妥善保管好的，只有在绝对必要并合法的情况下才能使用	ACSM's Resources for the Personal Trainer，4th edition（10） • 第二十一章 U. S. Department of Health and Human Services，Health Insurance Portability and Accountability Act（42，43） U. S. Department of Education，Family Educational Rights and Privacy Act（41） Risk Management for Health/FitnessProfessionals（9） • 第六章
技能：获取和快速访问客户健康史和紧急联络信息	• 为活跃客户的文件创建一个安全、准确、流行和以字母顺序排列的系统	ACSM's Resources for the Personal Trainer，4th edition（10） • 第二十一章

参考文献

ACSM 来源

1. American College of Sports Medicine. ACSM brochures. *American College of Sports Medicine* [Internet]. [cited 2011 Sep 22]. Available from: http://www. acsm. org/access – public – information/brochures – fact – sheets/brochures

2. American College of Sports Medicine. ACSM current comment fact sheet. *American College of Sports Medicine* [Internet]. [cited 2011 Sep 22]. Available from: http://www. acsm. org/access – public – information/brochures – fact – sheets/fact – sheets

3. American College of Sports Medicine. ACSM fit society page. *American College of Sports Medicine* [Internet]. [cited 2011 Sep 22]. Available from: http://www. acsm. org/access – public – information/newsletters/fit – society – page

4. American College of Sports Medicine. ACSM journals. *American College of Sports Medicine* [Internet]. [cited 2012 Mar 4]. Available from http://www. acsm. org/accesspublic – information/acsm – journals

5. American College of Sports Medicine. Certified personal trainer ACSM certification/renewal form. *American College of Sports Medicine* [Internet]. [cited 2011 Sep 22]. Available from: http://forms. acsm. org/_frm/crt/New/certification_renewal_form. asp

6. American College of Sports Medicine. Certified personal trainer renewing your ACSM certification. *American College of Sports Medicine* [Internet]. [cited 2011 Sep 22]. Available from: http://certification. acsm. org/renew – your – certification

7. American College of Sports Medicine. Certified personal trainer scope of practice. *American College of Sports Medicine* [Internet]. [cited 2011 Sep 22]. Available from: http://certification. acsm. org/acsm – certified – personal – trainer

8. American College of Sports Medicine. Code of ethics of American College of Sports Medicine. *American College of Sports Medicine* [Internet]. [cited 2011 Sep 22]. Available from: http://www. acsm. org/Content/NavigationMenu/MemberServices/MemberResources/CodeofEthics/Code_of_Ethics. htm

9. Bickhoff – Schemek J, Herbert DL, Connaughton DP. *ACSM Risk Management for Health/Fitness Professionals: Legal Issues and Strategies.* Philadelphia(PA): Lippincott Williams & Wilkins; 2009. 407 p.

10. Bushman BA, senior editor. *ACSM's Resources for the Personal Trainer.* 4th ed. Baltimore(MD): Lippincott Williams & Wilkins; 2014.

11. Donnelly JE, Blair SN, Jakicic JM, *et al.* American College of Sports Medicine position stand. Appropriate physical activity intervention strategies for weight loss and prevention of weight regain for adults. *Med Sci in Sports Exerc.* 2009; 41(2): 459 – 71.

12. Garber CE, Blissmer B, Deschenes MR, *et al.* American College of Sports Medicine position stand. Quantity and quality of exercise for developing and maintaining cardiorespiratory, musculoskeletal, and neuromotor fitness in apparently healthy adults: guidance for prescribing exercise. *Med Sci Sports Exerc.* 2011; 43(7): 1334 – 59.

13. Haskell WL, Lee IM, Pate RR, *et al.* Physical activity and public health: updated recommendation for adults from the American College of Sports Medicine and the American Heart Association. *Med Sci Sports Exerc.* 2007; 39(8): 1423 – 34.

14. Nattiv A, Loucks AB, Manore MM, *et al.* American College of Sports Medicine position stand. The female athlete triad. *Med Sci Sports Exerc.* 2007; 39(10): 1867 – 82.

15. Pescatello LS, editor. *ACSM's Guidelines for Exercise Testing and Prescription.* 9th ed. Philadelphia(PA): Lippincott Williams & Wilkins; 2014.

16. Ratamess NA, Alvar BA, Evetock TK, *et al.* American College of Sports Medicine position stand. Progressive models in resistance training. *Med Sci Sports Exercise.* 2009; 41(3): 687 – 708.

17. Sawka MN, Burke LM, Eichner ER, *et al.* American College of Sports Medicine position stand. Exercise and fluid replacement. *Med Sci Sports Exerc.* 2007; 39(2): 377 – 90.

18. Swain DP, senior editor. *ACSM's Resource Manual for Guidelines for Exercise Testing and Prescription.* 7th ed. Baltimore(MD): Lippincott Williams & Wilkins; 2014.

19. Tharrett SJ, McInnis KJ, Peterson JA. *ACSM's Health/Fitness Facility Standards and Guidelines.* 3rd ed. Champaign(IL): Human Kinetics; 2007. 203 p.

非 ACSM 来源

20. Academy of Nutrition and Dietetics Web site [Internet]. Chicago(IL): Academy of Nutrition and Dietetics. [cited 2012 Mar 4]. Available from: www. eatright. org

21. American Red Cross. *American Red Cross First Aid/CPR/AED Participant Manual.* Yardley (PA): Staywell; 2011. 181 p.

22. Purdue Online Writing Lab. MLA In – Text Citations: the basics. *Purdue University* [Internet]. [cited 2012 Sep 8]. Available from: http://owl. english. purdue. edu/owl/resource/747/02/

23. Bureau of Labor Statistics. Occupational outlook handbook, 2010 – 2011 edition, fitness workers. *Bureau of Labor Statistics* [Internet]. [cited 2011 Sep 22]. Available from: http://www. bls. gov/oco/ocos296. htm

24. Exercise is Medicine. Additional resources. *Exercise is Medicine* [Internet]. [cited 2011 Sep 22]. Availa-

ble from: http://exerciseismedicine.org/resources.htm

25. The Guide to Community Preventive Services. Community guide topics. Promoting physical activity. *The Guide to Community Preventive Services* [Internet]. [cited 2012 Mar 4]. Available from: http://www.thecommunityguide.org/pa/index.html

26. KettleBell Concepts Web site [Internet]. New York (NY): KettleBell Concepts; [cited 2012 Mar 4]. Available from: http://www.kettle bellconcepts.com/index.php

27. Mayo Clinic. Health information. Diseases and conditions. *Mayo Clinic* [Internet]. [cited 2012 Mar 4]. Available from: http://www.mayoclinic.com/health – information/

28. Microsoft Excel. Manage your personal budget with Excel. *Microsoft Office* [Internet]. [cited 2012 Mar 4]. Available from: http://office.microsoft.com/en – us/excelhelp/manage – your – personal – budget – with – excel – HA001045087.aspx

29. National blueprint: increasing physical activity among adults aged 50 and older. Active aging partnerships. *Blueprint Partners* [Internet]. [cited 2012 Mar 4]. Available from: http://www.agingblueprint.org/partnership.cfm

30. National Institute of Health. Health information, health topics. *National Institute of Health* [Internet]. [cited 2012 Mar 4]. Available from: http://health.nih.gov/see_all_topics.aspx

31. National Institute of Health. Research and training. Science education. *National Institute of Health* [Internet]. [cited 2012 Mar 4]. Available from: http://www.nih.gov/science/education.htm

32. National Physical Activity Plan Web site [Internet]. Columbia (SC): National Physical Activity Plan [cited 2012 Mar 4]. Available from: http://www.physicalactivityplan.org

33. Perform Better. Balance and stabilization training exercises. *Perform Better* [Internet]. [cited 2012 Mar 4]. Available from: www.performbetter.com

34. President's Council on Fitness, Sports & Nutrition. Resources. *President's Council on Fitness, Sports & Nutrition* [Internet]. [cited 2012 Mar 4]. Available from: http://www.fitness.gov/resources – and – grants/resources/

35. Robinson L, Segal R, Segal J, *et al.* Relaxation technique for stress relief. *Helpguide* [Internet]. [cited 2012 Mar 4]. Available from: http://helpguide.org/mental/stress_relief_meditation_yoga_relaxation.htm

36. Stoppler MC, Sheil WC, editor. Stress management techniques. *MedicineNet* [Internet]. [cited 2012 Mar 4]. Available from: http://www.medicinenet.com/stress_management_techniques/page3.htm

37. Thera – Band Academy. Theraband exercises. *Thera – Band Academy* [Internet]. [cited 2012 Mar 4]. Available from: http://www.thera – bandacademy.com/

38. U. S. Copyright Office Web site [Internet]. Washington (DC): U. S. Copyright Office; [cited 2012 Mar 4]. Available from: http://www.copyright.gov/

39. U. S. Department of Agriculture. USDA center for nutrition policy and promotion. *United States Department of Agriculture* [Internet]. [cited 2011 Sep 26]. Available from: http://www.choosemyplate.gov/index.html

40. U. S. Department of Agriculture. USDA dietary guidelines for Americans. *United States Department of Agriculture* [Internet]. [cited 2011 Sep 26]. Available from: http://www.cnpp.usda.gov/DietaryGuidelines.htm

41. U. S. Department of Education. Family educational rights and privacy act. *U. S. Department of Education* [Internet]. [cited 2012 Mar 4]. Available from: http://www2.ed.gov/offices/OM/fpco/ferpa/index.html

42. U. S. Department of Health & Human Services. Health information privacy. *U. S. Department of Health & Human Services* [Internet]. [cited 2012 Mar 4]. Available from: http://www.hhs.gov/ocr/privacy/

43. U. S. Department of Health & Human Services. Summary of the HIPPA privacy rule. *U. S. Department of*

Health & Human Services [Internet]. [cited 2011 Sep 22]. Available from: http://www.hhs.gov/ocr/privacy/hipaa/understanding/summary/privacysummary.pdf

44. WebMD. Healthy living A – Z. *WebMD* [Internet]. [cited 2012 Mar 4]. Available from: http://www.webmd.com/a-to-z-guides/healthy-living/default.htm

45. WebMD. Stress management health center. *WebMD* [Internet]. [cited 2012 Mar 4]. Available from: http://www.webmd.com/balance/stress-management/stress-managementrelieving-stress

第三章　CPT 测试

指导：本部分题目中，每个选择题或填空选择题后面，都有相应的答案。选择 1 个最佳的答案。

1. 下面哪种运动模式是用浮力减少肌肉骨骼肌损伤的可能性？

A：自行车　B：步行　C：滑雪　D：水中运动

2. 一名处于不规律运动的人处于动机准备的什么阶段？

A：前意向　B：意向　C：准备　D：行动

3. 下列哪一类药物是用来修正血液胆固醇水平的？

A：硝酸盐　B：β-受体阻滞剂　C：降血脂药　D：阿司匹林

4. 下列哪种代表了 90% 的体内脂肪存储，并且是由一个甘油分子与三个脂肪酸连接构成的？

A：磷脂　B：胆固醇　C：甘油三酯（TG）　D：游离脂肪酸

5. 下列哪种肌群的柔韧性受限会增加下腰背疼痛的风险？

A：股四头肌　B：腘绳肌　C：屈髋肌　D：臀大肌

6. 钙，磷，镁，钾，硫，钠，氯是________

A：微量矿物质　B：微量元素　C：蛋白质　D：维生素

7. 下列哪个术语代表一个假想的水平面通过身体的中部将身体分为上部和下部？

A：矢状面　B：额状面　C：横断面　D：较高（Superior）

8. 一名私人教练没有发现客户在进行重哑铃练习，哑铃落在客户脸上，客户受损了。下列哪一种可以识别这种情况下的疏忽类型？

A：许可　B：委任（Commission）

C：疏忽　D：法律

9. 下列哪种会被认为是成年人高血压？

A：100/60 mm Hg　B：110/70 mm Hg　C：120/80 mm Hg　D：140/90 mm Hg

10. 下列哪个阶段人的复发风险最大？

A：前意向　B：意向　C：准备　D：行动

11. 步态不协调、头痛、头晕、呕吐体温升高是__________的症状和体征

A：急性冷暴露　　B：低体温　　C：热疲劳和中暑　　D：急性高原反应

12. 屈肘90°手掌朝下转为朝上

A：内收尺骨　　B：内旋桡骨　　C：内旋肱骨　　D：屈尺骨

13. 如果受试者踩 Monark 脚踏车，每分钟 50 转，阻力是 2.0 kp，他的功率是多少？假设脚踏车转一周是 6 m 长。

A：10 W　　B：50 W　　C：100 W　　D：200 W

14. 脂肪和去脂组织的相对比例可以表示为__________

A：体脂百分比　　B：体成分

C：体重指数（BMI）　　D：体重腰围比

15. 一个食物组合包括5g脂肪、30g碳水化合物、4g纤维素和3g蛋白质，它包含的卡路里是多少？

A：161kcal　　B：168kcal　　C：177kcal　　D：193kcal

16. 口头鼓励、物质鼓励、自我表扬和具体的其他条件都是__________的例子

A：形成　　B：强化（Reinforcement）　　C：前控　　D：设定目标

17. 环境温度高时人体会出现哪些生理反应？

A：最大摄氧量下降　　B：安静心率下降

C：在次极量负荷时心率增加　　D：最大心率下降

18. 规律运动将会导致在同一运动负荷时，心输出量出现什么样的慢性适应？

A：增加　　B：降低

C：无变化　　D：只在运动中出现增加

19. 下列哪种情况是骨重量和密度减少的特征，会产生骨的孔隙率和脆弱性？

A：骨性关节炎　　B：骨髓炎　　C：骨骺骨髓炎　　D：骨质疏松症

20. 基于可量化的能被分析的数据来衡量一个项目是否成功

A：收入　　B：结果　　C：客户进展笔记　　D：出勤记录

21. 把原来的 Borg 量表（6～20）应用于普通大众，运动强度应该保持在__________

A：7～10　　B：12～16　　C：17～18　　D：19～20

22. 骨的前表面向身体中线旋转叫做__________

A：旋内　　B：横向旋转（侧旋）　　C：旋后　　D：旋前

23. 高密度脂蛋白（HDL）达到什么程度时被认为是心血管疾病发生的危险因素之一？

A：<200 mg/dL　　B：<110 mg/dL　　C：<60 mg/dL　　D：<40 mg/dL

24. 下列哪项健康史的组合会把受试者归为冠状动脉疾病（CAD）的中等风险类别？

A：HDL<50 mg/dL；吸烟；女性腰臀比<0.86

B：HDL>60 mg/dL；吸烟；男性腰臀比>102 cm

C：HDL<40 mg/dL；吸烟；BMI<28

D：HDL>60 mg/dL；吸烟；空腹血糖>100

25. 有什么可以替代高风险的瑜伽犁运动（high – risk yoga plough）（仰卧位腿空中运动）

A：深蹲 90° B：屈曲旋转 C：双膝抱胸 D：侧颈延伸

26. 下列哪种水溶性维生素必须每天食用？

A：维生素 A 和 C B：维生素 A，D，E 和 K

C：维生素 B 族和 C D：维生素 A，B 族，D 和 K

27. 下列哪一项不是规律运动带给老年人的心理益处？

A：自我概念 B：生活满意度 C：刺激食欲 D：自我效能

28. 什么是心绞痛？

A：一种与心肌缺血有关的不适感

B：与高血压相关的不适感

C：不适伴有烧心

D：与乳头状心肌坏死相关的不适

29. 为了确定计划的有效性，心理学理论提供了概念性框架用于评价和__________

A：计划的管理或干预

B：认知行为或动机准则的应用

C：测量

D：以上都对

30. 通过合适的健康筛查获得信息，私人教练根据这些信息为每个客户制定合适的具体的运动计划和目标，这叫做__________

A：体力活动问卷（PAR-Q） B：心率（HR）

C：运动处方 D：递增负荷运动（GXT）

31. 为了最大程度的提高体适能评价的安全性，下列哪一项应该得到解决？

A：医院急诊室的联系方式 B：评估者进行心肺复苏术的培训

C：应急预案 D：以上都是

32. 心率（HR）是在特定的时间内，在包括颈动脉和桡动脉在内的某一部位测量的脉搏的数量。在测试颈动脉脉搏时，下列哪一项是特殊的预防措施？

A：当初诊时，应该用前 2 个手指触诊而不用拇指，因为拇指有自己的脉搏。

B：当运动中心率超过 200bpm，很难在颈动脉处测量心率。

C：在颈动脉处测量心率时，不要按压太过，否则会引起心率反射性减慢，出现头晕。

D：根本不应该在颈动脉处测量心率。

33. 当儿童进行运动训练时，__________

A：运动计划应该在短期内增加体适能，在长期增加力量和爆发力。

B：为了安全起见，应该避免力量训练。

C：每周增加超过 10% 的心率的运动强度将增加骨过劳性损伤的可能性。

D：有运动性哮喘的孩子往往无法进行积极的生活。

34. 下列哪种发生 CAD 的风险因素具有能够被规律运动所影响的最大可能性？

A：吸烟　　B：胆固醇　　C：1 型糖尿病　　D：高血压

35. 至少，专业人士在对他人进行体适能评估时应该具备以下哪种组合？

A：CPR 和 ACSM 认证的私人教练

B：高级心脏生命支持和 ACSM 健康体适能专家（HFS）

C：高级心脏生命支持和 ACSM 临床运动学专家

D：只有内科医生能进行体适能评估。

36. 运动处方的哪两种的因素成反比？

A：强度和持续时间　　B：模式和强度

C：模式和持续时间　　D：模式和频率

37. 下列哪种肌肉拉伸可以导致过后的肌肉酸痛，而且很耗时，需要一个合作者？

A：静力性拉伸　　B：弹性伸展

C：本体感觉神经肌肉促进技术（PNF）

D：以上均是

38. CPT 失败的可以普遍接受的标准被称为＿＿＿＿＿

A：事故　　B：渎职　　C：过失　　D：以上均不是

39. 大多数静坐少动人群开始进行运动计划，很可能会在＿＿＿＿＿内停止

A：1～2 天　　B：3～6 周　　C：1 个月　　D：3～6 个月

40. 老年人进行体适能测试的原因包括＿＿＿＿＿

A：进展评价　　B：运动处方　　C：动机　　D：以上都是

41. 能够进行一项活动或技能感觉很好，比如终于能够跑 1 英里了，或增加了 1 英里走的速度，这是＿＿＿＿＿的例子。

A：外部奖励　　B：内部奖励　　C：外在刺激　　D：内在刺激

42. 在健身中心关于运动设备的一项重要的安全考虑是＿＿＿＿＿

A：设备有伸缩性，可以适应不同尺寸和体型的人。

B：设备具有限制关节活动度的能力。

C：设备的可负担性，能够进行定期更换。

D：设备的可移动性，容易进行重新安排。

43. ACSM 推荐给健康个人的锻炼心肺的运动强度、持续时间和频率是＿＿＿＿＿

A：强度：60%～90% HR_{max}，持续 20～60 min，一周 3～5 天。

B：强度：85%～90% HR_{max}，持续 30 min，一周 3 天。

C：强度：50%～70% HR_{max}，持续 15～45 min，一周 5 天。

D：强度：60%～90% HR_{max}储备，持续 20～60 min，一周 7 天。

44. 包含了肌肉和肌腱的离心负荷，紧接着是一个爆发性的向心收缩，这种力量和爆发力的训练方法叫做＿＿＿＿＿

A：超等长训练　　B：分期训练

C：超集（Supersets）　　D：等张反转（Isotonic reversals）

45. 下列哪种人员负责计划的设计和计划的实施？

A：行政助理　　B：私人教练　　C：经理或主管　　D：健康体适能专家

46. 协议、准予和同意书的目的是什么？

A：告知客户参与风险、客户和机构的权利

B：告知客户哪些是他/她能在机构做的，哪些是不能做的

C：确定设备操作员和私人教练的关系

D：身体成分、柔韧性、心肺功能和肌肉功能

47. 30 岁以后骨骼肌力量开始下降，主要原因是以下哪项？

A：脂肪组织增加

B：瘦组织增加

C：肌肉纤维的丢失引起的肌肉重量丢失

D：肌源性前体细胞的抑制作用

48. 健康信念模型（Health Belief Model）假设当__________时，人会从事一种行为，比如运动。

A：认为有疾病威胁　　B：提供了外部动机

C：最佳环境条件得到满足　　D：内部动机强过外部环境

49. 知情同意书__________

A：是法律文件　　B：提供豁免权

C：向客户提供测试说明　　D：在法律上保护客户的权利

50. __________是一种肌肉耐力测试

A：一次最大重复次数　　B：三次最大重复次数

C：1min 仰卧两头起数量　　D：3min 仰卧两头起数量

51. 如果客户运动太多，没有休息，或者发生了小损伤没有足够的时间允许损伤愈合，会发生什么？

A：过劳性损伤　　B：外胫夹　　C：睡眠剥夺　　D：身体状态下降

52. ACSM 推荐的运动处方中的运动强度位于多大的最大摄氧量储备（$\dot{V}O_2maxR$）的百分比范围？

A：30% 和 50%　　B：50% 和 70%

C：40% ~60% 和 89%　　D：75% 和 100%

53. ACSM 推荐的为了提高肌肉力量和耐力，每次运动中应该进行多少次的重复训练？

A：5 ~6 次　　B：8 ~12 次　　C：12 ~20 次　　D：超过 20 次

54. 下列哪项会被看做是规律的长期运动带来的结果？

A：安静心率下降　　B：安静时每博量增加

C：安静时 CO 无变化　D：以上都是

55. 当评价与运动计划有关的行为改变时，下列哪项将会被归类为跨理论模型的认知过程？

A：刺激控制　　B：强化管理　　C：自我再评价　　D：自我承诺

56. 体适能评估是训练计划的重要部分，因为它为下列哪项提供了信息？

A：制定运动处方　　B：评估合适的营养选择

C：诊断肌肉骨骼损伤D：开发合适的计费类别

57. 对于个体进行的非药物性的有监督的减重计划，他们降低了能量摄入，ACSM 推荐减重应接近＿＿＿＿＿

A：每周 1 ~2 磅（约 0.5 ~1 kg）　　B：每周 5 ~8 磅（约 2.3 ~4 kg）

C：每周 8 ~10 磅（约 4 ~4.5kg）　　D：每周 10 ~15 磅（约 4.5 ~7kg）

58. 以下哪一项假设当他/她感觉到后果很严重、自己很脆弱时会采取合适的健康行为？

A：学习理论　　B：健康信念模式　　C：跨理论模型　　D：动机准备阶段

59. 在开始任何运动计划前，确定适当的自我评估工具作为一种快速的健康筛查工具

A：明尼苏达多项人格调查表（MMPI）

B：主观体力感觉（RPE－Borg 量表）

C：体力活动问卷 PAR-Q

D：运动心电图（E－ECG）

60. 你检查了你的病人的健康筛查文件，掌握了生理的安静状态时的测量方法，你决定对他进行单独的体适能评估，哪项是推荐的顺利？

A：柔韧性，心肺功能，身体成分和肌肉功能

B：柔韧性，身体成分，肌肉功能和心肺功能

C：身体成分，心肺耐力，肌肉功能和柔韧性

61. 实施急救程序必须包括健身中心的＿＿＿＿＿

A：管理人员　　B：工作人员

C：客户　　D：管理人员和工作人员

62. 下列哪项是客户在运动过程中可能出现的医疗急救情况？

A：低血糖　　B：低血压　　C：高血糖　　D：以上都是

63. 在商业环境中，客户应该被更广泛的进行健康风险筛查。征求的信息应该包括以下哪项？

A：个人医学史　　B：现在的医学状态

C：用药　　D：以上都是

64. 一般来说，低体适能或静坐少动的人群可以从＿＿＿＿＿获益

A：短持续时间，高强度，高频率的运动

B：长持续时间，高强度，高频率的运动

C：短持续时间，低强度，高频率的运动

D：短持续时间，高强度，低频率的运动

65. 哪种计划可以解决组织的短期和长期目标，确定实现目标所需要的步骤，并对每个目标给出时间线、优先级和资料来源分配？

A：财务计划　　B：战略计划　　C：风险管理计划　　D：销售计划

66. 产生血液细胞、保护组织和器官，为身体提高支持，这是哪种组织的功能？

A：胶原　　B：肌肉　　C：肌腱　　D：骨

67. 血流从右心房流到右心室通过哪种心脏瓣膜？

A：二尖瓣　　B：三尖瓣　　C：肺动脉瓣　　D：主动脉瓣

68. 下列哪项被认为是脊柱在额状面出现横向偏差出现脊柱曲线异常？

A：前凸　　B：侧弯　　C：后凸　　D：原始曲线

69. 下列哪项会增加稳定性？

A：降低重心　　B：提高重心

C：减少支座　　D：远离支座边缘移动重心

70. 跑步时，膝关节和髋关节屈曲摆动，脚踝下压过程中，下列哪项肌肉群最虚弱？

A：臀中、小肌　　B：股四头肌　　C：跖屈肌　　D：踝背伸肌

71. 可以修正的重要的 CAD 风险因素包括__________

A：高血压，血脂异常，年龄增长，吸烟

B：同型半胱氨酸，脂蛋白（a），C 反应蛋白和性别

C：肥胖，糖尿病（DM），吸烟和静坐少动的生活方式

D：吸烟，血脂异常，高血压和同型半胱氨酸

72. 美国一些主要的健康组织推荐每周的大多数天数至少进行__________ min 的体力活动来达到健康益处，保护不受慢性病的困扰，比如冠心病。

A：30　　B：60　　C：10　　D：90

73. 下列哪项是通过设定几个短期目标来达到长期目标从而增加自我效能的例子？

A：认知行为原则的应用　　B：形成（Shaping）

C：先行控制的一个组成部分　　D：解释理论

74. 建立“作为顾问你愿意做什么”的具体的期望，保持专注于运动和体力活动问题以及运动相关的行为技能，是处理哪种类型参与者的策略？

A：不满意的参与者　　B：有困难的参与者（Needy participant）

C：怀有敌意的参与者　　D：害羞的参与者

75. 成年人存在生理上的年龄个体差异，因此，成年人在任何特定年龄对于运动测试都会出现很大的差异。当给老年人提供体适能测试时，需要特别注意，原因是：

A：年龄可能伴有失调和疾病

B：年龄自动诱发老年抑郁和神经系统疾病

C：老年人不能承受超过 75% 校正年龄的最大心率的身体上的压力

D：老年人不如年轻人积极参与运动

76. 下列哪一项不是长期有氧训练的适应性结果？

A：安静心率下降　　B：安静时每博量增加

C：安静时 CO 增加　　D：最大心率增加

77. 与跑步相比，同样的运动强度，游泳将导致__________

A：更高的心率（HR）　　B：更低的心率（HR）

C：更低的 CO　　D：更高的 CO

78. 年龄增长伴随着收缩压和舒张压在安静和运动中的升高。血压经常增高的原因是__________

A：动脉顺应性增加，动脉硬度降低　　B：动脉顺应性降低，动脉硬度增加

C：动脉顺应性和动脉硬度均减低　　D：动脉顺应性和动脉硬度均增加

79. 哪种情况常常与绝经后妇女骨矿物质密度和钙含量逐渐下降相关？

A：骨关节炎　　B：骨质疏松症　　C：关节炎　　D：骨骺炎

80. 下列哪项是老年人参与运动计划的结果？

A：生活质量全面提高，独立性增强　　B：生活质量无变化，寿命增加

C：寿命增加，但骨量丢失　　D：骨密度增加的同时骨量丢失

81. 对于规律的抗阻训练，__________

A：与年轻人相比，老年男性和女性获得相似的或更大的力量

B：年轻男性比老年男性获得更大的力量

C：年轻女性比老年女性获得更大的力量

D：与老年人相比，年轻男性和女性获得相似或更大的力量

82. 下列关于保密的陈述哪一条不正确？

A：所有记录必须由项目总监/经理锁起来保存

B：数据必须提供给所有需要看的人

C：数据必须保存至少 1 年才能被丢弃

D：敏感信息（如参与者的姓名）需要被保护

83. 下列哪项陈述最能描述资本预算？

A：包括设备和建筑费用或设施费用

B：包括执行计划的费用

C：对于体适能计划没有必要性

D：在财务报告中，作为收支平衡表的一部分

84. 应急程序和安全计划应该解决下列哪项问题？

A：损伤预防　　B：作为运动训练的基本原则

C：代谢计算　　D：常见的运动方案

85. 帮助一名癫痫突然发作的人最合适的做法是什么？

A：把人抱下来。这样他/她不会伤害他/她自己

B：不要限制此人，但要确保他/她在一个安全的区域

C：把楔形物塞入这个人嘴里，以免牙齿咬到舌头

D：忽视这个人，让癫痫发作自行停止。

86. 在骨骼肌纤维中，大量的钙被储存在__________

A：细胞核　　B：线粒体　　C：肌球蛋白　　D：肌浆网

87. 心脏每分钟喷出的血压量被称为__________

A：每博量　　B：HR　　C：CO　　D：舒张末期容积

88. 一名男性客户 42 岁，他的父亲在 62 岁时死于心脏病，他的安静血压（测量超过

6 周）132/86 mm Hg，血清总胆固醇 5.4 mmol/L。根据他的 CAD 风险分层，下列哪项活动是合适的？

A：在没有内科医生监督的情况下进行心肺耐力的最大化评估

B：在没有内科医生监督的情况下进行心肺耐力的亚极量评价

C：没有事先进行医学评估直接进行较大强度的运动

D：没有事先进行有内科医生监督的运动试验直接进行较大强度的运动

89. 心肺耐力的定义是__________

A：肌肉或肌肉群在一次用力中产生的最大力量

B：心脏、血管、呼吸系统和组织代谢系统的协调能力，以接受、传递和使用氧气

C：维持最大力量或持续重复亚极量收缩的能力

D：某一关节的功能性关节活动度（ROM）

90. 慢性运动训练对血脂的主要影响包括__________

A：降低甘油三酯（TG），升高高密度脂蛋白（HDL）

B：降低总胆固醇和低密度脂蛋白（LDL）

C：降低高密度脂蛋白（HDL），升高低密度脂蛋白（LDH）

D：降低总胆固醇，升高高密度脂蛋白（HDL）

91. 需氧和供氧不平衡带来的一次短暂的心肌缺血被称为__________

A：梗死　　B：心绞痛　　C：缺血　　D：血栓

92. 高血压病人需要格外注意的包括以下所有选项除了__________

A：避免肌肉进行力量训练，包括低阻力的训练

B：避免涉及瓦氏（Valsalva）动作的活动

C：对服用利尿剂的病人进行心律失常的监测

D：如果安静收缩压 >200 mm Hg 或安静舒张压 >115 mm Hg，应避免运动

93. 一名 62 岁的肥胖工人抱怨胳膊外展时出现右肩部疼痛，评估发现，关节活动度和力量均下降。同时，你发现，他开始用辅助肌肉来替代动作和代偿。这些症状提示__________

A：一种来自于腰椎间盘突出症的牵涉痛

B：肩袖拉伤或撞击伤

C：心绞痛

D：多发性硬化的晚期阶段

94. 关于整理活动下列哪项陈述是错误的？

A：应该强调的是大肌肉进行低到中等强度的活动

B：增加静脉回流应该是整理活动过程中的优先事项

C：与热身相比，在整理活动过程中柔韧性的提高潜力更大

D：推荐一次整理活动过程 1 ~2 min

95. 私人教练应该通过__________修正高血压参与者的运动计划

A：缩短整理活动时间至 <5 min

B：完全去除抗阻训练

C：延长整理活动时间

D：实施高强度（>85%心率储备 HRR）短时间的间歇训练

96. 健康信念模型假定当__________时，人们愿意参加给定的行为，比如增加日常体力活动水平

A：感觉到一种疾病的危险　　　　B：相信对疾病存在易感性

C：疾病的风险没有威胁到个人　　　　D：上述 A 和 B

97. 一名 35 岁的女性每周降低卡路里摄入 1200kcal，那 26 周她将降多少体重？

A：8.9 磅（约 4.0 kg）　　　　B：12.0 磅（约 5.4kg）

C：26.0 磅（约 11.8kg）　　　　D：34.3 磅（约 15.6kg）

98. 上接问题 97，如果在她的减重计划中，还增加了每周 3 次每次 1 英里（1.6km）的步行，那到 26 周时她将降多少体重？

A：3 磅（约 1.4kg）　　　　B：6 磅（约 2.7kg）

C：11 磅（约 5.0 kg）　　　　D：15 磅（约 6.8kg）

99. 代谢综合征包括血脂异常、胰岛素抵抗、血压升高和哪些其他组成部分？

A：闭经　　B：使用泻药　　C：腹部肥胖　　D：BMI 25.0

100. 关于知情同意书下列哪项说法是错误的？

A：知情同意书不是法律文件

B：知情同意书不对损伤事件中的机构或个人提供豁免权

C：过失，不正当的测试管理，人员资质不够以及安全程序不足会在知情同意书中明确表述

D：知情同意书并不能解除机构或个人应该尽一切可能保护个人安全的责任

CPT 试题答案与解析

1－D，水中运动

水中运动越来越受欢迎，因为水的浮力的特性可以帮助降低骨骼肌损伤的可能性，甚至允许受损伤的人参与运动而不会造成进一步的损伤。一堂水中运动课可以包含各种运动，步行、慢跑和舞蹈都可以进行。典型的水中运动课应该包含水的浮力特性和水的阻力特性。从这方面来说，不管是有氧刺激，还是提高肌肉力量和耐力的活动都可以进行。

2－C，准备

准备是指计划开始或不规律运动的个人，而行动阶段是指已经开始运动的个人。

3－C，降血脂药

硝酸盐和硝酸甘油是抗心绞痛药（用于减少胸痛和心绞痛）。β-受体阻滞剂是降压药，通过抑制 β 受体肾上腺素能神经递质，从而促进周围血管扩张，降低血压，也通过抑制 β 受体肾上腺素能神经递质，从而降低 CO，降低血压。降血脂药控制血脂，尤其是胆固醇和低密度脂蛋白（LDL）。阿司匹林有助于降低血液中的血小板凝血，使血液少“粘滞”。

4 – C，甘油三酯（TG）

膳食脂肪包括 TG、甾醇（例如胆固醇）磷脂。TG 代表了储存在体内的超过 90% 的脂肪。TG 是由一个甘油分子与三个脂肪酸分子结合而成。脂肪酸被认为“饱和”或连接碳原子的一个或两个不饱和键（single or double）的数量。饱和脂肪酸只有单一的键（single bonds）。单不饱和脂肪酸有单个双键，多不饱和脂肪酸有两个或两个以上的双键。

5 – B，腘绳肌

足够的关节活动度或关节移动性是最佳的肌肉骨骼健康的必要条件。尤其是，下背部和腘绳肌区域柔韧性受限与慢性下背部疼痛和活动障碍发生的风险增加有关。加强和保持肌肉骨骼柔韧性应该作为全面预防或康复计划的一部分。

6 – A，微量矿物质

矿物质是维持人体内各种机能的无机物质。许多起着辅助酶（或辅酶）的重要作用，是身体各系统正常运作所必需的。它们被发现存在于细胞膜、激素、肌肉、结缔组织和体液中的电解质中。它们被认为是巨量矿物质（相对需要量大），如钙、磷、镁、钾、钠、氯，或被认为是微量元素（需要量很小），如铁、锌、硒、锰、钼、铬、铜、碘、氟。

7 – C，横断面

身体有三个基本面，每一个平面都垂直于另一个平面。运动就是发生在这些平面上。矢状面将身体分为左右两部分，正中矢状面是由一个假想的垂直平面穿过身体中线将其分为左右两半。额状面是由一个假想的垂直平面穿过身体把它分为前后两半，横断面代表一个假想的平面穿过身体的中部把它分为身体的上部和下部。

8 – C，疏忽（Omission）

过失（Negligence）是未能履行一个普遍接受的标准水平。重大过失（也称为鲁莽行为或故意行为）是一种自觉、自愿的行为（Commission），或疏忽（Omission），对原告造成法律责任和后果。在此问题中，教练未能发现疏忽客户才导致的损伤。

9 – D，140/90 mm Hg

要定义高血压，需要两次单独的测试，更好的是隔天测试，SBP 必须≥140 mmHg，或 DBP≥90 mm Hg，SBP 和 DBP 二者之一被核实都可以定义为高血压。

10 – D，行动

人体处于行动阶段最容易出现复发风险。对于已经开始进行运动的人进行避免损伤、运动无聊和倦怠感的教育是很重要的。提供社会支持和表扬是继续参与活动的最重要的因素。规划高风险、复发情况（如休假、疾病、恶劣的天气、时间需求增加）也很重要。运动专家可以强调短期复发是一次学习机会而不是失败。规划有助于制定应对策略，帮助消除那些错过了几次锻炼就认为应该放弃的人的“要么完成所有，要么一次也没有”的想法。

11 – C，热疲劳和中暑

热疲劳和中暑是一种严重的情况，它是由于运动伴随着脱水和电解质的流失产生的代谢热所产生的。症状和体征包括步态不协调、头晕、呕吐、体温升高。如果出现这个症状，必须停止运动。尝试补水，也许尝试静脉补液，用一切可能的方法降低体温。应该将人置于仰卧位，抬高脚。

12－B，内旋桡骨

旋转是长骨绕着长轴运动。角运动通过骨减少或增加关节角度。角运动的四种类型是屈（减少关节角，使骨与骨之间相互靠近的运动）、伸（与屈相对的运动）、外展（在横向方向上远离身体中线的运动）和内收（与外展相对的运动，向中线靠拢）。

13－A，10W

这道题并不需要运用代谢公式，因为它是问受试者的工作功率。回答这道问题的步骤如下：写下已知值并把它们转换成合适的单位，5 RPM ×6 m =30 m/min（Monark 脚踏车转一周是 6 m 长）；2.0 kp =2.0 kg。写下功率的公式：功率 = 力量 ×距离/时间。用已知值替代变量：功率 =2.0 kg×30 m/min =60 kg· m/min。题目是问瓦，所以将功率除以 6.

$W = kg \cdot m \cdot min^{-1}/6 = 600\ kg \cdot m \cdot min^{-1}/6 = 10$

14－B，身体成分

身体成分涉及到体内脂肪和去脂体重（瘦体重）的比例。为了确定脂肪重量或去脂脂肪重量的相对比例，他们都需要除以体重。

15－A，161 kcal

碳水化合物和蛋白质 4 kcal/g，脂肪 9 kcal/g。

脂肪 5 g × 9 kcal =45 kcal

蛋白质 3 g×4 kcal =12kcal

碳水化合物 26 g ×4 kcal =104 kcal

总能量是 161 kcal

纤维是碳水化合物，但因为它不能被吸收，所以不应该作为食物卡路里被计算在内。

16－B，强化（Reinforcement）

强化是表现或不表现某一行为的积极或消极的后果。积极的结果是激励行为，可以包含内在的和外在的奖励。内在奖励是由于活动本身的奖励特性获得的益处，外在奖励是来自于其他的积极结果，可以包括鼓励、赞美或物质强化比如 T 恤和金钱。

17－C，在次极量负荷时心率增加

与干冷环境相比，在湿热环境中进行亚极量负荷运动会有更高的代谢成本。因此，运动处方应该降低运动强度。汗液蒸发冷却皮肤，因此擦掉汗水会减少蒸发冷却和热损失。对流导致的热损失是有益的，比如跑步形成的微风，但当运动负荷减少时它不会发生。对湿热环境习服是有必要的，如果久坐不动是不会形成习服的。

18－C，没有变化

心输出量（CO）不会出现明显变化，主要是因为人进行的是相同负荷的工作量，因此，相对应的是相同的 CO。但应该注意的是，与没有经过训练的人相比，相同的 CO 是由更低的 HR 和更高的每博量产生的。

19－D，骨质疏松症

研究已经指出每一个人群随着年龄的增长骨量都出现下降，因此，大多数临床医生认为骨流失是一种必然的老化结果。骨质疏松症是指以骨量和密度下降为特征的情形，它在临场上表现为骨量低，并伴随着由于小创伤而导致骨折的风险增加。骨丢失开始的年龄和丢失率在男性和女性之间差异很大。年龄相关的骨丢失和出现临床骨质疏松症的风险因素包括是白人或亚洲女性，体型娇小，在成熟期峰值骨量低，有骨质疏松症的家族病史，早产或手术引起的绝经，酒精滥用和/或抽烟，静坐少动生活方式，膳食钙摄入不足。

20－B，结果

结果是根据病人或客户的结果来衡量一个项目的成功。结果研究需要可以用来分析的量化数据，数据可以根据量化的测量方式（如身体成分的改变）来衡量项目的成功。测试客户的满意度、变化水平、发生变化的时间长度或客户达到他们目标的比例是结果的另外一些例子。结果对于营销非常有用，对于对比一个机构与另外的机构时也是如此。

21－B，12～16

虽然有些学习是对参与者的要求，但是主观体力感觉评分（RPE）也应被考虑作为心率测试的辅助方法。RPE 可作为运动强度的可靠指标，尤其可用于无法精确测量脉搏或服用了类似 β 受体阻滞剂改变了运动中心率反应的人群。ACSM 推荐的运动强度是 RPE 位于 12～16，相当于原 Borg 量表的 6～20。

22－A，旋内

旋转是骨绕着它的长轴或另外一根骨进行转动。骨的前表面向身体中线旋转叫做旋内，远离身体中线旋转叫做旋外。旋前是前臂的一种特殊旋转，结果是手掌心向前转。旋后（与旋前相反）也是前臂的一种旋转，结果是手掌心向后转。

23－D，<40 mg/dL

发生 CAD 的危险因素包括年龄（男性 >45 岁；女性 >55 岁），有心肌梗塞（MI）或猝死的家族史（男性一级亲属 <55 岁，女性一级亲属 <65 岁），吸烟，高血压（两次不同场合测试动脉血压 >140/90 mm Hg），高胆固醇血症（总胆固醇 >200 mg/dL 或 5.2 mmol/L，或 HDL <35mg/dL 或 0.9mmol/L），大于 30 岁的人患有糖尿病或患 1 型糖尿病超过 15 年或患 2 型糖尿病超过 35 岁。还有其他一些危险因素也有助于发生 CAD，但都不是主要的。

24－C，HDL <40 mg/dL；吸烟；BMI <28

低风险类别是无症状的，有一个或有非主要的 CAD 风险因素。当某人有两个或更多 CAD 风险因素时会被划分为中度风险类别。而高风险类别的人有一些症状和体征，或已知的心脏疾病、肺部疾病和代谢疾病。如果一个人的血清 HDL 高（>60mg/dL），应减去一个风险因素，因为高的 HDL 水平可以降低 CAD 的风险。

25－C，双膝抱胸

双膝抱胸是 Plough 的安全替代方法。深蹲 90°和侧颈延伸分别被认为是练习深蹲和颈部活动的安全替代方法。屈曲旋转被认为是高风险的动作，不推荐。屈曲旋转的替代方法是仰卧两头起伴随着旋转。

26－C，维生素 B 族和 C

脂溶性维生素有维生素 A、D、E 和 K 组成，它们在消化后储存在身体脂肪内。维生素 C 和 B 族是水溶性维生素，必须定期摄入，过量的话会被排出体外。水溶性维生素存在于柑橘类水果、西兰花、花椰菜、甘蓝苗、全麦面包和谷物、内脏。它们作为抗氧化剂和辅酶参与糖代谢、代谢途径、氨基酸代谢和核酸代谢。

27－C，刺激食欲

参与规律运动的老年人自我报告拥有更高的生活满意度（参与规律运动的老年人比静坐少动的老年人有着更积极的工作态度和更好的健康状态）、更强的幸福感（老年人的体力活动水平与自我报告幸福感有很强的相关性）、更高的自我效能（参加运动的老年人大多数说他们完成日常任务比运动前更为容易）、提高了自我概念和自尊（在参与一项运动计划后老年人在自我概念问卷上的得分提高）和降低了心理压力（运动可以有效的降低心理压力而没有副作用）。

28－A，一种与心肌缺血有关的不适感

心绞痛是一种由缺血引起的心脏相关的胸痛，血流量不足，导致一个或多个冠状动脉血流量暂时的或永久性的减少。心绞痛样症状常在胸、颈、肩或手臂上感觉到。

29－B，认知行为或动机准则的应用

心理理论是有效运用策略和技术的基础，这些策略和技术是为了运动适应和运动坚持建立的有效心理辅导和动机技能。理论为制定（而非管理）项目或干预方式提供了理论框架。心理理论有助于计划有效性的评估，而不仅仅是结果的测量。在行为改变领域，理论是一系列的假设，描述了某些变量与感兴趣的行为之间的关系。

30－A，PAR-Q

设计良好的健康筛查给运动指导者或 HFS 提供的信息可以鉴别这些个体中哪些有运动禁忌症。根据这些信息，也可以制定合适的运动处方。PAR-Q 是常用的健康筛查工具。递增负荷运动（GXT）可以用来测量心率反应。

31－D，以上都是

定期安排紧急情况预演，最少包括一次通知的演习和一次未通知的演习。应急预案应该包括书面的，并张贴应急预案和联系方式，还应该包括最近医院急诊室的联系信息。坚持认证体系，比如心肺复苏培训是一个公认的专业性实践。

32－C，在颈动脉处测量心率时，不要按压太过，否则会引起心率反射性减慢，出现头晕

在颈动脉处测量心率时，注意不要按压太过，否则会引起心率反射性减慢，出现头晕。用拇指按压来计算颈动脉脉搏可能会导致计数不精确，但与按压太过引起眩晕相比它不会有太多安全性的担忧。当心率超过 200 bpm 时，在颈动脉处测量心率并不会比其他地方更难。

33－C，每周增加超过 10% 的心率的运动强度将增加骨过劳性损伤的可能性

训练计划中每周增加率超过 10% 是骨出现过劳性损伤的风险因素。对于儿童青少年来说，运动计划在短期内应该是增加体适能，长期应该是形成活跃的生活方式。如果有合适的指导、合适的运动处方和监督，与成年人相比，力量训练并不会给青少年带来更高的损伤风险。有运动性哮喘的孩子常常身体不健康，因为父母或医生限制他们参与运动。

34－D，高血压

规律运动将减低 SBP 和 DBP。运动对年龄和家族史没有作用，对于吸烟也没有直接作用，尽管有个人在开始运动后可能会选择戒烟。规律运动可以提高 HDL，但是对于总胆固醇的影响有限。运动对 1 型糖尿病没有直接作用，但是它可以促进 2 型糖尿病人降体重、提高糖耐受。

35 – A，CPR 和 ACSM 认证的私人教练

至少，专业人士在对他人进行体适能评估时应该是获得 CPR 和 ACSM 认证。

36 – A，强度和持续时间

运动强度和运动持续时间应该同时被考虑，他们呈负相关关系。如果某人进行小强度的长时间的运动或进行更高强度的更短时间的运动，他的有氧适能应该会获得相似的提高。

37 – C，PNF

3 种拉伸方法都在被使用，并各有利弊。静力性拉伸是最常被推荐的拉伸方法，它包括将肌肉缓慢拉伸到令人不舒服的某一位置，并保持在那个位置 10 ~ 30 s。损伤风险最小，且被证实是有效的。弹性伸展采用重复性跳跃式运动来伸展肌肉，这些动作可以产生后续肌肉酸痛或急性损伤。PNF 拉伸是主动肌和拮抗肌收缩和放松交替进行。这种技术是有效的，但是它会产生后续的肌肉酸痛且比较费时。而且，需要合作伙伴，当合作伙伴在协助拉伸时太用力可能会出现损伤。

38 – C，过失

法律问题比比皆是，它存在于运动测试、运动处方和项目管理中。法律上的关注可以建立教练 – 客户的关系，包括运动、运动设置和运动的目的以及工作人员使用的流程。侵权行为法只是一种民事过错。过失（Negligence）是未能履行一个普遍接受的标准水平。健身专业人员需要备有证明文件和有责任来确保客户的安全、达到预定的目标。如果这些责任不被履行，他就可能被认为是疏忽的。

39 – D，3 ~6 个月

大多数的静坐少动人群都没能积极开始进行运动计划，如果开始的话，他们在 3 ~ 6 个月内最容易停止下来。一般来说，参与者早期更可能从认知策略中获益，比如听课、读书，而不是实际参与运动的期望值，但是在后期，他们更依赖行为技术，比如运动提醒、建立社会支持来帮助他们建立规律运动的习惯和能保持。

40 – D，以上都是

体适能测试在老年人中进行和在年轻人中进行的原因是一样的，都包括了运动处方、进展评估、动机和教育。

41 – B，内部奖励

强化是表现或不表现行为的积极或消极后果，积极结果是激发行为的奖励，包括内部奖励和外部奖励。内部奖励是因为体力活动本身的奖励性质获得的益处，外部奖励是来自于其他的积极奖励，包括鼓励、表扬或物质强化如 T 恤和金钱。

42 – A，设备有伸缩性，可以适应不同尺寸和体型的人

建立一个安全的运动环境对于任何健身机构来说都是很重要的责任。锻炼者在操作和使用仪器设备时，管理者和工作人员有义务满足锻炼者的安全标准。所使用的设备不仅包括测试心血管、力量和柔韧性锻炼仪器，还包括康复仪器、游泳池、更衣室和急救设施。在选择设备时你必须评估一系列的标准，这些标准包括正确的解剖位置、能够适用于不同体型人群、设计质量和材料质量、耐久性、维修记录和价格。

43 – A，强度：60% ~90% HR_{max}，持续 20 ~60 min，一周 3 ~5 天

摄入和使用氧气的能力取决于心脏、肺和循环系统的健康和完整性。有效代谢途径的效率也必须优化心肺耐力。心肺耐力预期的提高程度与运动频率、强度、持续时间和运动类型或运动模式直接相关。训练可以提高最大摄氧量约 5% ~30%。为了达到相同的结果不同人群的运动处方可以进行改变。但是，对一个看似健康的人，ACSM 推荐进行 60% ~90% HR_{max}运动强度，每次 20 ~60min，每周 3 ~5 次的运动。

44 – A，超等长训练

超等长训练是一种力量和爆发力的训练方法，它包括了肌肉和肌腱的离心负荷，紧接着一个爆发性的向心收缩。这种伸长 – 缩短循环可以使收缩阶段的力量增强。大多数控制良好的研究发现，超等长训练与高强度力量训练相比，在提高爆发力方面没有差异。而这种活动的爆发特性可能会增加肌肉股骨骼损伤的风险。超等长训练不应该被视为健康体适能的实用性抗阻运动，但对于竞技运动或运动成绩它可能是合适的。

45 – C，经理或主管

一名好的经理或主管的特点包括设计项目或监督项目的实施。他/她也在整个项目中指导员工或客户，他/她是一个很好的沟通者，也购买设备和用品。一个好的经理监控项目或设备的安全性，调查客户和员工，从而评估项目的成功和价值。

46 – A，告知客户参与风险、客户和机构的权利

协议、准予和同意书清楚地描述了客户应该参与什么，有什么风险，客户和机构的权利。如果客户签字，他/她就接受了参与此项目的某些责任和风险。所有的健身机构都被强烈建议拥有律师起草的项目或服务协议和知情同意书，为他们提供保护。

47 – C，肌肉纤维的丢失引起的肌肉重量丢失

在 30 岁以后，骨骼肌力量开始下降。但是，力量的丢失并不是线性的，大部分的下降出现在 50 岁以后。到 80 岁的时候，力量丢失一般在 30% ~40% 范围内。力量的增龄性丢失原因主要在于肌肉重量的丢失，相应地，是由肌纤维的丢失和剩余肌纤维的萎缩引起的。

48 – A，认为有疾病威胁

健康信念模型假设人在认为有疾病威胁和相信容易感染疾病和受到疾病的危险很严重时将进行某一行为（如运动）。该模型包含了行动线索，是采用和坚持行为的关键。自我效能（信心）的概念也加入到了这个模型。动机和环境不是健康信念模型的一部分。

49 – C，向客户提供测试说明

知情同意书不是法律文件，它不能为机构或个人在损伤事件中提供法律豁免权，也不能从法律上保护客户的权利。它只是提供了证据说明客户意识到了运动目的、程序和相关的风险。同意书不能解除机构或个人尽一切可能确保客户安全的责任。过失、不正确的测试管理、人员资格不够和安全程序不足都没有包含在知情同意书里。由于知情同意书的限制性，在制定时应该征求法律顾问的意见。

50 – C，1min 仰卧两头起数量

三种常见的评价肌肉耐力的方法是：1）卧推，上肢耐力（随着节拍器或其他计时装置的节奏举起重量；与节奏相符合的时间内的举起次数）；2）俯卧撑，上肢耐力（客户假定一个标准的位置，身体挺直，男性用手和脚趾支撑，女性用手和膝盖支撑；身体降低接近地面，然后被推回到起点位置；分数就是客户连续不停顿所能完成的个数，没有时间限制）；3）仰卧两头起，腹部肌肉耐力（客户坐位，膝盖弯曲 90°，手臂位于旁侧，手掌朝下用中指触摸胶带，第二条胶带有 10cm 远，或者设置节拍器 50bpm，客户缓慢进行，肩胛骨抬高离开地面，躯干成 30°，根据节拍器每分钟 25 次，共 1min。或客户在 1min 内进行尽可能多的次数）。

51 – A，过劳性损伤

当运动时间、持续时间或强度增加太快，人体进行过多的锻炼心血管的运动就更容易出现过劳性损伤。一名客户运动太多没有时间休息和恢复或者出现了微小损伤没有减少或改变运动让损伤愈合。

52 – C，40% ~60% 和 89%

几种方法可以客观衡量运动强度。ACSM 推荐运动处方使用的运动强度位于 64% ~ 70% 和 94% HR_{max} 之间或 40% ~60% 和 89% 最大摄氧量储备（$\dot{V}O_2maxR$）之间。更低的强度对于体适能水平很低的人会产生良好反应。由于根据年龄估计的 HR_{max} 有较大的变异性，建议可能的话，使用 GXT 测试的实际 HR_{max}。在确定合适的运动强度时，应考虑这些因素，包括年龄、体适能水平、服用药物情况、整体健康水平和个人目标。

53 – B，8 ~12 次

ACSM 建议健康人每次锻炼采用 8 ~12 次的重复次数。根据年龄、体适能水平、评估结果和能力选择重复次数位于 3 ~20 次的合适的持续时间（≈3s 向心运动，≈3s 离心运动）的锻炼。ACSM 推荐每周在不连续的 2 ~3 天里进行肌肉群的训练。

54 – D，以上都是

规律的（长期）运动可以被分为或归类于发生在安静、中度（或亚极量）运动和最大努力运动中。例如，你可以测量没有进行训练的个人的 HR_{rest}，训练这个人几周或几个月，然后再测量 HR_{rest}，看它有什么变化。HR_{rest} 随着规律运动下降，可能是因为交感神经张力降低，副交感神经张力增加，窦房结的固有发放频率下降。由于心室充盈时间增加、心肌收缩力增加，每博量出现增加。在休息状态 CO 很少有或没有变化，因为 HR 的下降由每博量的增加进行了补偿。

55 – C，自我再评价

跨理论模型的重要组成部分是行为改变的过程，这些过程包含了五个认知过程（意识唤起，情感唤起，环境再评价，自我再评价和社会解放）和五个行为过程（反条件化，互助关系，强化管理，自我释放和刺激控制）。

56 – A，制定运动处方

体适能评价的目的是制定合适的运动处方（在体适能评价中获得的数据可以帮助 HFS

根据客户的体适能状态制定安全有效的运动计划），评估进度（基线值和后续值的测试提示体适能目标的进展），激励（motivate）（体适能评估提供了制定合理的、可达到的目标所需要的信息）。进展或达成一个目标是持续参与一个运动计划的强大动力。

57 – A，1 ~2 磅/周（约 0.5 ~1kg）

一个减重计划里的运动目标应该是最大化能量消耗。结合饮食，运动频率、强度和持续时间的设置必须尽量产生每天 500 ~ 1000kcal 的能量赤字，推荐的最大的减重速率是每周 1 ~2 磅（0.45 ~0.91 kg）。

58 – B，健康信念模型

健康理念模型是一个理论框架，有助于解释和预测增加体力活动的干预措施。该模型是在 1950s 根据 Rosenstock 的工作提出的。学习理论认为，一个整体的复杂行为来自于许多小的简单行为。通过加强部分行为，修改环境中的线索，可能形成所需要的行为。

59 – C，PAR-Q

PAR-Q 是自主参与运动项目的筛查工具。MMPI 是一个心理量表。RPE – Borg 量表用来测量或评估运动中或运动测试中的自感用力度。E-ECG 包括当内科医生认为合适的时候在临床上运动负荷测试过程中给予的持续的心电监护。

60 – C，身体成分，心肺耐力，肌肉功能和柔韧性

为了获得最佳和最准确的信息，建议以下测试顺序：安静时的测量（如心率、血压、血液分析），身体成分，心肺耐力，肌肉功能和柔韧性。一些身体成分的测试方法对水合状态比较敏感，而一些心肺耐力和肌肉功能的测试可能会影响水合状态，因此，在身体成分测试之前进行项目的测试不太合适。测评心肺耐力经常采用心率。一些肌肉功能和柔韧性的测试会影响心率，因此，在心肺耐力测试之前进行这些测试也不合适，因为这些测试会使心率升高，从而影响心肺耐力的测试结果。

61 – D，管理人员和工作人员

当紧急情况或损伤发生的时候，进行安全有效的管理将保证对个人的最佳保护。实施应急程序是工作人员训练的重要内容。服务、安全计划和应急程序应是员工训练的一部分。而且，所有的运动工作人员都应该取得心肺复苏术资质和急救知识。因此，健身中心的管理人员和工作人员都被列入紧急预案的实施中。

62 – D，以上都是

在运动中可能出现的医疗紧急事件包括热衰竭或中暑、晕厥、低血糖、高血糖、简单或复合型骨折、支气管痉挛、低血压或休克、癫痫、出血和其他心脏病症状。

63 – D，以上都是

不同类型的健康筛查应用于不如目的。在商业中，客户应更为广泛的被筛查潜在的健康风险。至少，个人医学史应该被采纳，而且目前的医疗状况应该被检查，使用药物的情况（包括处方药和非处方药 OTC）应该被询问。

64 – C，短持续时间，低强度，高频率的运动

每周或每天的运动次数与运动强度和持续时间相关。一般来说，静坐少动人群或体适能水平低的人群可以从每天多次进行持续时间短、强度低的运动中获益。个人目标、爱好、局限和时间限制将决定运动频率、决定持续时间、频率以及强度之间的关系。

65 – B，战略计划

战略计划涉及组织的战略决策，确定短期和长期目标，并作为总体规划工具。健康体适能计划、财务计划、风险管理、营销计划只是位于整个战略计划里的子计划。

66 – D，骨

骨骼系统的骨作为杠杆来改变附着在骨上的骨骼肌所产生的力量的大小和方向。骨通过中轴和四肢的排列为身体提供了结构支撑。中轴骨形成了身体纵轴，支持和保护器官，提供肌肉附着点。四肢骨提供了肢体与躯干的连接点。血液细胞在骨髓中形成。

67 – B，三尖瓣

血液从外周流向心脏通过上、下腔静脉进入右心房。之后血液从右心房通过三尖瓣流向右心室，然后通过肺动脉瓣流向肺动脉，接着到肺部被充氧（be oxygenated）。三尖瓣因为它由三个瓣膜或翅膀组成而得名。二尖瓣是一个相似的阀门，只有两个瓣膜，它位于左心房和左心室之间。血液离开左心室通过主动脉瓣到升主动脉中，然后到全身的循环系统。

68 – B，侧弯

脊柱作为人体的主要轴进行支撑。从矢状面来看成人脊柱有四大弯曲。脊柱侧弯是脊柱非正常的横向偏离。后凸是一种异常的向后突出，尤其是胸段。前凸是腰部的异常前屈。最早的弯曲是胎儿时期的胸曲和骶曲。

69 – A，降低重心

降低重心会增加稳定性。稳定性也能通过增加支座的大小、将重心靠近支座中心或两者同时进行而增加。

70 – D，踝背伸肌

踝背伸肌无力会导致脚垂落，为了保证脚趾不抓地面，摆动时膝关节和髋关节屈曲增加。跖屈肌群无力降低了起跳，因此，降低了步长。臀中、小肌无力降低了站姿的稳定性，会导致骨盆侧移增大。股四头肌无力会导致躯干前倾或膝过伸。

71 – C，肥胖，糖尿病（DM），吸烟和静坐少动的生活方式

主要可修正的 CAD 风险因素是抽烟、血脂异常、高血压、静坐少动生活方式、肥胖和糖尿病。主要的不可修正的 CAD 风险因素是年龄增长、男性和家族史。新的 CAD 风险因素很多，包括同型半胱氨酸、纤维蛋白原组织纤溶酶原激活物、脂蛋白（a）和 C 反应蛋白。

72 – A，30

研究已经指出一周的大多数天数里每天进行 30 min 的中等强度体力活动可以抵抗现代社会的大多数杀手（如心血管疾病、某些癌症），形成有意义的保护。

73 – A，认知行为原则的应用

认知行为原则应用于评估所建议的动机技能提高的项目中。例如，设置几个短期目标来达到长期目标，可能是随着每个短期目标的实现自我效能增加，从而达到长期目标。

74 – B，有困难的参与者（Needy participant）

尽管尽了最大的努力，但与一些人工作还是很困难。与运动专业相关的问题必须在运动目标实现之前得到解决。有困难的参与者需要比能给予的更多的支持，然后，重要的是建立现实的具体期望，保持专注于运动和体力活动问题以及相关的行为技能。一名有困难的参与者最主要的目标往往是得到注意。要记住的是，运动专业人士不是一名受过训练的顾问，在某些情况下，寻求他人帮助是合适的。

75 – A，年龄可能伴有失调和疾病

年龄可能伴有失调和疾病，在选择体适能测试项目时应将这些因素考虑在内。而且，老年人在适应具体的运动量时需要更多的时间（推荐进行更长时间的热身，小幅度增加运动量）。在递增负荷运动测试时测试阶段也应延长，至少持续 3min，以便受试者达到稳定状态。对于这些有特殊需要的人应选择合适的测试项目。

76 – C，增加安静 CO

安静时的 CO 不会受训练状态的影响。血流量需要维持身体功能，但在安静状态，不管是训练的人还是静坐少动的人其血流量没有区别。

77 – B，更低的心率（HR）

在同等强度下，游泳时的 HR 都比站立位比如跑步时的心率低，因为姿势不同。游泳时，身体处于俯卧位，心脏泵血不需要克服重力的作用。因此，即使是在安静状态，每博量也是最大值。由于与跑步相比，在亚极量游泳时的每博量更高，因此，游泳时更低的 HR 可以达到与跑步相同的 CO。

78 – B，动脉顺应性降低，动脉硬度增加

随着年龄的增长，动脉顺应性降低，动脉硬度增加，会升高安静状态和运动中的 SBP 和 DBP。

79 – B，骨质疏松症

年龄增长带来了骨密度和钙含量的渐进性下降，女性的这种下降在绝经后加速。因此，老年人更容易出现骨质疏松症和骨折。

80 – A，生活质量全面提高，独立性增强

大多数老年人都不够活跃，他们可以从规律的设计良好的运动计划中获得较大益处，这些益处包括增加体适能、提高健康状态（减少与各种疾病相关的风险因素）、增强独立性、全面提高生活质量。

81 – A，与年轻人相比，老年男性和女性获得相似的或更大的力量

男女肌肉力量峰值出现在 25 岁左右，并保持相对稳定到 45 岁左右。在 60 岁和 70 岁的每 10 年肌肉力量峰值下降约 15%，在之后的每 10 年下降约 30%。但对于抗阻训练，与年轻人相比，老年男性和女性获得相似的或更大的力量。这些力量的获得与神经功能改善有关，并与肌肉重量小幅度的增加有关。

82 – C，数据必须保存至少 1 年才能被丢弃

数据保持没有可接受的最短或最长时间，但显然，数据必须储存机密（锁和秘钥），在分享数据时需要慎重。

83 – A，包括设备和建筑费用或设施费用

资本预算是指项目实施或设备的预算。启动该项目和实施第一阶段的费用是多少？资本预算通常包括启动时的设备、设备损耗、人员配备、营销等。执行一个项目是经营运算的一部分，而不是资本预算。决定是否启动一个项目的关键是资本预算。资本预算不包含在收资平衡表里。

84 – A，损伤预防

损伤预防常常被忽视，但对于一个机构的应急程序和安全计划来说它很重要。所有的运动专业人员都应该知道怎样避免紧急情况。运动训练的基本原则对于一般的日复一日的运行很重要，但对于应急程序却并非如此。

85 – B，不要限制此人，但要确保他/她在一个安全的区域

此类大多数人会出现癫痫抽搐动作。当抽搐动作发生时，最安全的行为是不要限制此人，但要确保此人在一个安全的区域。把人放在地上或往他/她嘴里塞入东西并不安全。清除任何他/她可能碰到的物体保证区域安全。

86 – D，肌浆网

在骨骼肌纤维内，内质网（肌浆网）特别发达，因此它能存储大量的钙。当运动神经刺激肌纤维膜时，钙从肌浆网中释放出来，引起纤维收缩。

87 – C，CO

安静情况下，CO，心脏每分射血量是 5L/min。就像之前所描述的，CO 是每博量 × HR。对于没有接受训练的人，在进行最大努力运动时，CO 可以增加到 25 ~ 30L/min。对于训练良好的耐力运动员，最大 CO 可以高达 35 ~ 40 L/min。

88 – B，在没有内科医生监督的情况下进行心肺耐力的亚极量评价

病人只有一个危险因素，高脂血症，血清总胆固醇 > 5. 2 mmol/L。但是，因为他年龄超过 40 岁，考虑到运动目的，他被划分为“老年人”。因此，建议他参与较大强度运动前，进行医学检查和运动测试，任何的心肺耐力最大化评估都需要内科医生的监督。

89 – B，心脏、血管、呼吸系统和组织代谢系统的协调能力，以接受、传递和使用氧气

一块肌肉或一个肌肉群单次所能产生的最大力量被定义为肌肉力量。保持亚极量收缩的最大重复次数的能力被定义为肌肉耐力。关节的功能 ROM 被定义为柔韧性。心脏、血管、呼吸系统和组织代谢系统的接受、传递和使用氧气的协调能力被定义为心肺耐力。

90 – A，降低甘油三酯（TG），升高高密度脂蛋白（HDL）（HDC – C）

长期的运动训练对降低 TG、增高 HDL 有很大的好处。总胆固醇和 LDL 更多的受饮食习惯和体重的影响。

91 – C，缺血

流向心肌的血流量下降，氧供满足不了氧的需求时发生心肌缺血。这通常是由于动脉粥样硬化引起血流减少或冠状动脉痉挛造成的，两者都是动脉粥样硬化的结果。这一过程往往导致心绞痛（症状）或血栓形成引起的心肌梗死（MI）。

92 – A，避免肌肉进行力量训练，包括低阻力的训练

如果高血压病人遵循合适的搬举技术、避免 Valsalva 动作，他们就能进行低阻力的肌肉力量训练。此外，血流动力学参数（HR 和 BP）和药物应该被监测。

93 – B，肩袖拉伤或撞击伤

肩外展时，喙突和肩峰之间的三角肌下缘、冈上肌和神经受到撞击，导致的疼痛会降低 ROM、废用和肌肉萎缩。这种肩袖撞击伤常见于进行头顶重复动作的装配线工人。

94 – D，推荐一次整理活动过程 1 ~2 min

整理活动的主要目的是增加静脉回流，通过低强度大肌肉群活动的运动来进行。这种活动有助于去除乳酸。一个有效的整理活动是心率低于 100 bpm，血压在运动前血压的 10 mmHg 范围内。5 ~10 min 可以出现这些变化，而且有时间进行柔韧性的联系。当运动后身体温度上升，肌肉和结缔组织比运动前更柔软，柔韧性的提高更有可能。

95 – C，延长整理活动的时间

延长 5 ~10min 的整理活动会加强静脉血液回流，增强很多降压药物的降压作用。

96 – D，上述 A 和 B

健康信念模型认为当人感觉到有疾病的危险、相信对疾病存在易感性和威胁很严重时他们将会进行某项特定的行为，比如增加每天的活动水平。个人是否采取行动在于从体力活动获得的益处是否超过了障碍。自我效能（自信）在健康信念模式中也起到了重要作用。

97 – A，8. 9 磅

不需要代谢公式。步骤如下：

a. 她减掉的每周的卡路里数量 × 周数：

1200kcal/周 ×26 周 =31200kcal

b. 除以 3500 得到她将减去的磅数：

31200 ÷3500kcal =8. 9　约 9 磅（4. 0kg）

98 – C，11 磅

不需要代谢公式。步骤如下：

a. 1 英里的步行或跑步消耗约 100kcal。因为她每周进行 3 次 1 英里（1. 6km）走，所以她一周消耗 300kcal。300kcal 乘以 26 周来计算她通过步行所消耗的总的能量：

300kcal/周 ×26 周 =7800kcal

b. 用 7800kcal 除以 3500 来看有多少磅脂肪

7800kcal ÷3500 =2. 22 磅　约 2 磅（1 kg）

因此，如果她将步行纳入减重计划，26 周她将降体重 11 磅（问题 97 的 9 磅 + 步行的 2 磅）（5. 0 kg）。

99 – C，腹部肥胖

腹部肥胖是代谢综合征的重要组成成分，是 CAD 的较好的预测因子。闭经是女运动员三联征的一部分。使用泻药在暴食症中很常见。

100 – C，过失，不正当的测试管理，人员资质不够以及安全程序不足会在知情同意书中明确表述

过失，不正当的测试管理，人员资质不够以及安全程序不足不会在知情同意书中明确表述。知情同意书也不是一种法律文件，它不能为机构或个人在损伤事件中提供法律豁免权，也不能解除机构或个人尽一切可能确保客户安全的责任。

CPT 不同领域的试题分布情况

在学习过程中使用下面的表格作为指导。需要重点注意的是，一些问题可能被归类于多领域，因为其涉及知识、技能和能力（KSAs）的多个领域。

领域数量	Ⅰ	Ⅱ	Ⅲ	Ⅳ
领域名称	初步客户咨询和评估	运动计划和实施	运动指导和客户教育	法律、专业、商业和营销
测试题的比例	26%	26%	27%	20%
测试题的题号	9，23，24，26，28，30，32，34，40，50，56，59，60，63，67，70，71，76，87，89	1，3，4，5，6，7，12，13，14，15，17，18，19，21，36，43，47，52，53，57，66，72，75，77，86，90，91，92，93，94，97，98，99	2，10，11，16，22，25，27，33，37，39，41，48，54，55，58，62，64，68，69，73，78，79，80，81，85，88，95，96	8，20，29，31，35，38，42，44，45，46，49，51，61，65，74，82，83，84，100

第二部分　ACSM 认证的健康体适能专家（HFS）

注意：HFS 认证考生的复习内容应包括第一部分 ACSM 认证的私人教练（CPT）。

第四章　HFS 案例分析

HFS 案例分析 I　健康和体适能评价

你是一位健康体适能专家，在一家拥有 5000 名会员的运动俱乐部工作。其中一名会员名叫 Giselle，她在这间俱乐部健身已 5 年，但是没有采用俱乐部为她提供的运动测试和运动处方服务。由于体重增加，她无法穿着以前的衣服而感到沮丧，并且她感到精力不足，比以前更容易疲劳，跑得也不如以前快了，同时她正处于围绝经期。因此，她决定向你寻求指导。

Giselle 不吸烟、44 岁、白种人、女性，目前体重 135 lb（1 年前 125 lb）、身高 5 ft 5 in（1.651m）、腰围 30.5 in（77cm），臀围 38 in（97cm）。她的安静收缩压一般都正常，你为她测量得到的安静血压（BP）为 112/68mmHg，安静心率（HR_{rest}）平均为 54bpm，空腹血糖 80mg/dL。总胆固醇、甘油三酯、低密度脂蛋白胆固醇（LDL－C）以及总胆固醇与高密度脂蛋白比值（TC/HDL）均在正常范围上限。高密度脂蛋白胆固醇（HDL－C）为 45 mg/dL。她的母亲（72 岁）和父亲（71 岁）均肥胖，并在服用降脂和降压药物，但是均没有出现心血管疾病的症状。她的父亲患有 2 型糖尿病。Giselle 每周进行的运动包括：跑步 3 次，每次 50min；做流瑜伽（Vinyasa yoga）2 次，每次 1h；骑自行车 2h；打网球 90min。在冬季，她用每周 2 次的越野滑雪替代骑自行车和打网球。她抚养 2 个年纪比较小的孩子，做全职工作。

你让她填写健康问卷，制定短期和长期的目标，并为解答体适能测试和评估方面的问题。当她明确了解运动测试的危险之后，让她签署俱乐部的知情同意书，测试获得下列数据：

1. 心肺耐力评估：由于 Giselle 有跑步习惯，安排她进行 1.5 英里跑测试。测试结果是 10 分 9 秒。在 1.5 英里跑的热身活动之前为她测量 BP，结果是 112/68mmHg。

2. 身体成分：采用三点法（Jackson－Pollock）皮褶厚度，评价身体成分。结果是：肱三头肌处皮褶厚度为 18mm，髂前上棘处皮褶厚度为 16mm，大腿处皮褶厚度为 26mm。

3. 柔韧性：坐位体前屈测试结果是 15in（38cm）。

4. 肌肉耐力：Giselle 完成 2 个测试。连续做膝卧撑和屈膝抬肩（仰卧起坐），达到 75 个仰卧起坐或者不能跟随节拍器节奏时终止测试。节拍器设置在 40bpm。最后，她完成了 20 个膝卧撑和 60 个仰卧起坐。

5. 肌肉力量：Giselle 完成了上肢（卧推）和下肢（蹬腿）测试。她卧推的 1-RM 是 65bl，蹬腿的 1-RM 是 170 bl。

HFS 案例分析 I 的多选题

1. 进行多项体适能测试时，应该按照下列哪个顺序进行？

A：安静值、肌肉力量和肌肉耐力、柔韧性、心肺耐力、身体成分

B：安静值、身体成分、柔韧性、心肺耐力、肌肉力量、肌肉耐力

C：安静值、身体成分、心肺耐力、肌肉力量、肌肉耐力、柔韧性

D：安静值包括身体成分，虽然柔韧性、心肺耐力、肌肉力量和肌肉耐力测试无先后顺序要求，但是两项测试之间应有足够的时间，使受试者 BP 和 HR 恢复到基线水平。

2. 她的最大摄氧量（$\dot{V}O_2max$）和百分位数是多少？

A：31mL/kg/min，35%　　B：38 mL/kg/min，75%

C：42 mL/kg/min，90%　　D：51 mL/kg/min，99%

3. 她的体重指数（BMI）是多少？如何进行评价？

A：22. 5kg/m^2，正常　　B：49. 5kg/m^2，3 度肥胖

C：19. 5kg/m^2，正常　　D：37. 0kg/m^2，2 度肥胖

4. 使用 Jackson – Pollock 公式和相应人群体脂百分比计算公式得出她的体脂百分比是多少？她的身体成分占相应人群的百分位数是多少？

A：16%，约 94%　　B：20%，80%　　C：26%，约 47%　　D：29%，约 32%

5. 下列对 Giselle 的肌肉力量和肌肉耐力的评价和应进行的练习中，哪项是正确的？

A：俯卧撑优秀、屈膝抬肩 >90%，进行力量练习

B：俯卧撑很好、屈膝抬肩 >90%，进行力量练习

C：俯卧撑需要提高、屈膝抬肩 =90%，进行肌肉力量和耐力练习

D：俯卧撑很好、屈膝抬肩 =80%，仅需进行肌肉耐力练习

6. 分别评价 Giselle 的卧推和蹬腿的成绩，她的上肢和下肢肌力平衡吗？

A：35% 和 65%，不平衡　　B：22% 和 49%，不平衡

C：35% 和 35%，非常平衡　　D：20% 和 35%，非常平衡

7. 坐位体前屈主要是测试哪个肌群的柔韧性？

A：腓肠肌　　B：股后肌群　　C：腰部　　D：上背部

8. 根据 Giselle 的腰围结果，属于哪个危险分层？

A：极低　　B：低　　C：高　　D：极高

9. 腰围可以作为下列哪种疾病/健康状况的独立评价指标？

A：健康风险　　B：只有心脏疾病　　C：只有癌症　　D：只有高血压

10. 测量安静血压的结果是 112/68mmHg，在测试过程中，应该如何通过柯氏音听诊法（Korotkoff 音）确定收缩压和舒张压？

A：Korokoff 第一音为舒张压，消失音为收缩压

B：Korokoff 第一音减 10mmHg 为收缩压，消失音为舒张压

C：Korokoff 第一音为收缩压，消失音减 10mmHg 为舒张压

D：Korokoff 第一音为收缩压，消失音为舒张压

HFS 案例分析 Ⅰ 的多选题

1. 在评价身体成分和慢性疾病风险时，哪种测量方法比较好？例如 BMI、反褶厚度、身体密度测量（水下称重法）、容积描记测量。

2. 你认为 Giselle 在过去 1 年中体重增加 10bl 的原因是什么？为了使她能够降低体重、精力充沛、穿衣服合适、跑得更快、感觉更好，如何为她进行指导？根据现有的体适能评价数据，她应该如何实施？

HFS 案例分析Ⅱ　运动处方的制定与实施

Smith 女士是一位 66 岁的已婚女性，她在当地的一间杂货店工作了 25 年。她从来没有进行有计划的锻炼，但是当医务人员建议她减重之后，她打算开始锻炼。最近 6 周，她一直在考虑减重的事情，现在她确定自己要开始锻炼了。她可以每周来健身俱乐部 3 次，每次 1h。你所在的健身俱乐部要求所有客户锻炼前必须进行运动测试，你是为 Smith 女士进行运动测试的健康体适能专家（HFS）。

Smith 女士有心脏杂音和高血压病史。她曾经吸烟 20 年，但是当她父亲在 10 年去世后，她就戒烟了。她母亲有糖尿病史。

她测试结果如下：安静 HR 85 bpm，安静血压 168/92mmHg，体重 271lb（123.0kg），身高 64in（1.626m）。空腹血脂检查结果如下：TC 190 mg/dL、HDL－C 30 mg/dL、LDL－C 110 mg/dL、TG 232 mg/dL。

Smith 女士完成递增负荷试验（Balke 跑台方案）的时间是 10min，$\dot{V}O_2max$ 为 27.8mL/kg/min。她的 HR_{max} 为 165bpm，最大 BP 为 198/100mmHg。其他健康相关体适能结果：坐位体前屈 32cm（脚尖对着坐位体前屈测试箱的 23cm 标记处作为零点），仰卧起坐 5 个，俯卧撑 0 个。

HFS 案例分析 Ⅱ 的多选题

1. 根据 Smith 女士的病史，她的动脉粥样硬化性心血管疾病的危险分层属于哪层？

A：低危　　B：中危　　C：高危　　D：不清楚

2. 如何评价 Smith 女士的仰卧起坐成绩？

A：远高于平均水平　　B：高于平均水平

C：平均水平　　D：低于平均水平

3. 根据 Smith 女士坐位体前屈的成绩，如何评价她的柔韧性（零点在坐位体前屈测试箱的 23cm 处）？

A：优秀　　B：很好　　C：好　　D：一般

4. 根据 Smith 女士递增负荷试验（Balke 跑台方案）的结果，如何评价她的心肺耐力？

A：优秀　　B：很好　　C：好　　D：一般

5. 如果运动强度定为 60% 储备摄氧量（VO_2R），那么 Smith 女士的靶 VO_2R 应是多少？

A：16.7 mL/kg/min　　B：18.1 mL/kg/min

C：20.4 mL/kg/min　　D：23.3 mL/kg/min

6. 如果 Smith 女士以 60% VO_2R 的强度运动 30min，她消耗多少热量？

A：259kcal　　B：300kcal　　C：327kcal　　D：502kcal

7. 根据转换理论模型（Transtheoretical Model of Behavior Change），Smith 女士正处于下列哪个阶段？

A：前意向阶段　　B：意向阶段　　C：准备阶段　　D：行动阶段

HFS 案例分析Ⅱ的讨论题

1. 根据 Smith 女士目前的健康状况、体适能水平和她的时间安排，为她制定体重管理计划，并以 FITT（频率、强度、时间和方式）原则制定运动处方。

2. 如果 Smith 女士以中等强度开始运动，那么她在运动前，是否需要征得内科医生的同意？她在进行中等强度运动前，是否需要进行递增负荷试验（GXT）？如果需要，那么在 GXT 测试时是否需要医务监督？

HFS 案例分析Ⅲ　咨询与行为策略

Felden 先生是一名 39 岁的黑人男性，他来到健身中心，向你咨询有关加入健身中心和开始锻炼计划的事情。Felden 先生已婚，有 3 个孩子（2 个男孩和 1 个女孩），他说他很难追赶上孩子。在你第一次见到 Felden 先生时，他说在过去的几年中他尝试了不同的饮食方案，体重忽高忽低，他的体重最高达到 268lb（121.8kg）。他身高 68in（1.727m），目前体重是 265lb（120.5kg）。

在你询问 Felden 先生时，他说他被告知患有高血压、糖尿病前期、高胆固醇，并且有心血管疾病家族史，因为他的父亲在 50 岁时心脏病发作。Felden 先生还带来了他最近的化验单：总胆固醇 242mg/dL、LDL－C 134 mg/dL、HDL－C 41 mg/dL、甘油三酯 184 mg/dL。他说他曾经是 1 名吸烟者，并且每天喝 1～2 杯啤酒，每杯 12oz（约合 340 克）。他目前服用的药物包括：阿司匹林（aspirin）、赖诺普利（lisinopril）和辛伐他汀（simvastatin）。

Felden 先生在高中时踢足球，在大学时打橄榄球，因此他对力量训练很熟悉。大学毕业之后，他曾经试图通过跑步锻炼身体，但是没有坚持。在他结婚之前，他与妻子在一起锻炼，直到他妻子第一次怀孕的最后 3 个月。从那以后，他的体力活动很少，但是现在他开始担心自己的健康。

在过去的几年里，他妻子鼓励他通过规律活动，成为体力活动活跃的人，但是他只是每年与校友一起参加橄榄球赛，并且感到一年比一年难应付。今年，因为要打 2 周比赛，他决定不参加橄榄球赛，并且他在院子里与孩子玩耍时，他已经追不上孩子了。他说他在院子周围追逐孩子时感到呼吸急促。

正是由于这一点，使得 Felden 先生下定决心开始锻炼。他不知道如何将锻炼计划融入他目前的生活中。Felden 先生每周工作 50h，当他下班回到家时已非常疲惫，甚至都不想与他的妻子和/或孩子一起去遛狗。一般情况下，Felden 先生吃过晚餐后，坐在沙发上看电视，直到上床睡觉。虽然他入睡没有困难，但是他每次只睡几个小时。Felden 先生早上起床时，他感觉没有休息好。

HFS 案例分析Ⅲ的多选题

1. 在 Felden 先生加入俱乐部开始锻炼前，你会首先让他完成下列哪个项问卷？

A：知情同意书

B：体力活动准备问卷（PAR-Q）

C：生活质量评定量表 SF－36

D：杜克活动问卷（Duke Activity Score Index，DASI）

2. 在 Felden 先生开始在你的健身中心开始锻炼计划之前，你还需要要向他询问下列哪项内容？

A：他目前服用的药物

B：他曾经服用，但是目前不再服用的药物

C：他的动机水平

D：他服用药物的频率

3. Felden 先生拥有下列哪项心血管疾病危险因素？

A：HDL－C　　B：压力　　C：高血压　　D：运动史

4. 在 Felden 先生开始锻炼前，你需要为他进行下列哪项心血管机能检查？

A：有心电图（ECG）监测下的次极量运动负荷试验

B：与心电监护下的极量运动负荷试验

C：1-RM 深蹲

D：1.5 英里跑/步行

5. 根据 Prochaska 的转换理论模型，Felden 先生正处于哪一阶段？

A：前意向阶段　　B：意向阶段　　C：准备阶段　　D：行动阶段

6. 根据健康信念模型（Health Beliefs Model），你会采取什么方法增加 Felden 先生的锻炼依从性？

A：为他提供 1 份健身中心所有健身课程的时间表

B：鼓励他将锻炼安排到他的日常生活中

C：设定目标，让他在 3 个月中按照规定改变生活方式

D：询问他打算如何改变生活方式来执行锻炼计划以及他对规律运动所带来益处的了解。

7. 你首先要改变他的哪项危险因素？

A：BP　　B：胆固醇水平

C：体重　　D：静坐少动的生活方式

8. 你要如何激发 Felden 先生每周进行锻炼的动机？

A：设定 3 个月的目标，每周提醒他

B：设定每个月的目标，每周提醒他

C：为每周设定一个能够实现但是需要一些努力才能达到的目标

D：为每天设定目标

9. 你会为 Felden 先生制定短期目标是什么？

A：在第 3 周末，要达到每天 60min 中等强度的有氧运动

B：在开始 3 周里，每周至少运动 3 天

C：在第 4 周末，要达到每周 3 次，每次 20min 的较大强度的运动

D：第 1 周要完成 5 天中等强度体力活动

HFS 案例分析Ⅲ的讨论题

1. 你要为 Felden 先生营造什么样的环境，使得他愿意继续来向你咨询？

2. 你能够采取什么方法来提高他成功的可能性？

3. 你将如何帮助 Felden 先生将他的家庭纳入到锻炼计划之中，并且坚持锻炼？

HFS 案例分析Ⅳ　法律/职业

你最近成为了一家中型（约 350000 ft^2，约 32516m^2）健康体适能机构的总监。这家机构将在 1 个月之后开业。总经理要求你聘用所有有必要的职员来保证中心的成功运营并盈利。最为一名健身总监，你会直接监管你聘请的所有雇员，并负责他们的工资、日程安排和工作效率。

此外，公司要求你为员工制定体适能评价策略和方案的原则。

HFS 案例分析Ⅳ的多选题

1. 下列哪个职位最有可能是你为其支付佣金而不是小时工资。

A：按摩治疗师

B：私人教练

C：体重管理者（Weight floor personnel）

D：A 和 B

E：以上全部

2. 你选择雇佣 2 名全职人员，而不是一些兼职体重管理者。如果员工每周工作 52h，你将支付多少小时的加班费用？

A：12　　B：17　　C：22　　D：0

3. 对于不同的岗位，应按照怎样的标准支付工资？

A：随意

B：按照职位支付

C：分析工作任务后支付

D：根据国家/州规定的统计数据

E：C 和 D

4. 对于某些岗位实行绩效工资的原因是__________？

A：降低员工士气　　B：增加员工跳槽

C：减少员工留任　　D：提高工作效率

5. 体适能测试方案中应包含下列哪项？

A：知情同意书　　B：测试前评估（危险分层）

C：柔韧性测试　　D：以上全部都是

6. 下列哪种策略能够最有效的组织体适能测试？

A：每个人都记住并完成所有测试方案

B：让你最优秀的私人教练完成所有会员的体适能测试

C：制作 1 本测试方案手册，并相应的培训员工

D：记住身体成分测试，因为对于会员来说，这是最重要的体适能测试指标

7. 为了即保证会员的隐私，又能保存体适能测试结果，下列哪种方法最好？

A：创建体能测试结果的硬拷贝，并将其放置在体能测试室的文件柜中

B：在有密码保护的电脑上创建和保存体能测试结果的电子文档

C：将测试结果复制给会员，机构不保存结果

D：为会员口述结果，并删除硬拷贝

8. 在会员进行运动测试前，下列哪项不是你应该提供的指导？

A：穿着舒适、宽松的衣服　　B：避免剧烈体力活动

C：避免摄入咖啡因　　D：避免饮水过多

9. 下列哪项是体适能评估的主要目的？

A：展现机构的专业性

B：为会员提供规范测试数据

C：与会员建立友好关系，提高会员稳定性

D：以上都是

10. 机构以独立合同工的形式雇佣私人教练比以职员形式雇佣的好处是什么？

A：为俱乐部减少纳税　　B：提高在健身部门的专业性

C：独立合同的私人教练更优秀　　D：更能长期留住员工

HFS 案例分析Ⅳ的讨论题

1. 为在商业健身机构工作的私人教练写一份职位描述模板。一定要包括这一职位所需要的所有要求。

HFS 案例分析Ⅴ 管理

你在一家大型的、成功的多功能健康/体适能机构做健身指导员和团操协调员，这家机构最近收购了一家在几个月前破产的当地的健身中心。新收购的俱乐部拥有 1100 名活跃会员，根据你的判断，这家俱乐部有能力为 2700～3000 名会员服务。

新收购的俱乐部占地 350000 ft^2（约 32516m^2）。公司正计划保证俱乐部正常运营的情况下逐步进行改造。这家健身俱乐部的总体情况良好，拥有新式和多功能的活动场所和设备。俱乐部坐落在 1 个家庭年收入约 57000 美元的中产阶级住宅区附近。当地其他健康体适能机构包括 1 家经营 25 年的 YMCA 健身房（每月平均会费 55 美元），以及 3 家 24/7 健身房（每月平均会费 29 美元）。

你的任务是让新收购的健身房的团操课程拥有新的活力。以前的团操课程包括基本的踏板操、搏击操、形体塑造和 10 个器械组成的循环力量训练课。由于缺少员工，俱乐部之前暂停了周五、周六和周日的团操课，目前每周有 22 节团操课。团操课的教室宽敞，条件良好。升级改造的项目包括教室的音响系统和安装最先进的地板。

你任务中一个很重要的部分就是为新的团操课组建新的员工团队，包括为新俱乐部雇佣 1 名团操协调员。

HFS 案例分析Ⅴ的多选题

1. 俱乐部计划每周提供 60 节团操课，你打算将新旧两所俱乐部的员工进行整合。俱乐部团操教练的工资平均每节课为 23 美元。俱乐部会对所有教练进行年度绩效评估，执行 3% 的加薪政策。公司负责人要求你提交团操教练薪水的全年预算。根据前面的信息，下列哪项全年预算最准确？

A：26312 美元　B：27101 美元　C：71760 美元　D：73913 美元

E：84920 美元

2. 在培训新的团操教练时，听力防护是一个很重要的问题，团操课的最大分贝应是多少？

A：75dB　B：90dB　C：105dB

D：声音级别由团操教练根据每节课参与人数来决定　E：以上都不对

3. 团操教室是新俱乐部最重要的场所。新的团操课程将包括新兵训练营（boot camp）、低强度有氧训练、瑜伽、形体和体育表演课程。选择的辅助设备可能包括下列哪项？

A：台阶长凳　B：动感单车

C：健身球（medicine balls）　　D：弹力带

E：以上都是

4. 你将聘用1名全职的团操协调员在新俱乐部监督团操项目，这个职位的资质要求是什么？

A：具有高中文凭或美国高中同等学历证书（GED）

B：接受体适能、健康、娱乐或相关领域高中教育毕业2年，或毕业于相关专业认证的学院或大学

C：具有体适能、运动科学或其他相关学科4年本科学位

D：对于这一职位，无规范教育要求，仅要求具有专业认证并有3年的团操教练工作经验

5. 在客户进行运动时，公司遵循“安全第一”的原则。因此在为某一人群或个体推荐运动方案时，下列哪项是需要重点考虑因素？

A：选择的运动应能够有效提高柔韧性、力量、协调性、平衡性或心肺耐力

B：为适应所有人的技能水平和能力，有必要适当调整运动模式

C：设计的运动必须对于25~45岁的人是安全的，因为这个年龄段是参加团操课的最主要人群

D：A和B

6. 你负责指导新俱乐部的团操协调员为员工进行业绩评估。进行业绩评估的主要目的是什么？

A：创造与社会保持一直的机会，营造轻松的交流氛围

B：使你的管理主要建立在雇员在即将到来的一年中的计划和预期的基础之上

C：搭建现实与理想的桥梁

D：比较不同员工在执行相同任务时的工作表现

7. 为了保证在新俱乐部成功实施团操课程计划，必须对该计划进行评估。下列哪项是符合项目评估过程？

A：通过检验项目是否达到目标来评价其有效性

B：通过检验项目能否执行，及其适合性和有效性

C：评价应包括成本－获利分析

D：项目评价的第一步应该是审查项目的目标和目的

8. 对于新俱乐部很重要的一点是尽可能多地挽留现有客户。你需要向目前的客户征求有关目前团操课程质量的意见，包括他们喜欢什么和不喜欢什么。获取这类信息的方法包括下列哪项？

A：目标市场调查　　B：健康检查和健康评估

C：参与调查　　D：医疗保险报告

HFS案例分析V的讨论题

1. 吸引俱乐部会员和团操课参与者，并让他们加入新的团操计划中是很重要的。新

俱乐部有一个网站，公司已经通过 Facebook、微博、博客等社交网络平台成功的进行市场营销。你有哪些计划可以通过使用社交媒体创意方法和其他网络平台来推广新的团操计划？

2. 追踪团操参与者的数量是评价计划持续性的一个重要的信息资源。讨论有效分析追踪参与者和组织课程信息的方法。

HFS 案例分析答案与解析

HFS 案例分析 I

HFS 案例分析 I 的多选题

1 – D，安静值包括身体成分，虽然柔韧性、心肺耐力、肌肉力量和肌肉耐力测试无先后顺序要求，但是两项测试之间应有足够的时间，使受试者 BP 和 HR 恢复到基线水平

ACSM 运动测试与运动处方指南（第 9 版）（ACSM's Guideline for Exercise Testing and Prescription，9th edition，ACSM's GETP9），第四章中提到“根据要评价的体适能组成进行多项测试时，测试顺序很重要。应首先测量安静指标，如：心率（HR）、血压（BP）、身高、体重和身体成分。目前还没有研究提供多种健康相关体适能（即心肺耐力、肌肉耐力、身体成分和柔韧性）的最佳测试顺序，但测试之间应有充分的时间使心率和血压恢复到基础水平。”

资料来源：Pescatello LS，senior editor. ACSM's Guidelines for Exercise Testing and Prescription. 9th ed. Baltimore（MD）：Lippincott Williams and Wilkins；2014.

2 – D，51 mL/kg/min，99%

ACSM's GETP9 第四章表 4. 9 指出 Balke 平板试验时间为 25：00，12min 跑距离为 1. 74 英里，或 1. 5 英里跑的时间为 10：09 对应的 $\dot{V}O_2max$ 为 51 mL/kg/min，所在百分位数为 99%。$\dot{V}O_2max$ 也可以通过 1. 5 英里跑的结果计算得出：$\dot{V}O_2max$（ml/kg/min）= 3. 5 +（483/时间）。时间用分钟，因此，本题中 9s/60s = 0. 15min。10：09 相当于 10. 15min。因此 $\dot{V}O_2max$ = 3. 5 +（483/10. 15）= 51 mL/kg/min。

资料来源：Pescatello LS，senior editor. ACSM's Guidelines for Exercise Testing and Prescription. 9th ed. Baltimore（MD）：Lippincott Williams and Wilkins；2014.

3 – A，22. 5kg/m^2，正常

ACSM's GETP9 第四章中 BMI 计算公式为：BMI = 体重/身高^2。计算过程：体重 135lb/2. 2 =61. 4kg，身高 5ft 5in = 65in，65 × 0. 0254 = 1. 651m，1. 651^2 = 2. 726. 因此，BMI = 61. 4/2. 726 =22. 5kg/m^2。ACSM's GETP9 第四章表 4. 1 列出了 BMI 与疾病风险。49. 5 是错误的，因为用 lb 代替了 kg。19. 5 是错误的，由于体重换算使用 lb/2. 54，应该用 lb/2. 2。37 也是错误的，因为没有使用身高的平方，而是直接使用身高进行计算。

资料来源：Pescatello LS，senior editor. ACSM's Guidelines for Exercise Testing and Pre-

scription. 9th ed. Baltimore（MD）：Lippincott Williams and Wilkins；2014.

4－C，26%，约47%

ACSM's GETP9 第四章专栏4.3中的Jackson－Pollock三点法，女性采用肱三头肌、髂前上棘和股四头肌皮褶厚度计算身体密度的公式：身体密度＝1.099421－0.0009929（3处皮褶厚度之和）＋0.0000023（3处皮褶厚度之和）^{2}－0.0001392（年龄）。

ACSM's GETP9 第四章表4.4列出了适用于18～59岁高加索女性计算体脂百分比的公式：体脂百分比＝（496/身体密度）－451。

代入数据：身体密度＝1.099421－0.0009929×60＋0.0000023×60^2－0.0001392×44＝1.040022。

代入数据：体脂百分比＝（496/身体密度）－451＝25.9%，约等于26%。

根据ACSM's GETP9 第四章表4.6，40～49岁女性，体脂百分比26%对应大概是47百分位数。

资料来源：Pescatello LS，senior editor. ACSM's Guidelines for Exercise Testing and Prescription. 9th ed. Baltimore（MD）：Lippincott Williams and Wilkins；2014.

5－B，俯卧撑很好、屈膝抬肩＞90%，进行力量练习

ACSM's GETP9 第四章　表4.11和4.12分别列出了40～49岁女性俯卧撑和仰卧起坐的成绩分类。由于她的肌肉力量分别处在35%和65%，她的上半身肌肉耐力很好（20个俯卧撑在15～23之间），腹部肌肉耐力在90%（60个仰卧起坐），这说明Giselle更需要关注肌肉力量而不是肌肉耐力的练习。你需要定期为她复测。

资料来源：Pescatello LS，senior editor. ACSM's Guidelines for Exercise Testing and Prescription. 9th ed. Baltimore（MD）：Lippincott Williams and Wilkins；2014.

6－A，35%和65%，不平衡

ACSM's GETP9 第四章　表4.9和4.10分别列出了40～49岁女性卧推和蹬腿的分级。Giselle卧推1-RM为65lb，65/135＝0.48，对应表4.9中的35%。蹬腿1-RM为170lb170/135＝1.26，对应表4.10中的65%。如果你选择B，答案错误，原因是你找到的是30～39岁对应的分类。因此，当使用表格进行评价时，一定要仔细检查你的结果，不要给客户错误的评价。

资料来源：Pescatello LS，senior editor. ACSM's Guidelines for Exercise Testing and Prescription. 9th ed. Baltimore（MD）：Lippincott Williams and Wilkins；2014.

7－B，股后肌群

ACSM's GETP9 第四章中指出“坐位体前屈常用于腰部和股后肌群柔韧性测试，但其与有效预测腰痛发生率的相关性有关。相对腰部柔韧性来说，坐位体前屈测试能更好地测试股后肌群柔韧性”

资料来源：Pescatello LS，senior editor. ACSM's Guidelines for Exercise Testing and Prescription. 9th ed. Baltimore（MD）：Lippincott Williams and Wilkins；2014.

8－B，低危

根据ACSM's GETP9 第四章表4.3，腰围在28.0～35.0英寸（70～89cm）属于低危。

资料来源：Pescatello LS，senior editor. ACSM's Guidelines for Exercise Testing and Prescription. 9th ed. Baltimore（MD）：Lippincott Williams and Wilkins；2014.

9 – A，健康风险

ACSM's GETP9 第四章中指出“因为腹部肥胖是最根本的问题，腰围可作为一种健康风险评价指标单独使用。研究已证明，在不同体重指数分级下，随腰围水平增加，健康风险是增加的。”

资料来源：Pescatello LS，senior editor. ACSM's Guidelines for Exercise Testing and Prescription. 9th ed. Baltimore（MD）：Lippincott Williams and Wilkins；2014.

10 – D，Korokoff 第一音为收缩压，消失音为舒张压

ACSM's GETP9 第四章中指出“听到柯氏音第 1 音为时的数值为收缩压，柯氏音消失时对应的值为舒张压。听到柯氏音（Korokoff）第一声时，快速充气，使压力升高 20mmHg。以平均每秒 2 ~ 5 mmHg 的速度缓慢放气。”

资料来源：Pescatello LS，senior editor. ACSM's Guidelines for Exercise Testing and Prescription. 9th ed. Baltimore（MD）：Lippincott Williams and Wilkins；2014.

HFS 案例分析 I 的讨论题

1. 身体成分测试提纲

a　人体测量学和密度测量学的定义

b　各种测量方法的误差范围

c　各种测量方法的费用、便利性、准确性和费时

d　各种测量结果与疾病的关系

e　各种测量方法的利弊

2. 提　纲

a　建议 Giselle 去看妇科医生，检查激素水平，确定她没有激素异常

b　与 Giselle 讨论能量平衡的问题，虽然她的运动量较大，但是体重仍在增加，因此考虑她很可能需要控制饮食。

c　讨论健康饮食和每天的能量摄入，以及通过安静代谢和体力活动所消耗的能量

d　你可能需要向她推荐 1 名对体力活动活跃人群比较熟悉的注册营养师

e　Giselle 可能需要增加两项运动：（a）速度训练或快速跑。（b）力量训练。目前她只有在做瑜伽时涉及到一些力量练习。增加肌肉体积有助于她提高安静代谢率，从而消耗更多的能量，使她穿衣服更好看，提高她的自信心。速度练习将有助于她重获速度，也可以提高自信。

f　为 Giselle 计算理想体重，位于 75%（体脂百分比大约 26%）

g　与 Giselle 讨论要逐渐降低体重，不要快速减重或减脂，每周减重不要超过 1 ~ 2 lb。

HFS 案例分析Ⅱ

HFS 案例分析Ⅱ的多选题

1－C，高危

根据 ACSM 危险分层，Smith 女士有心脏杂音，提示有患心血管、肺部和代谢性疾病的风险。见 ACSM's GETP9 图 2. 3 危险分层。

资料来源：Pescatello LS，senior editor. ACSM's Guidelines for Exercise Testing and Prescription. 9th ed. Baltimore（MD）：Lippincott Williams and Wilkins；2014.

2－D，高于平均水平

使用 ACSM's GETP9 表 4. 12，Smith 女士的仰卧起坐成绩属于高于平均水平组（30%）。

资料来源：Pescatello LS，senior editor. ACSM's Guidelines for Exercise Testing and Prescription. 9th ed. Baltimore（MD）：Lippincott Williams and Wilkins；2014.

3－A，优秀

依据：使用 ACSM's GETP9 表 4. 16，Smith 女士的柔韧性属于优秀。如果测试零点在 23cm 处，则应将表 4. 16 中数值都减掉 3cm。到达优秀是 35cm，35 － 3 = 32cm。因此，32cm 属于优秀。

资料来源：Pescatello LS，senior editor. ACSM's Guidelines for Exercise Testing and Prescription. 9th ed. Baltimore（MD）：Lippincott Williams and Wilkins；2014.

4－C，好

依据：使用 ACSM's GETP9 表 4. 8，Smith 女士的最大摄氧量属于“好”（65%）。

资料来源：Pescatello LS，senior editor. ACSM's Guidelines for Exercise Testing and Prescription. 9th ed. Baltimore（MD）：Lippincott Williams and Wilkins；2014.

5－B，18. 1ml/kg/min

依据：$VO_2R = (\dot{V}O_2max - VO_{2rest}) \times$ 期望强度% $+ VO_{2rest}$

$VO_2R = (27.8\ mL/kg/min - 3.5\ mL/kg/min) \times 0.60 + 3.5\ mL/kg/min$

$VO_2R = 14.58\ mL/kg/min + 3.5\ mL/kg/min$

$VO_2R = 18.1\ mL/kg/min$

资料来源：Pescatello LS，senior editor. ACSM's Guidelines for Exercise Testing and Prescription. 9th ed. Baltimore（MD）：Lippincott Williams and Wilkins；2014.

6－C，327kcal

依据：体重换算：271lb × 0. 454 = 123. 0kg

18. 1 mL/kg/min × 123. 0kg × 1L/1000mL = 2. 23 L/min

2. 23 L/min ¯ 4. 9kcal/L = 10. 9kcal/min

10. 9kcal/min × 30min = 327kcal

7－C，准备阶段

依据：Smith 女士目前正打算开始实施锻炼计划。她还没有开始锻炼，但是打算在接下来的 6 个月进行锻炼。当她完成第一项运动测试时，她就已经开始迈出了行为改变的一小步。一旦她开始锻炼计划，则她就进入到行为改变的“行动”阶段。

HFS 案例分析Ⅱ的讨论题

1. HFS 需要以 ACSM 的立场声明选择有效的行为干预减重计划，“成人减重和防止体重反弹的干预策略（Appropriate Physical Activity Intervention Strategies for Weight Loss and Prevention of Weight Regain for Adults，2009）”。有效的减重计划应包括每周 150～250min 的中等强度体力活动，相当于每周消耗 1200～2000kcal 热量，同时适度限制饮食，从而到达能量负平衡。饮食限制应遵循给予如美国农业部（USDA）等颁布的膳食指南。虽然抗阻训练可能不会降低体脂百分比，但是抗阻训练可以带来其他健康益处，如降低慢性疾病发生风险。

运动处方应包括体适能的五个部分（心肺耐力、肌肉力量、肌肉耐力、身体成分和柔韧性）。身体成分可以通过追踪每节训练课和每天的膳食摄入获得。对于这位客户，心肺耐力和肌肉力量/耐力将是她减重和降低慢性疾病风险运动处方的重要组成部分。Smith 女士需要保持柔韧性。初始运动处方见下表。客户希望每周运动 3 次，每次 2h。

	频率	强度	时间	方式
心肺耐力	3 次/周	60%	30min（间歇）	骑车/跑步
肌肉力量/耐力	2 次/周	50% 1-RM	至少 8 个不同肌群，每组重复 10 次，做 1 组	弹力带，自由重量（1～3lb）
柔韧性	2 次/周	轻度不适	每个动作保持 30s，重复 3 次	静态拉伸

一次典型的运动训练课应包括 5～10min 热身，30～40min 运动和 5～10min 整理活动。运动应保持低强度，以避免延迟性肌肉酸痛的发生，并提高运动坚持性。随着每次运动训练课持续时间的增加，和客户能力的提高，与她讨论每周增加训练次数的好处。锻炼计划应逐渐达到每周 250min 中等强度的运动。

2. 是的，目前 ACSM 有症状或有疾病的高危人群，在开始锻炼前应征得专科医师的同意。运动前应进行运动负荷测试（次极量或极量），并在医务监督下进行。

HFS 案例分析Ⅲ

HFS 案例分析Ⅲ的多选题

1－B，体力活动准备问卷（PAR-Q）

在客户签署知情同意书之后，让他填写 PAR-Q，从而了解他的现状（体力活动水平、现病史），有助于对其进行危险分层。这个问卷也可以用来确定他如何通过改变生活方式降低死亡风险。

资料来源：Pescatello LS，senior editor. ACSM's Guidelines for Exercise Testing and Prescription. 9th ed. Baltimore（MD）：Lippincott Williams and Wilkins；2014.

2－A，他目前服用的药物

在允许 Felden 先生开始锻炼之前，了解他目前正在服用的药物是很重要的。有些药物可能会影响运动耐受性、运动中 HR 和 BP。虽然动机也很重要，但是这不是你需要询问的内容。既然他已经来到健身中心打算开始锻炼，那么就表明他有一定的锻炼动机。Felden 先生的动机可以在他与他进行的第一次交谈中获得。通过他早期执行锻炼计划的情况也可以监控他的动机。

3－C，高血压

他的 HDL－C 为 41mg/dL，正常，因此不算危险因素。虽然压力在心血管疾病发生中也起着一定作用，但是本案例中没有提及压力问题。静坐少动行为是危险因素，但是案例中没有提及他的运动史。

资料来源：Pescatello LS，senior editor. ACSM's Guidelines for Exercise Testing and Prescription. 9th ed. Baltimore（MD）：Lippincott Williams and Wilkins；2014.

4－D，1.5 英里跑/步行

Felden 先生在进行次极量运动负荷试验时，并不需要有心电图监测。不能在没有心电图监测下进行极量运动负荷测试（特别考虑到他的家族史）。

资料来源：Pescatello LS，senior editor. ACSM's Guidelines for Exercise Testing and Prescription. 9th ed. Baltimore（MD）：Lippincott Williams and Wilkins；2014.

5－C，准备阶段

Felden 先生经历了前意向和意向阶段。他已经开始实施他的想法，并询问加入健身中心的事宜。与 Felden 先生交谈时，采用积极的倾听技巧和适当的沟通技巧，你会知道他正准备采取行动。

资料来源：Pescatello LS，senior editor. ACSM's Guidelines for Exercise Testing and Prescription. 9th ed. Baltimore（MD）：Lippincott Williams and Wilkins；2014.

6－D，询问他打算如何改变生活方式来执行锻炼计划以及他对规律运动所带来益处的了解。

Felden 先生正准备改变自己的生活方式，并在想如何实施。在这一点上，让他意识到将这些行为融合到现有的生活中是非常重要的。一旦完成这一步，将有助于鼓励 Felden 先生将锻炼安排到他的日常工作中。通过这些，Felden 先生应该会明白锻炼计划的收益与成本。

资料来源：Pescatello LS，senior editor. ACSM's Guidelines for Exercise Testing and Prescription. 9th ed. Baltimore（MD）：Lippincott Williams and Wilkins；2014.

7－D，静坐少动的生活方式

在锻炼计划的开始阶段，坚持运动，改变静坐少动是最容易做到的。如果他不通过饮食将体力活动/运动时消耗的能量补充回来，那么他的体重很可能降低。在未来，通过锻炼可以改善高血压，可能会减少用药量，甚至停止用药。运动对 HR 的改善需要在连续运动 6 个月之后才会有明显的变化。他的高胆固醇可以通过服药治疗。锻炼也会有助于降低胆固醇，但是如果不改变饮食习惯，锻炼的效果也不明显。

资料来源：Pescatello LS，senior editor. ACSM's Guidelines for Exercise Testing and Prescription. 9th ed. Baltimore（MD）：Lippincott Williams and Wilkins；2014.

8－C，为客户每周制定 1 个需要一些努力才能达到的，并可以实现的目标

详细解答：短期目标更容易达到。当为客户提供短期目标时，能够更加容易的使他/她改变生活方式。设定的目标需要他/她努力才能达到，同时目标必须是可以实现，这样才会成功。同时可以设定长期目标，但是长期目标不是客户早期改变生活方式的重点。虽然设定每天的目标也可以，但是指导员和客户都需要花费很多时间，同时，客户也不可能每天看到指导员。无论设定哪种目标，都需要有人收集客户的报告，从而监控进展。

9－B，在前 3 周锻炼项目中，每周至少运动 3 天

中等强度的运动通常是客户比较容易习惯的。行为改变的关键之一是设定一个可以逐渐接近，并能够实现的目标。在锻炼开始阶段设定过高的目标，可能使客户放弃锻炼计划。在锻炼计划的开始阶段，如果运动强度太大可能使客户很难坚持锻炼。

资料来源：Pescatello LS，senior editor. ACSM's Guidelines for Exercise Testing and Prescription. 9th ed. Baltimore（MD）：Lippincott Williams and Wilkins；2014.

HFS 案例分析Ⅲ的讨论题

1. 他需要再次问自己为什么开始锻炼计划。Felden 先生应该清楚他开始锻炼的内在动机。如果他是诚实的，医疗诊断可能是他的动机。Felden 先生可能是害怕患糖尿病。

2. Felden 先生可以用日历或每日计划表来安排他的锻炼时间。他还可以列 1 份包含每天或每周打多数日子的训练课清单。健身从业人员也可以使用教育资料和统计锻炼数据，以帮助鼓励 Felden 先生，让他相信有必要坚持自己的锻炼计划。

3. 鼓励 Felden 先生与他的家人一起散步或遛狗，这是将锻炼融入生活中的一种好办法。同时结合家庭的锻炼计划将有助于激励他锻炼。在 Felden 先生不想去走路或运动时，他的家人可以鼓励他。

为了达到在健身中心之外促进体力活动的目的，Felden 太太和孩子们也可以鼓励 Felden 先生和孩子们一起玩游戏。这会增加他的总运动量，并可能有助于提高他对锻炼计划的依从性。

鼓励 Felden 先生与他的妻子和孩子之间进行良好的沟通从而增加运动量。

HFS 案例分析Ⅳ

HFS 案例分析Ⅳ的多选题

1－D，A 和 B
2－A，12
3－E，C 和 D
4－D，提高工作效率
5－D，以上全部都是
6－C，制作 1 本测试方案手册，并相应地培训员工
7－B，在有密码保护的电脑上创建和保存体能测试结果的电子文档
8－D，避免饮水过多
9－D，以上都是
10－A，为俱乐部减少纳税

HFS 案例分析Ⅳ的讨论题

1. 提　纲

- 日期
- 职位
- 部门
- 隶属关系
- 税后薪金
- 薪金等级
- 工作日程
- 工作总结——描述义务和责任
- 招聘要求——学历、经历、资格认证、技能
- 工作环境和工作条件

HFS 案例分析Ⅴ

HFS 案例分析Ⅴ的多选题

1－D，73913 美元

资料来源：American College of Sports Medicine. ACSM's Resource Manual for Guidelines for Exercise Testing and Prescription. 7th ed. Baltimore（MD）：Lippincott Williams and Wilkins；2014.

资料来源：American College of Sports Medicine. ACSM's Health/Fitness Facility Standards and Guidelines. 3rd ed. Champaigh （IL）：Human Kinetics；2007. p36.

2 – E，以上都不对

资料来源：American College of Sports Medicine. ACSM's Health/Fitness Facility Standards and Guidelines. 3rd ed. Champaigh （IL）：Human Kinetics；2007. p41.

3 – B，动感单车

资料来源：American College of Sports Medicine. ACSM's Health/Fitness Facility Standards and Guidelines. 3rd ed. Champaigh （IL）：Human Kinetics；2007. p27. Table5. 2

4 – D，对于这一职位，无规范教育要求，仅要求具有专业认证并有 3 年的团操教练工作经验

资料来源：American College of Sports Medicine. ACSM's Resource Manual for Guidelines for Exercise Testing and Prescription. 7th ed. Baltimore （MD）：Lippincott Williams and Wilkins；2014.

5 – C，设计的运动必须对于 25 ~45 岁的人是安全的，因为这个年龄段是参加团操课的最主要人群

资料来源：American College of Sports Medicine.

6 – B，使你的管理主要建立在雇员在即将到来的一年中的计划和预期的基础之上

资料来源：American College of Sports Medicine. ACSM's Resource Manual for Guidelines for Exercise Testing and Prescription. 7th ed. Baltimore （MD）：Lippincott Williams and Wilkins；2014.

7 – B，通过检验项目能否执行，及其适合性和有效性

资料来源：ACSM's Resource Manual for Guidelines for Exercise Testing and Prescription. 4th ed. ，p606.

8 – C，参与调查

资料来源：ACSM's Resource Manual for Guidelines for Exercise Testing and Prescription. 4th ed. ，p603 – 604.

HFS 案例分析 V 的讨论题

1. 招聘 1 名高层次的工作人员，例如，俱乐部总经理，让他加入“挑战”，即推广特色团操课程计划。总经理（GM）将参加俱乐部日程表上所有团操课，然后他或她在俱乐部网站上分享经验。每次 GM 参加团操课时，将会为操课的参加者赠送俱乐部礼券。

制定一个通过 Facebook 推广团操课计划的策略。描述课程和参与者特征。征求会员对俱乐部课程的意见和反馈。

人们喜欢在 Facebook 上看到他们的名字和照片。让团操指导员策划一个“自拍”活动，展示会员在不同团操课的照片。将这些照片到发布 Facebook 和俱乐部的网站主页。在使用会员肖像进行俱乐部推广活动时，务必要征得会员的同意。知情同意书可以附在会员申请表中。确保工作人员向会员解释照片的许可条款，并为成员提供其他选项。

团操课程协调员负责每天在博客上发布团操课表。在博客连续发表博文是很重要的，建议每天至少发表 1 篇。团操课程协调员在发表博文时，应该了解公司的营销策略和方针。团操课程协调员应该与会员和营销部门密切合作，拥护博客营销活动。在俱乐部网站主页上设置团操会员的账户，并创建促进博客推广的专区，以展示团操活动。

2. 使用可以安排团操课程和分析参与者数据的独立软件包（如莱美俱乐部软件）。有些软件包可以从俱乐部管理软件系统输入成员的信息，并将课程表模板上传到网站上。

利用现有的俱乐部管理软件模块，允许单独的团操课程查询——会员通过连接到俱乐部管理软件系统的电脑查询团操课程。这些信息可以导出单独的电子表格以供分析。

每位参加团操客户可以在俱乐部所有运动区域登记参加团操课程。团操教练可以在开始上课前清点人数，并于之前登记的人数进行对比/平均。

考勤输入 Excel（或类似的软件程序）电子表格进行分析。分析每节课平均参加的人数是很重要的，这样可以确定达到要求的最低出席率。同样重要的是，根据不同团操课程（如冥想/形体、动感单车、新兵训练营、踏板操），然后根据季节调整最低出勤率。

第五章　HFS 工作任务分析

注意：HFS 认证考生的复习内容应包括第一部分 ACSM 认证的私人教练（CPT）中的理论、机能和能力（KSAs）。

领域Ⅰ：健康和体适能评价

A：运动前评估和健康检查程序，最大限度地提高参与者的安全并降低风险。

理论和技能	解释/举例	资源
知识：准确收集个人信息，包括：健康史/病史、目前的医疗条件、危险因素、疾病的症状/体征、体力活动习惯和服用的药物	• 主诉 • 评估心血管疾病危险分层 • 医学评估 • 运动史	ACSM's Guidelines for Exercise Testing and Prescription. 9th ed. (ACSM's GETP 9) • 表 2.1、2.2 和 2.4 • 图 2.1～2.4
知识：知情同意书和健康史/病史的主要组成部分	• 内容和表达方式多样 • 熟悉危险分层的意义和程序 • 应逐条口头解释	ACSM's GETP 9 • 图 3.1 ACSM's Health – Related Physical Fitness Assessment Manual，4th edition. • 第二章
知识：知情同意和健康史/病史的局限性	• 参与者在知情同意过程中起主要作用。他或她有义务和责任告知 HFS（过去、现在，以及在评估期间），可能会增加测试风险的问题或禁忌症	ACSM's Health – Related Physical Fitness Assessment Manual，4th edition. • 第二章

B：参与健康相关体适能评估和测试的准备

知识和技能	解释/举例	资源
知识：ACSM 心血管疾病危险分层	• 了解正面和负面影响因素	ACSM's GETP 9. • 表 2.3
知识：提示心血管、肺部和代谢性疾病的主要症状和体征	• 了解 9 个主要症状/体征 • 了解内容/意义	ACSM's GETP 9. • 表 2.2
知识：在运动测试或锻炼之前需要咨询医务人员的肺部疾病危险因素或病情心血管危险因素或健康状况（如安静 HR 和/或 BP 的不良改变；在胸、颈、肩或手臂新出现不适；安静或运动时发生的不适、昏厥、头晕和跛行）	• 了解 9 个主要症状/体征 • 了解内容/意义 • 了解不同的终止条件的症状和体征	ACSM's GETP 9 • 表 2.2 • 专栏 4.5 和 5.2 • 表 10.1
知识：运动测试或锻炼之前需要咨询医务人员的肺部疾病危险因素或病情（如哮喘、运动性哮喘/支气管痉挛，安静或运动中极度呼吸困难、慢性支气管炎、肺气肿）	• 考虑 9 个主要症状/体征 • 了解内容/意义 • 了解肺功能测试方法	ACSM's GETP 9. • 表 2.2，3.4 和 10.1
知识：运动测试或锻炼之前需要咨询医务人员的代谢疾病危险因素或病情（如肥胖、代谢综合征、糖尿病或糖耐量受损，低血糖症）	• 了解推迟或终止运动测试的条件	ACSM's GETP 9. • 表 10.2 和 10.3 • 第十章
知识：在运动测试或锻炼之前需要咨询医务人员的肌肉骨骼疾病危险因素或症状（如急性或慢性疼痛、骨关节炎、类风湿关节炎、骨质疏松症、炎症/疼痛、腰痛）	• 了解与这些情况相关的常见症状和体征	ACSM's GETP 9. • 第十章
知识：ACSM 危险分层以及运动测试或锻炼中的医务监督	• 要注意低、中、高危人群之间的差异 • 注意那些无症状但是在锻炼前需要进行运动测试的人群	ACSM's GETP 9. • 表 2.1 和 2.3
知识：可通过增加体力活动改善的危险因素	• 包括规律体力活动/运动的益处	ACSM's 6ETP9 • 专栏 1.2

知识和技能	解释/举例	资源
知识：专业术语包括：总胆固醇（TC）、高密度脂蛋白胆固醇（HDL－C）、低密度脂蛋白胆固醇（LDL－C）、甘油三酯、空腹血糖受损、糖耐量受损、高血压、骨质酥松症、心肌梗死、呼吸困难、心动过速、跛行、晕厥和缺血	• 考虑影响健康的关键指标和可能影响运动处方和结果的因素	ACSM's Resource Manual for Guidelines for Exercise Testing and Prescription. 7th ed. • 第六、七和十三章 ACSM's GETP 9. • 表 2. 2
知识：国家胆固醇教育计划（NECP）/成年人高胆固醇血症治疗指南（ATP）推荐的胆固醇正常值	• 改编自“成年人高胆固醇血症查出、评估和治疗专家委员会第三次报告”（ATP Ⅲ）ATP Ⅲ概述了 NCEP 的胆固醇测试和管理的建议 • 指南可能会隔段时间修订	ACSM's GETP 9. • 表 3. 2
知识：美国高血压治疗指南推荐的专断标准	• 改编自“美国预防、检测、评估与治疗高血压全国联合委员会第七次报告（JNC7）” • 指南可能会隔段时间修订	ACSM's GETP 9. • 表 3. 1
知识：运动负荷测试医务监督	• 如需医生监督时，应就近寻找	ACSM's GETP 9 • 第二章 • 图 2. 4
知识：健康问卷的组成（如现病史、既往史、家族史、限制性骨科疾病、服用的处方药、活动和饮食习惯、压力和焦虑水平、吸烟和饮酒状况）	• 包括现在和过去的状况	ACSM's GETP 9 • 专栏 3. 1
技能：CVD 危险分层、提示可能有心血管、肺部、代谢性疾病的主要症状和体征，以及已知的心血管、肺部、代谢性疾病	• 掌握正面和负面危险因素 • 9 个主要体征和/或症状，了解每部分的内容和意义 • 区分低、中和高危人群	ACSM's GETP 9 • 表 2. 2 和 2. 3 • 图 2. 3
技能：运动前筛查，并选择适当的锻炼方式	• 采用自我报告和专业询问的方式进行运动前筛查 • 危险分层 • 各种体适能评价方案，如身体成分、心肺耐力、肌肉力量、肌肉耐力和柔韧性	ACSM's GETP 9 • 第二章 • 图 2. 3 • 第四章

C：选择和准备健康的参与者和那些身体健康评估控制疾病

知识和技能	解释/举例	资源
知识：体适能组成的生理学知识，包括：身体成分、心肺耐力、肌肉力量、肌肉耐力和柔韧性	具体内容见 ACSM's Resource Manual for Guidelines for Exercise Testing and Prescription. 7th ed. 第 3 章	ACSM's GETP 9 • 第四章
知识：给予筛查数据，为每位参与者选择适合的测试方案	• 了解特殊的体适能需要 • 了解损伤史	ACSM's GETP 9 • 第四章
知识：仪器校准并使用适合的测试仪器	• 为了确保测试数据的准确性（固定自行车、跑台等），必须在测试前进行校准。 注意操作手册的细节	ACSM's Health – Related Physical Fitness Assessment Manual，4th edition. • 第一章 ACSM's GETP 9. • 第二十章
知识：健康相关体适能测试方案的目的和步骤	• 测试前检查并遵照适合的测试顺序进行 • 注意测试健康相关体能时所采用的不同方法	ACSM's GETP 9. • 第四章
知识：测试终止条件和非连续测试后需要遵照的适宜程序	• 这些指症适用于运动负荷测试其他健康体适能测试	ACSM's GETP 9. • 专栏 4.5
知识：体适能测评顺序	• 这需要考虑测试形式、设备和环境条件	ACSM's GETP 9. • 第四章
知识：常见药物和食物对运动测试的影响（如抗心绞痛药、降压药、支气管扩张剂、降糖药、精神疾病药物、酒精、减肥药、感冒药、咖啡因和尼古丁）	• 对于每种药物和食物，需要认识药名和分类，以及对 HR、BP、ECG 和运动能力的影响	ACSM's GETP 9. • 附录 A
知识：各种疾病参与者在运动中的生理和代谢反应（如心脏病、高血压、糖尿病、肥胖和肺部疾病）	• 各种慢性疾病病理生理、对运动的反应，以及锻炼对疾病的作用	ACSM's Exercise Management for Persons with Chronic Diseases and Disabilities，3rd edition • 第Ⅱ－Ⅳ部分
技能：对体适能测试结果进行分析和解释	• 使用适宜标准和规范量表分析和解释结果	ACSM's GETP 9. • 表 4.1 ~ 4.3，4.5 ~ 4.6，4.8 ~ 4.13，4.15 ~ 4.17

知识和技能	解释/举例	资源
技能：为儿童、青少年、老年人和特殊人群选择适宜的测试方案和程序	• 了解健康人群与特殊人群测试的区别	ACSM's GETP 9. • 第八章

D：心肺耐力测试与评估

知识和技能	解释/举例	资源
知识：常用的次极量和极量运动负荷测试方案	• 了解不同心肺耐力测试模式和方案的利弊	ACSM's Health - Related Physical Fitness Assessment Manual, 4th edition. • 第七、八章
知识：血压测试技术	• 了解影响安静血压测试结果的因素和细节，如体位、袖带尺寸等 • 了解内容/意义	ACSM's Health - Related Physical Fitness Assessment Manual, 4th edition. • 第三章
知识：使用 Korotkoff 音确定 SBP 和 DBP	• 了解安静和运动中第四音（真实 DBP）和第五音（临床 DBP）Korotkoff 的区别和意义	ACSM's Health - Related Physical Fitness Assessment Manual, 4th edition. • 专栏 3.1
知识：运动中血压反应	• 了解运动中异常血压反应，如 DPS 降低和 SBP 明显降低。 了解心率 - 血压乘积的意义	ACSM's GETP 9. • 第六章
知识：安静心率和运动中心率测试方法	• 了解 2 个常见的脉搏触诊部位 • 运动中 HR 反应个体差异大，因此造成推测得出的 HR_{max} 不准确	ACSM's Resource Manual for Guidelines for Exercise Testing and Prescription 7th ed. • 第二十章 ACSM's GETP 9. • 第六章
知识：主观疲劳感觉（RPE）	• 了解 RPE 分级的局限性 • 与运动中 HR 反应一样，RPE 也存在很大的个体差异，因此应谨慎使用	ACSM's GETP 9. • 第四章 • 表 4.7
知识：心肺耐力测试前、中和后监测 HR、BP 和 RPE	• 了解测试 HR 的多种方法 • 血压测试位置需要与心脏水平 • 主观疲劳受多因素影响，因此应慎重使用	ACSM's GETP 9. • 第四章 • 表 4.4

知识和技能	解释/举例	资源
知识：心血管和呼吸系统的生理学和解剖学基础	• 可以从本科和研究生运动生理学教材中找到资料	ACSM's Resource Manual for Guidelines for Exercise Testing and Prescription. 7th ed. • 第一和第三章
知识：心肺疾病相关术语，如心绞痛、心动过速、心动过缓、心律不齐和过度换气	• 可以从临床运动生理学教材中找到这些术语	Clinical Exercise Physiology, 2nd ed. • Glossary, pp. 593 – 610
知识：心肌缺血、心肌梗死、中风、高血压和高血脂的病理生理学基础	• 熟悉动脉粥样硬化的不同阶段和发展 • 了解各阶段的密切关系	ACSM's Resource Manual for Guidelines for Exercise Testing and Prescription. 7th ed. • 第六章
知识：心肌缺血、心肌梗死、高血压、跛行和呼吸困难对心肺耐力测试的影响	• 了解动脉粥样硬化与这些疾病或状况的关系	ACSM's Exercise Management for Persons with Chronic Diseases and Disabilities, 3rd edition • 第六、十四和十五章
知识：运动中摄氧量的动态变化（如 HR、搏出量、心输出量、肺通气和通气阈）	• 可以从本科和研究生运动生理学教材中找到资料	ACSM's Resource Manual for Guidelines for Exercise Testing and Prescription. 7th ed. • 第三章 ACSM's GETP 9. • 第六章，专栏 6.1
知识：最大摄氧量计算方法（$\dot{V}O_2max$）	• 了解不同 $\dot{V}O_2max$ 的测试方法。根据各种测试方法的难度和准确性分析其利弊	ACSM's Health – Related Physical Fitness Assessment Manual, 4th edition. • 第七、八章
知识：健康人群和有健康问题人群在运动负荷试验中的心血管反应	• 可以从权威的运动生理学教材中找到资料	Exercise Physiology: Integrating Theory and Application. • 第五章
技能：解释心肺耐力测试结果	• 根据各种测试方法的难度和准确性分析其利弊	ACSM's Health – Related Physical Fitness Assessment Manual, 4th edition. • 第七、八章
技能：脉搏和 BP 的解剖学标志	• 测量血压前先触摸到尧动脉	ACSM's Resource Manual for Guidelines for Exercise Testing and Prescription. 7th ed. • 第一、二十章

知识和技能	解释/举例	资源
技能：以亚极量运动负荷试验确定心肺耐力的方法	• 考虑不同心肺耐力测试方法和方案的利弊	ACSM's Health – Related Physical Fitness Assessment Manual, 4th edition. • 第七章

E：肌肉力量、肌肉耐力和柔韧性的测试与评估

知识和技能	解释/举例	资源
知识：常用的肌肉力量、肌肉耐力和柔韧性测试方法	• 了解不同肌肉力量、肌肉耐力和柔韧性方法的利弊	ACSM's Health – Related Physical Fitness Assessment Manual, 4th edition. • 第五、六章
知识：解释肌肉力量、肌肉耐力和柔韧性测试结果	• 了解使用适宜的评价标准和规范量表分析和评估结果	ACSM's Health – Related Physical Fitness Assessment Manual, 4th edition. • 第五、六章
知识：估计相对力量、绝对力量和最大力量（1-RM）的方法	• 了解采用静力性的等速力量测试方法	ACSM's Resource Manual for Guidelines for Exercise Testing and Prescription. 7th ed. • 第三十一章
知识：骨骼、骨骼肌和结缔组织的解剖学知识	• 了解这些组织与人体运动的关系	ACSM's Resource Manual for Guidelines for Exercise Testing and Prescription. 7th ed. • 第一章 ACSM's Health – Related Physical Fitness Assessment Manual, 4th edition. • 第五章
知识：运动解剖学名词，包括前、后、下、上、内侧、外侧、旋后、旋前、屈、伸、内收、外展、过伸、旋转、主动肌、拮抗剂和固定肌	• 了解关节运动的轴和平面。了解各个肌群的作用	ACSM's Resource Manual for Guidelines for Exercise Testing and Prescription. 7th ed. • 第一章，表 1.5 Basic Biomechanics, 6th ed. • 第六章

知识和技能	解释/举例	资源
知识：人体运动基本平面轴	• 了解人体标准解剖学姿势、基本平面和轴	ACSM's Resource Manual for Guidelines for Exercise Testing and Prescription. 7th ed. • 第一章，图 1.2
知识：人体重心与支撑、平衡、稳定性、姿势和正常脊柱弯曲的关系	• 从其他权威生物力学教材获得相关资料	Basic Biomechanics，6th ed. • 第九和十三章
知识：脊柱正常生理弯曲和脊柱侧弯的评价方法	• 了解第一和第二生理弯曲的区别。 从其他权威生物力学教材获得相关资料	Basic Biomechanics，6th ed. • 283－284 页
知识：主要肌群的位置和功能（胸大肌、斜方肌、背阔肌、肱二头肌、肱三头肌、腹直肌、腹内斜肌、腹外斜肌、竖脊肌、臀大肌和股四头肌、腘绳肌、内收肌、外展肌和腓肠肌）	• 了解肌肉位置、力作用线和特殊运动的关系	ACSM's Resource Manual for Guidelines for Exercise Testing and Prescription. 7th ed. • 第一章 • 图 1.29 和 1.30
知识：主要关节及其与运动的关系	• 了解各关节类型、运动平面和轴	ACSM's Resource Manual for Guidelines for Exercise Testing and Prescription. 7th ed. • 第一章表 1.3 和 1.4
技能：认识主要骨、肌肉和关节	• 了解连接骨、肌肉和关节	ACSM's Resource Manual for Guidelines for Exercise Testing and Prescription. 7th ed. • 第一章 • 图 1.23、1.29 和 1.30 • 表 1.5
技能：肌肉力量、肌肉耐力和柔韧性测试方法（如 1-RM、握力、俯卧撑、仰卧起坐、坐位体前屈）	• 了解常用的不同肌肉力量、肌肉耐力和柔韧性测试方法的利弊	ACSM's Health－Related Physical Fitness Assessment Manual，4th edition. • 第五、六章
技能：使用小负荷（2～10－RM）推测 1-RM	• 了解 1-RM 推测方法的利弊	Designing Resistance Training Programs，3rd ed. • 第五章
技能：解释肌肉力量、肌肉耐力和柔韧性测试结果	• 使用适宜的评价标准和规范量表分析和评估结果	ACSM's Health－Related Physical Fitness Assessment Manual，4th edition. • 第五、六章

F：人体测量学和身体成分的测试与评价

知识和技能	解释/举例	资源
知识：身体成分测试方法的优缺点和局限性（如空气置换 BODPOD、双能 X 线、水下称重、皮褶厚度以及生物电阻抗）	• 根据不同测试方法的难易程度和准确性分析其利弊	ACSM's Health – Related Physical Fitness Assessment Manual，4th edition. • 第四章
知识：围度和皮褶厚度标准测试位点	• 熟悉不同围度和皮褶厚度测试的准确性、意义和适用条件的区别	ACSM's Health – Related Physical Fitness Assessment Manual，4th edition. • 第四章 ACSM's GETP 9 • 第四章
知识：BMI、围度和皮褶厚度测试步骤	• 了解不同测试方法的难易程度和准确性的利弊	ACSM's Health – Related Physical Fitness Assessment Manual，4th edition. • 第四章 ACSM's GETP 9 • 第四章
知识：体脂百分比、BMI、围度、腰臀比与健康的关系	• BMI、腰围与慢性疾病发病危险的关系	ACSM's GETP 9 • 第四章
技能：围度和皮褶厚度测量的体表标志	• 了解围度和皮褶厚度测量的体表标志的区别	ACSM's GETP 9 • 第四章 • 专栏 4.1 和 4.2
技能：解释人体测量学和身体成分结果	• 根据不同人群选择适宜方法计算皮褶厚度、身体密度和体脂百分比	ACSM's GETP 9 • 第四章 • 表 4.3 和 4.5

领域Ⅱ：运动处方的制定与实施

A：回顾运动前健康检查，包括健康问卷调查和评估、运动历史、体适能评估。

知识和技能	解释/举例	资源
知识：与参与者共同整合并回顾筛查结果	• 注意 ACSM's GETP 9 相对于前一版的变化	ACSM's GETP 9 • 表 2.1 ~ 2.4 • 图 2.1 ~ 2.4

B：未达到预期目的设计安全有效的运动处方

知识和技能	解释/举例	资源
知识：肌肉力量、心肺耐力和柔韧性的基本训练方法	• 了解训练课的基本组成，运动量；FITT – VP 原则（运动的频率、强度、时间、种类、总量和进度）	ACSM's GETP 9 • 第七章
知识：针对健康人和病情得到控制的患者，运动训练的益处和注意事项	• 熟悉规律体力活动和/或锻炼的益处 • 熟悉规律体力活动和/或锻炼相关风险	ACSM's GETP 9 • 第一章 • 专栏 1.2 • 表 1.3 – 1.6
知识：为满足特殊客户的需要特定计划（如针对运动专项、竞技成绩、健康、生活方式、功能能力、平衡性、灵活性、有氧和无氧能力）	• 注意客户对体适能的特殊需要（如健康或竞技相关体适能） • 以提供个性化和适宜的运动处方为目的，收集客户的基线数据并追踪	ACSM's GETP 9 • 第四章
知识：6 种竞技相关体适能：灵活性、平衡性协调性、反应时、速度和力量	• 了解健康相关体适能和竞技相关体适能	ACSM's GETP 9 • 第一章 • 专栏 1.1
知识：一次性运动的急性生理反应	• 了解 HR、每搏输出量（SV）、心输出量（CO）、血流量、BP、动静脉氧分压差（a – VO_2 DIFF）和通气量 • 这些信息可查阅本科或研究生的运动生理学教科书	ACSM's Resource Manual for Guidelines for Exercise Testing and Prescription. 7th ed. • 第三章 ACSM's GETP 9 • 第六章

知识和技能	解释/举例	资源
知识：长期运动的生理适应	• 这些信息可查阅本科或研究生的运动生理学教科书 • 长期运动可以提高生理机能、减少 CAD 危险因素、降低发病率和死亡率，并提高其他健康相关体适能	ACSM's Resource Manual for Guidelines for Exercise Testing and Prescription. 7th ed. • 第三十二章 ACSM's GETP 9 • 第一章 • 专栏 1.2
知识：按照 ACSM 运动处方制定原则为健康人、有危险因素的人群以及病情得到控制得患者推荐肌肉力量、心肺耐力和柔韧性练习	• 熟悉 FITT – VP 原则 • 这些原则可以用于健康人和有特殊问题人群，以及住院和出院后患者的康复计划	ACSM's GETP 9 • 第七 ~ 九章
知识：一节训练课的组成和顺序（如热身、拉伸、体能训练、竞技训练、整理活动）	• 注意这些组成部分应由有氧和无氧运动组成	ACSM's GETP 9 • 第七章
知识：热身和整理活动的生理学原理	• 虽然热身和整理活动被很多专业人员忽略，但是它们确实很重要，且有效	Guidelines for Exercise Testing and Prescription. 7th ed. • 第三十四章
知识：锻炼的规律性、循序渐进、超负荷、个体化和专门化原则，以及这些原则与运动处方的关系	• 当为客户制定适宜的运动处方时，要注意客户/患者的目的。制定适宜的处方，并且设定可以实现的目标	Guidelines for Exercise Testing and Prescription. 7th ed. • 第三十一章
知识：在大强度运动中有氧和无氧代谢系统的作用	• 对不同运动强度、持续时间的运动中有氧和无氧代谢系统的关系应非常熟悉	Guidelines for Exercise Testing and Prescription. 7th ed. • 第三章
知识：人体运动中基本的生物力学原则。	熟悉生物力学，并且熟悉生物力学与日常体力活动（ADL）和运动表现的关系。 相关信息可查阅权威的本科或研究生的体育训练教科书	Basic Biomachanics, 6th ed. • 第五章
知识：过度训练的症状和体征的生理学和病理学基础	• 熟悉有氧运动和抗阻运动过度训练的区别	Guidelines for Exercise Testing and Prescription. 7th ed. • 第三十二和三十三章

知识和技能	解释/举例	资源
知识：与运动相关的常见骨骼肌肉损伤的症状和体征（如扭伤、拉伤、滑囊炎、肌腱炎）	• 注意肌肉和关节损伤的区别 • 相关信息可查阅权威的本科或研究生的生物力学教科书	Basic Biomachanics，6th ed. • 第五章
知识：运动设备的优缺点（如自由重量、力量训练器械和心肺耐力设备）	• 如果使用正确并遵守操作指南则自由重量和组合器械同样有效	Guidelines for Exercise Testing and Prescription. 7th ed. • 第三十一章
技能：运动教学和演示	• HFS 是具有指导有氧、抗阻和柔韧性运动的专家	ACSM's GETP 9 • 第七～九章
技能：设计安全、有效的训练计划	• HFS 应能够收集测试原始数据、解释结果，并设计出安全有效的锻炼计划	ACSM's GETP 9 • 第七～九章

C：根据健康人的健康状况、锻炼目标和日程安排，使用运动处方的频率、强度、时间和类型（FITT）原则制定心肺耐力处方。

知识和技能	解释/举例	资源
知识：提高心肺耐力的 FITT 框架	• 健康健身专家（HFS）应该非常熟悉 FITT－VP 框架，更具体地说，应了解运动的频率、强度、时间和类型之间的关系	ACSM's GETP 9 • 第七章 • 表 7.5～7.7
知识：基于客户的经历、技能、目前的体适能水平和目的，他/她在从事各种心肺耐力运动时的益处、风险和禁忌症	• 注意危险分层的准确性 • 注意运动处方的个性化和适合性	ACSM's GETP 9 • 第一章
知识：获得健康益处和/或发展体适能所需最低体力活动量	• HFS 应注意将 FITT 原则应用到有氧、抗阻和柔韧性训练中	ACSM's GETP 9 • 表 7.5～7.7
知识：使用储备心率（HRR）、储备摄氧量（$\dot{V}O_2maxR$）和峰值摄氧量法（$\dot{V}O_2peak$）和峰值代谢当量（MET）法和 RPE 分级制定运动强度	• 注意 RPE 分级、其他主观疲劳测试和/或情绪变化不应该作为确定强度的主要的方法	ACSM's GETP 9 • 第七章 • 专栏 7.2 • 表 7.1 • 第十一章

知识和技能	解释/举例	资源
知识：HRR、$\dot{V}O_2$maxR、$\dot{V}O_2$peak、峰值 MET 法和 RPE 分级的准确性	• 注意各种 HR_{max} 推算公式的区别 • 与 HR% 和 $\dot{V}O_2$max% 相比，HRR 和 $\dot{V}O_2$maxR 可能更好	ACSM's GETP 9 • 第七章 • 表 7.2
知识：运动中的异常反应（如血流动力学、心脏和通气的变化）	• 当运动测试用于治疗、诊断和判断预后时，这些指标起主要作用	ACSM's GETP 9 • 专栏 6.1
知识：代谢计算（如单位换算、推算运动中能量消耗、能量支出）	• 注意单位换算 • 运动的稳定阶段，这些公式最准确	ACSM's GETP 9 • 第七章 • 图 7.1 • 表 7.3
知识：计算一次训练课的能量消耗（kcal/次）	• 1lb（0.45 kg）脂肪 =3500kcal • 了解使用 MET 计算每分钟能量消耗的公式	ACSM's GETP 9 • 第二十八章
知识：确定和监控运动强度的方法，包括 HR、RPE 和 MET	• 注意 RPE 分级、其他主观疲劳测试和/或情绪变化不应该作为确定强度的主要的方法	ACSM's GETP 9 • 第七章 • 专栏 7.2 • 表 7.1 • 第十一章
知识：无氧训练原则的应用	• 增强式训练（Plyometric Training）也属于无氧训练	Guidelines for Exercise Testing and Prescription. 7th ed. • 第三十一章
知识：心血管和呼吸系统的解剖和生理学基础，包括心肌的基本特性	• 在安静和运动时两个系统正常工作特点	Guidelines for Exercise Testing and Prescription. 7th ed. • 第一章 Exercise Physiology：Integrating Theory and Application. • 第五、六章
技能：气体交换基本原则	• 熟悉开放式肺活量测定法的概念 • 熟悉呼吸交换率的意义（PER）和呼吸商的关系（RQ）	ACSM's GETP 9 • 第四章

知识和技能	解释/举例	资源
技能：根据客户不同体适能水平确定适宜运动频率、强度、时间、方式	• 熟悉 FITT－VP 原则中各要素的关系，尤其是运动强度与时间的关系 • 注意不同的 HR_{max} 推测公式的区别 • 与 HR% 和 $\dot{V}O_2max$% 相比，HRR 和 $\dot{V}O_2maxR$ 可能更好 • 注意 RPE 分级、其他主观疲劳测试和/或情绪变化不应该作为确定强度的主要的方法	ACSM's GETP 9 • 第七章
技能：确定不同运动的能量消耗、绝对和相对摄氧量（VO_2）、MET，并运用这些信息制定运动处方	• 考虑相对 VO_2 和绝对 VO_2 的计算方法，以及 VO_2 与 MET 的换算方法	ACSM's GETP 9 • 第七章 • 图 7.1 • 表 7.3
技能：辨别心肺耐力运动设备的错误使用方法	• 根据客户特点制定个性化 FITT－VP 原则 • 在必要时，查阅心肺运动设备的操作手册	ACSM's GETP 9 • 第七章
技能：教学和演示各种心肺耐力运动设备	• 根据客户特点制定个性化 FITT－VP 原则 • 在必要时，查阅心肺运动设备的操作手册	ACSM's GETP 9 • 第七章

D：根据健康人的健康状况、锻炼目标和日程安排，使用运动处方的频率、强度、时间和类型（FITT）原则制定肌肉力量、肌肉耐力和柔韧性的运动处方。

知识和技能	解释/举例	资源
知识：发展肌肉力量、肌肉耐力和柔韧性的 FITT 框架	• 了解肌肉力量和肌肉耐力练习中重复次数和负荷（1-RM%）的区别 • 了解不同类型柔韧性练习的区别	ACSM's Resource Manual for Guidelines for Exercise Testing and Prescription. 7th ed. • 第七章 • 专栏 7.4

知识和技能	解释/举例	资源
知识：获得健康益处和/或发展体适能所需最低体力活动量	• 运动强度和时间的相互作用 • 最低活动量因人而异，受个人的促肾上腺皮质激素的释放水平、年龄、健康状况、生理机能、遗传、习惯性的体力活动、社会和心理因素影响	ACSM's GETP 9 • 第七章
知识：提高主要肌群的肌肉力量和/或耐力的安全、有效的练习	• 在制定适宜运动处方时，要考虑客户/患者的目的 • 制定适宜的运动处方，并设定可以实现的目的	ACSM's Resource Manual for Guidelines for Exercise Testing and Prescription. 7th ed. • 第二十九章
知识：提高柔韧性的安全、有效的练习	• 有多种有效的拉伸方法可以提高大肌群和/或肌肉的柔韧性 • 注意静力、动力、弹震和 PNF 拉伸的区别	Stetching for Functional Flexibility • 第五章
知识：适合进行水中运动的指征（如关节炎、肥胖）	• 虽然水中运动适合于某些人群，但是它也有些明显的缺点（如无负重）	Therapeutiu Exercise From Theory to Practice • 表 12. 1
知识：抗阻训练计划的种类（如全身或分割式）和模式（如自由重量、组合器械、气动设备、弹力带）	• 当选择全身或者分割式训练时，要考虑到其他因素，如每周训练次数和频率等 • 了解自由重量和器械训练的利弊	ACSM's Resource Manual for Guidelines for Exercise Testing and Prescription. 7th ed. • 第三十一章 • 表 31. 1
知识：一次性训练组成要素（如负荷、运动量、组数、重复次数、间歇时间和动作要求）和长期训练要素（如周期）	• 重复次数与负荷的关系 • 了解运动量和周期安排的多样性	ACSM's Resource Manual for Guidelines for Exercise Testing and Prescription. 7th ed. • 第三十一章
知识：肌肉收缩类型（如向心、离心、等长）	• 了解各种肌肉收缩类型的利弊	ACSM's Resource Manual for Guidelines for Exercise Testing and Prescription. 7th ed. • 第三十一章

知识和技能	解释/举例	资源
知识：关节运动（如伸、屈、外展、内收）和肌肉作用	• 相关信息可查阅其他权威运动学或生物力学教科书	Basic Biomechanics, 6th edition • 第七章 • 表 7.1 ~ 7.3 • 第八章 • 表 8.1 ~ 8.2 • 第九章 • 表 9.1
知识：急性和延迟性肌肉酸痛（DOMS）	• DOMS 是由于肌纤维的微损伤造成的，而不是乳酸堆积所致 • 相关信息可查阅其他权威运动生理学教科书	Exercise Physiology: Integrating Theory and Application. • 第三章
知识：骨骼肌纤维的解剖学和生理学基础，快肌和慢肌的特点，肌肉收缩的肌丝滑行知识	• 相关内容非常多，应全部掌握 • 相关信息可查阅其他权威运动生理学教科书	Exercise Physiology: Integrating Theory and Application. • 第三章
知识：牵张反射、本体感受器、高尔基腱器官（GTO）、肌酸，以及它们与灵活性的关系	• 不同拉伸方式（静力、动力、弹震和 PNF）对这些感受器的正面和负面的影响 • 相关信息可查阅其他权威运动生理学、运动学和生物力学教科书	Exercise Physiology: Integrating Theory and Application. • 第三章 Basic Biomechanics, 6th edition • 第五章
知识：肌肉相关术语，包括萎缩、增生和肥大	• 了解这些术语之间的区别以及在常运动和缺乏运动人群中的发生情况 • 相关信息可查阅其他权威运动生理学、运动学和生物力学教科书	Exercise Physiology: Integrating Theory and Application. • 第三章 ACSM's Resource Manual for Guidelines for Exercise Testing and Prescription. 7th e • 第三十一章和关键词
知识：在运动中的 Valsalva 动作及其意义	• 重视 Valsalva 现象。不论是健康人，还是在有疾病的患者中，此现象都会导致明显和危险的血液动力学改变	ACSM's Resource Manual for Guidelines for Exercise Testing and Prescription. 7th ed. • 第 22 章

知识和技能	解释/举例	资源
知识：基础和普通的增强式训练生理学基础（如跳箱、飞跃、跳跃）	• 增强式训练可以被看做是无氧练习，也可以是抗阻练习 • 同一个练习的条件不同则强度也不同（如箱子高度、单脚跳和双脚跳）	Exercise Physiology: Integrating Theory and Application. • 第三章
知识：有禁忌症和潜在风险的动作（如直腿仰卧起坐、双腿上举、下蹲、跨栏伸展、瑜伽犁、背部过度伸展、站立位触摸脚趾、颈后推举/背阔肌下拉）	• 考虑适当的运动动作	Advanced Fitness Assessment and Exercise Prescription, 4th edition • Appendices C and F
知识：使用 1-RM 制定运动处方	• 当需要改变运动强度时，这一方法就非常重要，如不同的周期循环	ACSM's Resource Manual for Guidelines for Exercise Testing and Prescription. 7th ed. • 第二十二、三十一章
知识：损伤预防和协助练习的定位和技术	• 应该非常熟悉给定的运动 • 定位正确对于适宜和安全的运动是至关重要的	ACSM's Resource Manual for Guidelines for Exercise Testing and Prescription. 7th ed. • 第三十一章
知识：训练分期（大、中和小周期）以及相关知识	• 了解线性和非线性周期化方法的差异 • 了解大、中和小周期的区别 • 了解不同的周期安排中运动量和强度的关系	ACSM's Resource Manual for Guidelines for Exercise Testing and Prescription. 7th ed. • 第三十一章
知识：举重练习的安全性和有效性	• 考虑客户是否适合做这种练习 • 相关信息较多，应全掌握	Explosive Lifting for Sports – Enhanced Edition • 第四～九章
知识：核心稳定性练习的安全性和有效性（如平板支撑、卷腹、腹桥、俯卧转体）	• 考虑使用适当的辅助工具（如平衡球和药球）	Stetching Ball Training, 2nd edition • 第三、四章

知识和技能	解释/举例	资源
技能：识别抗阻练习中错误动作	• 使用不同的抗阻设备教学和演示正确动作	Advanced Fitness Assessment and Exercise Prescription，4th edition • Appendices C and F Stetching Ball Training，2nd edition • 第三、四章 Therapeutiu Exercise From Theory to Practice • 表 12. 1
技能：教学和演示柔韧性练习方法	• 区分静力、动力、弹震拉伸和 PNF	Stetching Ball Training，2nd edition • 第五章
技能：教授和演示安全有效的肌肉力量、肌肉耐力练习方法（如自由重量、力量训练器械、弹力带、瑞士球、自身重量和其他多功能训练器械）	• 相关内容较多，应全部掌握 • 以身作则	Advanced Fitness Assessment and Exercise Prescription，4th edition • Appendices C and F Stetching Ball Training，2nd edition • 第三、四章

E：根据健康参与者的不同目的，安排抗阻、有氧和柔韧性训练的进度计划

知识和技能	解释/举例	资源
知识：锻炼进度的基本原则	• 对于心肺耐力练习，要注意进度阶段 • 了解不同的抗阻训练进展方法（如周期性）	ACSM's Resource Manual for Guidelines for Exercise Testing and Prescription. 7th ed. • 第三十和三十一章 ACSM's GETP 9 • 第七章
知识：根据个人的变化情况调整 FITT 框架	• 熟悉 FITT 中各要素间的关系	ACSM's Resource Manual for Guidelines for Exercise Testing and Prescription. 7th ed. • 第三十和三十一章 ACSM's GETP 9 • 第七章
知识：周期性重测在评价体适能变化的重要意义	这些对于制定合理的短期和长期目标都是至关重要的	ACSM's GETP 9 • 第四章

知识和技能	解释/举例	资源
知识：提高肌肉力量、肌肉耐力和心肺耐力的训练原则	• 了解肌肉力量、肌肉耐力和心肺耐力的生理学差异 • 熟悉抗阻和心肺耐力训练中FITT-VP各要素间的相互作用	ACSM's Resource Manual for Guidelines for Exercise Testing and Prescription. 7th ed. • 第三十和三十一章 ACSM's GETP 9 • 第七章
技能：认识到进度调整和经常沟通对于运动处方的重要性	• 逐渐提高进度可以降低 CVD 和运动系统损伤的发生风险 • 客户目标可能更易于实现	"ACSM's Positiong Stand. Quantity and Quality of Exercise for Developing and Maintaining Cardiorespiratory, Musculoskeletal, and Neuromotor Fitness in Apparently Healthy Adults: Guidance for Prescribing Exercise"

F：根据客户的健康筛查、现病史、身体成分和围度，按照客户的目的制定体重管理计划

知识和技能	解释/举例	资源
知识：体重管理运动处方（减重、维持体重和增重）	• 考虑不同的减重计划和方法 • 考虑客户的能量摄入、能量消耗和目前的体脂百分比	ACSM's Resource Manual for Guidelines for Exercise Testing and Prescription. 7th ed. • 第三十五章
知识：能量平衡和膳食指南（如膳食宝塔、美国农业部美国居民膳食指南）	• 了解不同膳食评价的优缺点 • 膳食评价可以作为运动处方一个重要的辅助手段	ACSM's Resource Manual for Guidelines for Exercise Testing and Prescription. 7th ed. • 第十四章
知识：体重管理术语，包括肥胖、超重、体脂百分比、体重指数（BMI）、瘦体重（LBM）、神经性厌食、食欲亢进症、暴食症、代谢综合征、体脂肪分布、脂肪细胞、肥胖病学、营养补剂、去脂肪体重（FFM），静息代谢率（RMR）和产热作用	• 了解这些术语在描述疾病、人体测量评价和/或生理状态的区别	ACSM's Resource Manual for Guidelines for Exercise Testing and Prescription. 7th ed. • 第十八章和关键词 • 第三十五章 ACSM's GETP 9 • 第十章 Exercise Physiology: Integrating Theory and Application • 第十一章

知识和技能	解释/举例	资源
知识：身体成分与健康的关系	• 了解超重、肥胖与慢性疾病的密切关系，如CVD和糖尿病 • 了解超重、肥胖与其他危险因素的关系，如高血压	ACSM's GETP 9 • 第十章
知识：特殊人群的膳食需要（如妇女、儿童、老年人和孕妇）	• 为了全面理解这部分内容，HFS 需要了解所有人群的膳食需要	"USDA，Center for Nutrition Policy and Promotion"
知识：常见的营养补剂，它们的作用机制、服用风险和益处（如蛋白质/氨基酸补剂、维生素、矿物质、中草药、肌酸、类固醇和咖啡因）	• 虽然补剂可以提高运动成绩，但是某些补剂在官方比赛中是禁止使用的	Exercise Physiology：Integrating Theory and Application • 第十四章
知识：改善身体成分的方法，包括饮食、运动和行为方式改变	• 在很多情况下，为了维持成果，会同时使用饮食、运动和行为方式的改变	ACSM's Resource Manual for Guidelines for Exercise Testing and Prescription. 7th ed. • 第十四、十五章和第四十四章 ACSM's GETP 9 • 第十章
知识：有氧和无氧代谢的供能物质，包括碳水化合物、脂肪和蛋白质	• 了解有氧和无氧运动中不同供能物质间的相互作用 • 相关内容可查阅权威运动生理学教科书	ACSM's Resource Manual for Guidelines for Exercise Testing and Prescription. 7th ed. • 第三章 Exercise Physiology：Integrating Theory and Application • 第二章
知识：各种膳食组成对体重管理的作用	• "合理膳食"由多种因素规定，包括年龄、性别和体力活动水平（静坐少动生活方式 vs. 体力活动活跃）等 • 相关内容较多，应全部掌握	ACSM's Resource Manual for Guidelines for Exercise Testing and Prescription. 7th ed. • 第四章

知识和技能	解释/举例	资源
知识：在运动前、中、后保持正常水化的重要性	• 评价水化的各种方法（即尿液颜色和渗透压） • 了解低钠血症和水中毒的关系	Exercise Physiology：Integrating Theory and Application. • 第九章
知识：不适当减重的后果（如桑拿、服用膳食补充剂、振动带、塑身内衣、运动过度、极低能量饮食、电刺激、发汗服、流行的节食方法）	• 适合的、逐渐减重是一个长期的过程	ACSM's Resource Manual for Guidelines for Exercise Testing and Prescription. 7th ed. • 第三十五章
知识：碳水化合物、脂肪、蛋白质和酒精的能量	• 不同营养素的能量区别	ACSM's Resource Manual for Guidelines for Exercise Testing and Prescription. 7th ed. • 第四章 • 表 4.1
知识：能量消耗与减重的关系	• 3500kcal 能量负平衡相当于减掉 1lb（0.45kg）的体重 • 这些内容是运动科学从业人员的常识	Exercise Physiology：Integrating Theory and Application • 第十一章
发布的有关肥胖和相关风险的观点立场（如 NIH、ADA、ACSM）	• 了解超重和肥胖的划分标准	ACSM's Resource Manual for Guidelines for Exercise Testing and Prescription. 7th ed. • 第十四章 ACSM's GETP 9 • 第十章
知识：体脂分布与健康的关系	• 上半身肥胖（“苹果型”）和下半身肥胖“梨形”）的区别 • 区分内脏脂肪与皮下脂肪	ACSM's Resource Manual for Guidelines for Exercise Testing and Prescription. 7th ed. • 第三十五章
知识：超重和肥胖的生理学和病理学基础	• 超重和肥胖者常伴有并发症和/或肌肉骨骼系统问题	ACSM's Resource Manual for Guidelines for Exercise Testing and Prescription. 7th edition. • 第十四章 ACSM's Exercise Management for Persons with Chronic Diseases and Disabilities, 3rd edition. 第二十一章

知识和技能	解释/举例	资源
知识：推荐给超重和肥胖人群的 FITT 框架	• 推荐的运动量可能高于健康人群 运动应同时结合饮食和行为方式改变	ACSM's Resource Manual for Guidelines for Exercise Testing and Prescription. 7th edition. • 第十章
知识：与超重和肥胖有关的并发症和肌肉骨骼系统问题，这些疾病和问题可能需要在他们进行运动测试和实施运动处方之前征得医生的同意和/或进行治疗	• 由于可能存在其他慢性疾病和肌肉骨骼系统问题，可能需要额外的医疗干预	ACSM's Resource Manual for Guidelines for Exercise Testing and Prescription. 7th edition. • 第十章
技能：体重管理中行为改变策略的应用（如运动、饮食和行为策略）	• 了解适宜的减重可能需要些时间，同时可能包括运动、饮食和行为改变	ACSM's Resource Manual for Guidelines for Exercise Testing and Prescription. 7th edition. • 第三十五章 ACSM's GETP 9 • 第十章
技能：根据客户体重调节训练	• 根据个人能力和是否存在并发症和/或运动系统问题，制定个性化和适宜的运动处方	ACSM's Resource Manual for Guidelines for Exercise Testing and Prescription. 7th edition. • 第四十一章
技能：根据每次训练课的能量消耗计算运动量	了解表 7.3 下面所有的换算方法	ACSM's GETP 9 • 表 7.3

G：为病情稳定的心血管、肺部、代谢性和其他疾病患者制定和实施运动处方

知识和技能	解释/举例	资源
知识：ACSM 危险分层，以及针对心血管、肺部、代谢性和其他疾病患者的运动处方原则	• 相关内容较多，需全面掌握	ACSM's GETP 9 • 第二章 • 表 2.2 和 2.3 • 图 2.3 • 专栏 2.2 • 第九和第十章

知识和技能	解释/举例	资源
知识：ACSM 建议运动测试和锻炼的相对和绝对禁忌症，以及终止运动测试的指征	• 了解锻炼/运动测试相对和绝对禁忌症的区别，	ACSM's GETP 9 • 第三章 • 专栏 3.5 • 第四章 • 专栏 4.5
知识：慢性疾病的生理学和病理学基础，包括心脏病、关节炎、糖尿病、血脂异常、高血压、代谢综合征、肌肉骨骼损伤、超重、肥胖、骨质疏松症、外周血管和肺部疾病	• 重点掌握心肺病理学知识	ACSM's Resource Manual for Guidelines for Exercise Testing and Prescription. 7th edition. • 第六章 ACSM's GETP 9 • 第十章
知识：运动和饮食对糖尿病患者血糖的作用	• 了解可能运动的特殊情况，如低血糖，运动前、中和运动后即刻的血糖，高血糖、糖尿病足、神经病变、肾病和视网膜病变	ACSM's GETP 9 • 第十章
知识：慢性疾病患者运动处方的 FITT 原则，包括心脏病、关节炎、糖尿病、血脂异常、高血压、代谢综合征、肌肉骨骼损伤、超重、肥胖、骨质疏松症、外周血管和肺部疾病	• 为了完全理解这部分内容，HFS 首先要全面掌握健康人群的 FITT 框架 • 这部分内容较多，但应全部掌握	ACSM's GETP 9 • 第十章
技能：以 FITT 框架为基础的安全有效的运动处方进度	• 有氧运动和力量训练的进展速度都要个性化	ACSM's GETP 9 • 第七章
技能：为慢性疾病患者调整运动处方和/或运动选择，包括心脏病、关节炎、糖尿病、血脂异常、高血压、代谢综合征、肌肉骨骼损伤、超重、肥胖、骨质疏松症、外周血管和肺部疾病	• 要进行适宜的调整，HFS 首先要全面理解 FITT 原则在健康人群的应用 • 要进行适宜的调整，HFS 也要完全理解各种慢性疾病的病理学基础	ACSM's GETP 9 • 第十章
技能：针对腰部、颈部、肩部、肘部、腰部、臀部、西部和/或踝部疼痛的患者，纠正错误动作，并适当调整动作	• 要进行适宜的调整，HFS 首先要完全理解上述症状的病理学基础 • 在必要时咨询专业人士（即运动伤害防护师，AT 和/或物理治疗师，PT）	ACSM's Resource Manual for Guidelines for Exercise Testing and Prescription. 7th edition. • 第三十七章和第四十二章

H：为健康的特殊人群制定和实施运动处方（即老年人、儿童和孕妇）

知识和技能	解释/举例	资源
知识：人体从儿童到老年的正常发育过程，以及机体各部分变化包括骨骼肌、骨骼、反应时、协调性、姿势、冷热耐受性、最大摄氧量、力量、柔韧性、身体成分、安静和最大心率、安静和最大血压	• 掌握相关运动生理学知识很必要 • 相关内容较多，但是应全部掌握	ACSM's GETP 9 • 第八章 ACSM's Exercise Management for Persons with Chronic Diseases and Disabilities，3rd edition. • 第五章
知识：根据客户的年龄、功能能力和体适能状况调整心肺耐力、抗阻和柔韧性训练的难度	• 要进行适宜的调整，HFS 首先要全面理解 FITT 原则在健康人群的应用 • 要进行适宜的调整，HFS 也要完全理解特殊人群与健康人在生理上的差异	ACSM's GETP 9 • 第八章
知识：根据不同力量、功能能力和运动技能	• 要进行适宜的调整，HFS 也要完全理解特殊人群与健康人在生理上的差异	ACSM's GETP 9 • 第四章
知识：提高肌肉力量、肌肉耐力和心肺耐力的训练原则	• 了解肌肉力量、肌肉耐力和心肺耐力的生理学差异 • 熟悉抗阻和心肺耐力训练中 FITT－VP 各要素间的相互作用	ACSM's GETP 9 • 第四章
技能：根据儿童、少年和老年人的力量、功能能力和运动技能，调整运动训练	• 掌握相关运动生理学知识至关重要 • 相关内容较多，应全面掌握	ACSM's GETP 9 • 第八章 ACSM's Exercise Management for Persons with Chronic Diseases and Disabilities，3rd edition. • 第五章
知识：在生命过程中运动相关的益处和注意事项	• 健康人在运动中发生心血管以外的风险很低 • 运动中心血管以外的发生风险与运动强度、以及诊断和未诊断的 CVD 严重程度有关	ACSM's GETP 9 • 第一章

知识和技能	解释/举例	资源
知识：推荐给健康儿童和少年的发展心肺耐力、力量和柔韧性的 FITT 框架	• 要进行适宜的调整，HFS 首先要全面理解 FITT 原则在健康人群的应用 • 儿童不是缩小版的成年人，因此要相应的调整运动处方	ACSM's Resource Manual for Guidelines for Exercise Testing and Prescription. 7th edition. • 第三十六章 ACSM's GETP 9 • 第八章
知识：安静、运动中和恢复期，衰老对于肌肉骨骼、心肺耐力、肌肉适能、平衡性和柔韧性的影响	• 了解衰老、体力活动或静坐少动对肌肉骨骼和心肺耐力的影响	Physiology of Exercise and Health Aging • 第一、二章
知识：推荐给健康老年人的发展心肺耐力、力量和柔韧性的 FITT 框架	• 了解任何与衰老相关的因素都会影响运动处方	ACSM's Resource Manual for Guidelines for Exercise Testing and Prescription. 7th edition. • 第三十六章 ACSM's GETP 9 • 第八章
知识：老年人在运动中常见的骨科和心血管问题	• 当 HFS 为老年人制定运动处方时，需要考虑所有出现的精神、身体和用药情况，以及相应的反应	ACSM's Resource Manual for Guidelines for Exercise Testing and Prescription. 7th edition. • 第三十六章
知识：对于老年人，规律的体力活动和成功进行日常体力活动的关系	• 规律的体力活动可以提高健康体适能，包括肌肉力量、肌肉耐力、心肺耐力和柔韧性	ACSM's Resource Manual for Guidelines for Exercise Testing and Prescription. 7th edition. • 第三十六章
知识：推荐给健康孕妇的心肺耐力、力量和柔韧性的 FITT 框架	• 要进行适宜的调整，HFS 首先要全面理解 FITT 原则在健康人群的应用 • 在制定运动处方之前，HFS 需要全面了解这类人群对运动的特殊反应、运动禁忌症和其他注意事项	ACSM's Resource Manual for Guidelines for Exercise Testing and Prescription. 7th edition. • 第三十六章 ACSM's GETP 9 • 第八章
技能：为健康的特殊人群教授和演示适合的训练	• HFS 必须了解这些人群在解剖学和生理学上的差异 • HFS 必须适当调整练习 • 以身作则	ACSM's Resource Manual for Guidelines for Exercise Testing and Prescription. 7th edition. • 第三十六章 ACSM's GETP 9 • 第八章

知识和技能	解释/举例	资源
技能：根据客户年龄、体适能水平和健康状况调整练习	• 要进行适宜的调整，HFS 也要完全理解特殊人群与健康人在生理上的差异	ACSM's Resource Manual for Guidelines for Exercise Testing and Prescription. 7th edition. • 第三十六章 ACSM's GETP 9 • 第八章

I：根据环境条件调整运动处方

知识和技能	解释/举例	资源
知识：在热、冷和高海拔环境下，机体运动时的生理反应	• 相关内容较多，但是应全部掌握 • 相关内容可查阅权威的运动生理学教材	ACSM's Resource Manual for Guidelines for Exercise Testing and Prescription. 7th edition. • 第八章 Exercise Physiology：Integrating Theory and Application. • 第十章
知识：在热、冷和高海拔环境下运动注意事项和运动处方的调整	• 通过了解机体在这些特殊环境下的生理状态，HFS 可以制定和实施预防策略	ACSM's Resource Manual for Guidelines for Exercise Testing and Prescription. 7th edition. • 第八章 Exercise Physiology：Integrating Theory and Application. • 第十章
知识：在热环境和高海拔运动中适应的作用	• 通过了解在这些环境中机体的生理状况，HFS 可以采用适应方案制定个性化的运动处方，从而达到最好的身体和认知（态度）成绩	ACSM's Resource Manual for Guidelines for Exercise Testing and Prescription. 7th edition. • 第八章 Exercise Physiology：Integrating Theory and Application. • 第十章
知识：在高温、高湿、冷环境和高海拔下运动时的适宜液体摄入	• 了解评价水合的方法（尿液颜色和渗透压） • 了解运动前、中、后机体对液体的需要	Exercise Physiology：Integrating Theory and Application. • 第九章

领域Ⅲ：运动咨询与行为策略

A：运用有效的沟通技巧，优化参与者接受、坚持锻炼计划和其他健康行为

知识和技能	解释/举例	资源
知识：采取有效和及时的沟通技巧（如电子邮件、电话、网站和时事通讯）	• 采用的沟通方式可能受多种因素影响，如年龄、性别、种族、地区和其他客观因素	ACSM's Resource Manual for Guidelines for Exercise Testing and Prescription. 7th edition. • 第四十七章
知识：采用语言和非语言行为进行强化和鼓励（眼神交流、有针对性的赞美、发出共鸣）	• 由于行为干预需要早期强化干预，因此 HFS 在与客户进行沟通时，正面强化和鼓励是必要的	ACSM's Resource Manual for Guidelines for Exercise Testing and Prescription. 7th edition. • 第四十六章
知识：与所有年龄段的参与者共同工作的团队领导技巧	• 掌握能够激励和教育参与者能够适应团队的知识和工具	ACSM's Resource Manual for Guidelines for Exercise Testing and Prescription. 7th edition. • 第三十四章
知识：积极的聆听技巧	• 考虑更高级的安慰技巧 • 聆听的同时有所回应	ACSM's Resource Manual for Guidelines for Exercise Testing and Prescription. 7th edition. • 第四十六章
知识：动作学习模式（如听觉、视觉、动觉））	• 使用各种模式促进任务完成	The Kinesthetic Classroom Teaching and Learning though Movement • 第一章
知识：反馈的类型（如评价、支持、描述）	• 反馈对于以客户为中心的行为干预是至关重要的	ACSM's Resource Manual for Guidelines for Exercise Testing and Prescription. 7th edition. • 第四十五、四十六章

知识和技能	解释/举例	资源
技能：采用积极的聆听技巧	• 考虑更高级的安慰技巧 • 倾听、分析和沟通的能力至关重要的	ACSM's Resource Manual for Guidelines for Exercise Testing and Prescription. 7th edition. • 第四十六章
技能：采用教学和演示优化训练课	• 增加有关行为策略提高体力活动的知识非常重要 • 计划需要以客户为中心	ACSM's Resource Manual for Guidelines for Exercise Testing and Prescription. 7th edition. • 第四十五章
技能：在各种人群中采用语言和非语言沟通技巧	• 给予年龄、性别、种族、地区和其他客观因素的多种沟通技巧	ACSM's Resource Manual for Guidelines for Exercise Testing and Prescription. 7th edition. • 第四十七章

B：运用有效的行为和激励策略，优化参与者接受、坚持锻炼计划和其他健康行为

知识和技能	解释/举例	资源
知识：行为改变模型和理论（如健康信念理论、计划行为理论、社会交往模型、转换理论模型、社会认知理论、认知评价理论）	• 相关内容较多，需要全部掌握 • 从静坐少动到体力活动活跃的生活方式，这些行为改变模型和理论都起了重要作用	ACSM's Resource Manual for Guidelines for Exercise Testing and Prescription. 7th edition. • 第四十四章
知识：激励访谈的基本原则	• 采用客户为中心的方法 • 可能涉及多种咨询技巧	ACSM's Resource Manual for Guidelines for Exercise Testing and Prescription. 7th edition. • 第四十六章
知识：干预策略和压力管理方法	• 根据客户所处的行为阶段，采用不同的干预方法	ACSM's Resource Manual for Guidelines for Exercise Testing and Prescription. 7th edition. • 第四十四章
知识：激励准备阶段（如转换理论模型）	• 了解前意向、意向、准备、行动和维持阶段	ACSM's Resource Manual for Guidelines for Exercise Testing and Prescription. 7th edition. • 第四十三和四十五章

知识和技能	解释/举例	资源
知识：促进运动和健康行为改变的行为策略（如强化、SMART 原则、社会支持）	• 相关信息较多，需要全面掌握 • 采用适当和有效的行为策略对于提高锻炼和健康行为改变是很重要的	ACSM's Resource Manual for Guidelines for Exercise Testing and Prescription. 7th edition. • 第四十五章
理论：行为改变的术语包括自尊、自我效能感、前因、后果、行动线索、行为的信念、行为干预、强化因素	• 理解这些术语在行为改变和从静坐少动到活跃生活方式转变全过程的重要作用。	Behavior Modification：What it is And How to Do it，9th edition. 第Ⅱ部分
理论：体重管理的行为干预策略（如运动、饮食和行为方式）	• 成功的体重管理计划应是长期、持续的，并且包含运动、饮食和行为方式改变	ACSM's Resource Manual for Guidelines for Exercise Testing and Prescription. 7th edition. • 第三十五章
知识：情绪反应、心情和情感对坚持锻炼影响	• 很多因素都可以影响锻炼的坚持（即个人的、行为的）	ACSM's Resource Manual for Guidelines for Exercise Testing and Prescription. 7th edition. • 第四十五章
知识：阻碍锻炼开始和坚持的常见因素（如时间安排、损伤、恐惧、知识缺乏和天气）	• 在实施可行的行为改变计划时，意识到并克服阻碍锻炼的因素是一个关键步骤	ACSM's Resource Manual for Guidelines for Exercise Testing and Prescription. 7th edition. • 第四十五章
知识：促进动机的方法（如设置目标、激励计划、成就的认可，社会支持）	• 动机促进设计很多方面 • 动机形式内部动机和外部动机	ACSM's Resource Manual for Guidelines for Exercise Testing and Prescription. 7th edition. • 第四十五章
知识：外部动机和内部动机在坚持和维持行为改变中的作用	• 激励计划属于外部动机 • 个人成就属于内部动机	ACSM's Resource Manual for Guidelines for Exercise Testing and Prescription. 7th edition. • 第四十五章
知识：预防锻炼中断的策略和行动计划	• 锻炼中断往往是由于不可预料的事情导致的（如疾病、损伤，个人事务安排等） • 锻炼中断可能涉及开展一个重新开始锻炼的计划，使用强化和奖励机制等	ACSM's Resource Manual for Guidelines for Exercise Testing and Prescription. 7th edition. • 第四十五章

知识和技能	解释/举例	资源
知识：将健康促进原则、生活方式改变与行为改变联系起来	• 这一话题涉及面较广，包括提高体力活动参与策略、饮食改变和减压方法等	ACSM's Resource Manual for Guidelines for Exercise Testing and Prescription. 7th edition. • 第四十四和四十五章
知识：增加非组织性体力活动的策略（如爬楼梯、在远处停车、骑车上班）	• 要使体力活动更活跃，可能需要一系列的决定 • 导致行为改变	ACSM's Resource Manual for Guidelines for Exercise Testing and Prescription. 7th edition. • 第三十六和第四十五章
技能：解释主观疲劳感觉的目的和作用	• 监控运动强度的有用的辅助工具 • 必须在测试前解释分级	ACSM's GETP 9 • 第四章 • 表 4. 7
技能：将图像作为一种激励手段	• 利用图像加强和促进体力活动	ACSM's Resource Manual for Guidelines for Exercise Testing and Prescription. 7th edition. • 第四十五章
技能：优化锻炼坚持性的行为评价手段	• 采用诸如自我激励评估量表和体力活动阶段的变化等评价工具	ACSM's Resource for Health Fitness Specialist 第十、十一章
技能：针对不同人群，实践行为转换理论	• 相关内容较多，需全面掌握 • 考虑决策理论和社会认知理论等	ACSM's Resource Manual for Guidelines for Exercise Testing and Prescription. 7th edition. • 第四十四章
技能：提高自尊和自我效能行为策略的实施	• 运用各种行为改变策略 • 判断自尊和自我效能程度的方法	ACSM's Resource Manual for Guidelines for Exercise Testing and Prescription. 7th edition. • 第四十四章
技能：采取支持和维持锻炼计划的奖励机制	• 相关内容较多，原因是提高体力活动的行为策略很多	ACSM's Resource Manual for Guidelines for Exercise Testing and Prescription. 7th edition. • 第四十四和四十五章
技能：设置有效的行为改变目标	• 目标应该是可以实现的、针对特殊行为的、可以评价的、限定时间的（长期 vs. 短期）	ACSM's Resource Manual for Guidelines for Exercise Testing and Prescription. 7th edition. • 第四十四～四十六章

C：为客户开始和保持健康的生活方式行为提供教育资源

知识和技能	解释/举例	资源
知识：体力活动不足与常见慢性疾病的关系（如骨质疏松症、2 型糖尿病、肥胖、血脂异常、关节炎、腰部痛、高血压）	• 体力活动水平与慢性疾病的严重程度和患病数量负相关 • 剂量－反应关系	ACSM's GETP 9 • 第一章
知识：体适能水平、身体成分、压力和整体健康的相互关系	• 规律体力活动的益处，包括提高心肺功能、降低 CVD 发病风险，以及降低发病率和死亡率等 • 剂量－反应关系	ACSM's GETP 9 • 第一章 • 专栏 1.2
知识：针对不同人群，适当调整运动处方，从而促进健康行为方式的改变	• 能够进行适当调整的前提是 HFS 能够完全掌握推荐给健康人的 FITT－VP 原则 • 能够进行适当调整的前提是 HFS 能够完全理解常见慢性疾病的生理学和病理学基础 • 能够进行适当调整的前提是 HFS 能够完全理解健康人和健康的特殊人群生理和病理区别	ACSM's GETP 9 • 第七～十章
知识：压力管理和放松技巧（如渐进式放松、表象练习和按摩疗法	• 这些方法单独或联合使用都可以降低压力	The Relaxation & Stress Reduction Workbook 第四～七章
知识：日常体力活动及其与整体健康的关系	• 某些慢性疾病可以降低 ADL，耐力和力量练习可以提高 ADL	ACSM's Resource Manual for Guidelines for Exercise Testing and Prescription. 7th edition. • 第三十一章
知识：接受和传播健康、运动、营养和与健康相关的资源	• 了解研究内容和意义 • 具有将研究的理论应用于现实的能力	Exercise Physiology：Integrating Theory and Application. • 第一章
知识：与各年龄段客户沟通所需的领导和教育方法	• 采用个性化、以客户为中心的计划，从而提高客户参与	ACSM's Resource Manual for Guidelines for Exercise Testing and Prescription. 7th edition. • 第四十五章

知识和技能	解释/举例	资源
知识：基于社区的锻炼计划相关知识，这些计划可以提供社会支持和有组织运动的（如走路俱乐部、学校运动社团、高尔夫俱乐部和自行车俱乐部）	• 这些活动应由学校、单位或宗教等机构组织	ACSM's Resource Manual for Guidelines for Exercise Testing and Prescription. 7th edition. • 第四十八章
技能：接受和传播健康、运动和健康相关的信息	• HFS 中必须能够利用技术进行找到、评价和使用健康相关的信息	Exercise Physiology：Integrating Theory and Application. • 第一章
技能：能够教育客户运动的风险和益处，以及静坐少动的危害	• HFS 必须具备收集、评价和简化科学的健康相关信息 • 能够为外行人解释复杂的信息	Exercise Physiology：Integrating Theory and Application. • 第一章

D：在 HFS 执业范围内或其他健康专业人士指导下工作

知识和技能	解释/举例	资源
知识：可能影响客户运动能力的常见的非处方药和处方药的副作用	• 了解这些药物对心率、血压、心电图和运动能力的影响	ACSM's GETP 9 • 附录 A
知识：可能需要征得医生或精神科医生同意进行运动的精神疾病的症状和体征（如焦虑、抑郁、进食障碍）	• 影响的人群范围 • 适当的治疗可以逐渐改善心理能力和生活质量	ACSM's Resource Manual for Guidelines for Exercise Testing and Prescription. 7th edition. • 第九和十七章
知识：测试焦虑的症状和影响因素（即成绩、性能，在评估威胁运动测试），以及在运动测试中的生理反应	• 锻炼可以改善焦虑 • 考虑焦虑与运动坚持的关系	ACSM's Resource Manual for Guidelines for Exercise Testing and Prescription. 7th edition. • 第十七章
知识：可能影响训练课和运动测试过程的客户需要和动作学习模式	• 以客户为中心的方法可以应用于与运动相关的各个方面 • 运动处方应该是个性化的	ACSM's Resource Manual for Guidelines for Exercise Testing and Prescription. 7th edition. • 第三十四章
知识：解决客户在俱乐部发生冲突的技巧	• 了解冲突的解决技巧可有助于解决冲突、争执和意见不合	"Conflict Resolution Slills"
知识：医学、营养、或心理干预中需要的沟通技巧	• HFS 需要能够评估和评价体力活欧东、营养和心理状况，并且提供适宜的沟通和反馈	ACSM's Resource Manual for Guidelines for Exercise Testing and Prescription. 7th edition. • 第十五、十七和二十章

领域Ⅳ：法律/职业

A：为健康/体适能中心、部门或组织设计和宣传风险管理指南

知识和技能	解释/举例	资源
知识：员工的犯罪背景调查、虐待儿童前科、毒品和酒精使用状况	• 各州的相关法律可能不同	"Performing Pre – Employment Background Checks"
知识：由各州和联邦制定的工作认证要求	• 各州的相关法律可能不同	"Performing Pre – Employment Background Checks"
知识：体液处理和员工安全手册（职业安全健康管理指南，OSHA）	• 适用于接触血液/体液或替他传染源的职业	Guidelines for Exercise Testing and Prescription. 7th edition. • 第十九章 OSHA Standards（29CFR）1910. 1030（D）（iii）（C）
知识：健康/体适能行业的保常见保险，包括一般性责任保险、职业责任保险、职工赔偿保险、财产保险、业务中断保险	• 了解保险报销，以及老年保健医疗制度和医疗补助制度的作用 • 了解下列词语：医疗事故、过失和执行标准	ACSM's Resource Manual for Guidelines for Exercise Testing and Prescription. 7th edition. • 第十和十九章
知识：性骚扰的政策和法律程序	• 必须了解联邦法律禁止工作场所性骚扰 • 大多数州都有一些额外的与性骚扰有关的法律	"Title Ⅶ of the Civil Rights Act of 1964"
知识：面试技巧	• 避免可能违反法律的歧视问题，（即性取向、宗教等）	ACSM's GETP 9 • 表 2. 1 ~ 2. 4 • 图 2. 1 ~ 2. 1
技能：保证运动安全的基本预防措施	• 安全第一 • 运动前正确筛查和紧急情况预案是最重要的	ACSM's Health/Fitness Facility Standards and Guidelines, 4th edition • 第三章 • 表 3. 1
知识：针对健康年人和有危险因素人群的运动前筛查、医疗发布和责任免除	• 相关信息很多，需要全部掌握	ACSM's GETP 9 • 第二章

知识和技能	解释/举例	资源
知识：应急系统和员工协助计划的程序	• 程序应该清楚、定期检查，并要求所有员工知晓	ACSM's Health/Fitness Facility Standards and Guidelines，4th edition • 第三章
知识：标志的使用	• 了解警示标志、危险标志和警告标志之间的差异	ACSM's Health/Fitness Facility Standards and Guidelines，4th edition • 第八章
知识：预防性维护计划和审计方面的知识	• 了解每天、每周和每月检查的区别	ACSM's Health/Fitness Facility Standards and Guidelines，4th edition • 第七章 • 表 7.3 和 7.4
知识：评价运动器械的技术和方法，从而降低潜在损伤的发生风险	• 了解每天、每周和每月检查的区别	ACSM's Health/Fitness Facility Standards and Guidelines，4th edition • 第七章 • 表 7.3 和 7.4
知识：记录安全程序的法律意义，使用事件记录和持续进行的的安全培训记录，从而达到保证安全与风险管理目的。	注意侵权和合同原则，因为他们与体力活动的法律问题有关 • 无论严重程度，应记录每 1 个事件（受伤）	ACSM's Resource Manual for Guidelines for Exercise Testing and Prescription. 7th edition. • 第十章 ACSM's Health/Fitness Facility Standards and Guidelines，4th edition • 第三章
知识：为员工进行心肺复苏（CPR）和自动化外部除颤器（AED）认证培训	• CPR 和 AED 对于 HFS 非常重要	ACSM's Health/Fitness Facility Standards and Guidelines，4th edition • 第三章
知识：AED 实施原则	AED 在心室纤维性颤动引发的心脏骤停的抢救中起重要作用 • 一些州，通过立法要求在健康/体适能中心配备 AED • 考核 AED 程序，并且要求所有员工必须掌握	S ACSM's Health/Fitness Facility Standards and Guidelines，4th edition • 第三章
知识：ACSM 认证的 HFS 道德规范	• ACSM 认证的 ACSM 认证的有五项内容 • 近年来，执业范围根据实践和工作任务分析（JTA）进行调整	ACSM's GETP 9 • 附录 D ACSM's Code Ethics

知识和技能	解释/举例	资源
技能：政策和操作程序的发展和宣传。	第一章很好的介绍了政策和程序手册应该包括的内容 • 这方面内容是相当广泛的，应该彻底覆盖	ACSM's Health/Fitness Facility Standards and Guidelines，4th edition 第一～八章
技能：开展和实施隐私保护政策	• 由于健康/体适能机构拥有会员的健康相关的信，因此应该以健康保险携带和责任法案（HIPAA）作为指导保护隐私	Health Insurance Portability and Accountability Act of 1996（HIPAA）
技能：安全的运动环境的维护（如设备、卫生条件、锻炼区域的安全和维护、整个机构的维护）	• 遵照推荐的每天、每周和每月的卫生及维护策略	ACSM's Health/Fitness Facility Standards and Guidelines，4th edition • 第五章 • 表 5.4～5.6 • 第七章 • 表 7.3～7.4
技能：在组织、沟通和人力资源管理中需要实施风险管理策略和程序	• 注意风险管理和应急策略的标准和指南	ACSM's Health/Fitness Facility Standards and Guidelines，4th edition • 第三章
技能：培训员工发现高危情况的能力	• 员工应该有适当的教育背景、认证和经验来辨别高危情况 • 员工应该熟悉紧急事件应对程序	ACSM's Health/Fitness Facility Standards and Guidelines，4th edition • 第四章

B：创建有效的伤害预防的计划，确保应急政策和程序准备就绪

知识和技能	解释/举例	资源
知识：健康和体适能机构的紧急事件程序（即电话程序、书面应急程序、个人责任）	• 员工应该熟悉和能够执行所有书面的应急指南和程序 • 紧急救援计划应该是及时的，并且记录	Guidelines for Exercise Testing and Prescription. 7th edition. • 第十九章
知识：运动损伤的基本急救知识，如出血、拉伤/扭伤、骨折和运动（头晕、晕厥、冷热伤）	这部分内容是相当广泛的，HFS 应该有适当知识辨别和处理紧急情况	Guidelines for Exercise Testing and Prescription. 7th edition. • 第十九章 表 19.2～19.4

知识和技能	解释/举例	资源
知识：在应对紧急实践中，HFS 的责任、限制和法律执行程序	• 为了保护参与者/客户，将法律风险降到最低，HFS 必须熟悉机构的所有政策和程序（就业地点）	ACSM's Certified Health Fitness Specialist Scope of Practice. 地木有，尝试 Guidelines for Exercise Testing and Prescription. 7th edition. • 第十章
知识：在体适能评估、运动测试和锻炼中的安全计划、应急措施和急救技术需要	• 注意机构的政策和程序 • 注意在不同的医疗/紧急情况和条件下，进行适当的急性和紧急（如果需要的话）反应	Guidelines for Exercise Testing and Prescription. 7th edition. • 第十章
知识：潜在的肌肉骨骼损伤（如挫伤、扭伤、拉伤、骨折），心血管和肺部并发症（如心动过速、心动过缓、低血压/高血压、呼吸困难），代谢异常（如晕倒/晕厥、低血糖和高血糖，体温过低）	• 这些知识是相当广泛的 • 注意环境、体征、症状和反应	ACSM's Resource Manual for Guidelines for Exercise Testing and Prescription. 7th edition. • 第十九章 表 19.2
知识：最初的管理知识和相关的急救技术，包括创口、肌肉骨骼损伤、心血管和肺部并发症、代谢障碍	• HFS 必须能够识别这些情况，并提供紧急处理	ACSM's Resource Manual for Guidelines for Exercise Testing and Prescription. 7th edition. • 第十九章 表 19.2 ~ 19.4
知识：急救记录和适宜记录的使用知识	• 不论严重程度如何，任何时间（损伤）都应该记录	ACSM's Health/Fitness Facility Standards and Guidelines，4th edition • 第三章
技能：运动相关损伤的急救方法的应用，如如出血、拉伤/扭伤、骨折和运动（头晕、晕厥、冷热伤）	• 对于每一种情况，HFS 都应该具备辨别相应情况的知识和处理这些情况的技能	ACSM's Resource Manual for Guidelines for Exercise Testing and Prescription. 7th edition. • 第十九章 表 19.2 ~ 19.4
知识：应用基本的生命支持、急救、CPR、AED 技术	• HFS 必须具有成年人 CPR/AED 实践认证	ACSM's Health/Fitness Facility Standards and Guidelines，4th edition • 第四章

知识和技能	解释/举例	资源
技能：设计评估计划	• 计划应作为锻炼安全计划安全和紧急情况程序的一部分	ACSM's Resource Manual for Guidelines for Exercise Testing and Prescription. 7th edition. • 第十九章 ACSM's Health/Fitness Facility Standards and Guidelines，4th edition • 附录 J
知识：在运动测试和/或锻炼中演示紧急事件处理程序	• HFS 必须熟悉机构中所有政策和程序 • HFS 必须具有成年人 CPR/AED 实践认证	ACSM's Resource Manual for Guidelines for Exercise Testing and Prescription. 7th edition. • 第十九章 ACSM's Health/Fitness Facility Standards and Guidelines，4th edition • 第四章

领域 V：管理

A：运用领导、组织和管理技巧进行人力资源管理

知识和技能	解释/举例	资源
知识：行业基准补偿和员工福利的指导方针	由劳工统计局 BLS 统计的薪酬信息每年可能会有所不同 • 老板不同，员工福利可能差别很大	Bureeau of Labor Statistics（BLS）
知识：联邦、州和当地法律要求的工作人员资质和资格审查	各州对员工资历和资格审查要求不同	ACSM's Health/Fitness Facility Standards and Guidelines，4th edition • 第四章 • 表 4.2～4.5
知识：追踪和留住员工的技巧	• 考虑采用焦点小组、调查、深入访谈和反馈系统	ACSM's Resource Manual for Guidelines for Exercise Testing and Prescription. 7th edition. • 第四十八章
知识：运用政策、实践、指南，有效的雇佣、培训、监督、安排和评估员工	• 对机构的政策和程序非常熟悉 • 非常熟悉联邦、州和当地法律对员工资质和认证的要求	ACSM's Health/Fitness Facility Standards and Guidelines，4th edition • 第四章 • 表 4.2～4.5

知识和技能	解释/举例	资源
知识：应用冲突解决技巧	• 为了解决冲突、争论或分歧，在人与人之间谈判和调解（员工之间和/或成员）	“Conflict Resolution Skills”

B：运用领导、组织和管理技巧管理财政资源

知识和技能	解释/举例	资源
知识：在管理锻炼和健康促进计划中受委托人的角色和应负的责任	• 应了解员工退休收入保障法案》（ERISA）	“Meeting Your Fiduciary Responsibilities”
知识：财务计划和设定目标的原则、机构预算流程、预测和分配资源	• 相关信息相当广泛，要求理解业务管理的基本原则、规则和规定	“Understanding the Basics”
知识：财务处理常用软件（如Excel）	• 这个电子表格应用程序应定期更新 • 其他基本软件系统也可以财务计算如Quicken	Excel 2010
知识：预算和财务方面的行业标准	• 相关信息相当广泛，要求理解业务管理的基本原则、规则和规定	“Understanding the Basics”
知识：了解促进健康、体适能和健康服务的基本销售技巧	• 了解常用技巧，如打陌生电话、意见箱等	ACSM's Resource Manual for Guidelines for Exercise Testing and Prescription. 7th edition. • 第四十八章
技能：有效地管理金融资源和执行相关任务（如计划、预算、资源配置、收入）	• 非常熟悉金融和会计管理，因为这些与业务管理关系有关 • 非常熟悉联邦、州和当地工商管理有关法律	“Understanding the Basics”
技能：在预算指导下管理体适能和健康相关项目	• 非常熟悉业务管理的规则和规定	“Understanding the Basics”

C：在安全、法律、标准和法规的指导下制定管理政策和程序

知识和技能	解释/举例	资源
知识：采用相关指南、标准和法规，为机构制定健康/体适能管理策略和程序	• 第一章详细介绍了策略和程序手册应该包含的内容 • 相关信息是相当广泛的，应该全部了解	ACSM's Health/Fitness Facility Standards and Guidelines, 4th edition • 第一～八章
知识：机构建立和运营原则	• 相关信息是相当广泛的，应该全部掌握 • 了解健身俱乐部和多功能体适能中心在建立和运营方面的的差异	ACSM's Health/Fitness Facility Standards and Guidelines, 4th edition • 第五、十六章
知识：机构和设备维护指南	• 注意每天、每周、每月设备维护之间的差异	ACSM's Health/Fitness Facility Standards and Guidelines, 4th edition • 第五章 • 表 5.4～5.6 • 第七章 • 表 7.3 和 7.4
知识：健康/体适能机构文件管理知识	• 机构应该有纸质版的策略和程序 • 注意各州对策略和程序的要求不同	ACSM's Health/Fitness Facility Standards and Guidelines, 4th edition • 第五章
知识：联邦、州和当地对健康/体适能机构管理的法律	• 检查不同的联邦。州和地区对机构的规则和监管有所不同	ACSM's Health/Fitness Facility Standards and Guidelines, 4th edition • 第五章

D：通过制定和执行营销计划推广项目、服务和设施

知识和技能	解释/举例	资源
知识：一般的领导技巧	• 使用会员推荐、意见箱、陌生拜访等方法	ACSM's Reasources for the Health Fitness Specialist. • 第十五和十七章

知识和技能	解释/举例	资源
知识：4P 营销知识，即产品（Product）、价格（Price）、渠道（Place）、宣传（Promotion）	• 在各种健康/体适能机构中营销都起主要作用 • 管理团队需要考虑一系列市场营销手段促进俱乐部和体适能相关项目	ACSM's Reasources for the Health Fitness Specialist. • 第十五和十七章
知识：公共关系、社区意识、活动赞助，以及和他们之间的关系	• 利用各种方法发起社区参与，如业主协会（Home Owners Association，HOA）、房地产经纪人等	ACSM's Reasources for the Health Fitness Specialist. • 第十五和十七章
知识：广告技术	• 考虑广泛和有针对性的方法，宣传按摩等	ACSM's Reasources for the Health Fitness Specialist. • 第十五和十七章
知识：了解目标市场（内部）评估技术知识或技能	• 为满足需求的目标市场（客户），评估内部因素可以提供优缺点 • 考虑市场趋势，定期评估等	ACSM's Reasources for the Health Fitness Specialist. • 第十五和十七章
知识：目标市场（外部）评估技术	• 评估等外部因素，如竞争对手、经济状况等	ACSM's Reasources for the Health Fitness Specialist. • 第十五和十七章
技能：采用市场营销策略留住会员	• 使用焦点小组、调查、深入访谈和反馈系统等方法	ACSM's Reasources for the Health Fitness Specialist. • 第十五和十七章
技能：采用市场营销策略吸引新会员	非常熟悉各种营销策略，如意见箱、邮件、打陌生人电话等	ACSM's Reasources for the Health Fitness Specialist. • 第十五和十七章
技能：设计和撰写宣传材料	对开发材料必须非常，从而明确地、积极地进行市场推广	ACSM's Reasources for the Health Fitness Specialist. • 第十五和十七章
技能：与社区和政府的机构和组织合作能力	必须熟悉战略联盟策略	ACSM's Reasources for the Health Fitness Specialist. • 第十五和十七章
技能：提供客户服务的技能	• 服务是健康/体适能机构的关键作用 • 有很多方法可以提升服务，包括优化服务和运动器材维护等	ACSM's Reasources for the Health Fitness Specialist. • 第十五和十七章

E：使用有效的沟通技巧与其他健康专业人员交流（如营养学家、物理治疗师、内科医生、护士

知识和技能	解释/举例	资源
知识：沟通的方式和技巧	• 除了面对面的交流（面谈、会议等），可以使用现在流行的电子通讯方法，如电子邮件、微博等	ACSM's Reasources for the Health Fitness Specialist. • 第十五和十七章
知识：网络技术	• 与其他健康专业人员建立和维持交流（会议、在线研讨会等） • 保持通信（保持联系） • 考虑发展战略联盟	ACSM's Reasources for the Health Fitness Specialist. • 第十五和十七章
知识：公共关系、社区意识、活动赞助，以及和他们之间的关系	• 利用各种方法发起社区参与，如业主协会（Home Owners Association，HOA）、房地产经纪人等	ACSM's Reasources for the Health Fitness Specialist. • 第十五和十七章
技能：策划会议	• 需要具有广告策划的经验，利用其他宣传材料，直接邮件等	ACSM's Reasources for the Health Fitness Specialist. • 第十五和十七章

参考文献

ACSM 来源

1. American College of Sports Medicine. ACSM's certified health fitness specialist scope of practice. *American College of Sports Medicine* [Internet]. [cited 2011 Sep 22]. Available from: http://www. acsm. org/AM/Template. cfm? Section = HealthFitness_Instructor1&Template = /CM/ContentDisplay. cfm&ContentID = 10 829#HFI_Scope_of_Practice2011

2. American College of Sports Medicine. ACSM's Exercise Management for Persons with Chronic Diseases and Disabilities. 3rd ed. Champaign(IL):Human Kinetics;2009. 440 p.

3. American College of Sports Medicine. ACSM's Health/Fitness Facility Standards and Guidelines. 4th ed. Champaign(IL):Human Kinetics;2012. 203 p.

4. American College of Sports Medicine. ACSM's Health – Related Physical Fitness Assessment Manual. 4th ed. Philadelphia(PA):Lippincott Williams & Wilkins;2013. 172 p.

5. American College of Sports Medicine. Code of ethics of American College of Sports Medicine. American College of Sports Medicine [Internet]. [cited 2011 Sep 22]. Available from: http://www. acsm. org/Content/NavigationMenu/MemberServices/MemberResources/Cod eofEthics/Code_of_Ethics. htm

6. Liguori G, editor. ACSM's Resources for the Health Fitness Specialist. Baltimore(MD):Lippincott Williams & Wilkins;2014.

7. Pescatello LS, senior editor. ACSM's Guidelines for Exercise Testing and Prescription. 9th ed. Baltimore (MD):Lippincott Williams & Wilkins;2014.

8. Swain DP, senior editor. ACSM's Resource Manual for Guidelines for Exercise Testing and Prescription. 7th ed. Baltimore(MD): Lippincott Williams & Wilkins; 2011.

非 ACSM 来源

9. Armiger P, Martyn MA. Stretching for Functional Flexibility. Philadelphia (PA): Lippincott Williams & Wilkins; 2010. 263 p.

10. Bureau of Labor Statistics. Occupational outlook handbook, 2010 – 2011 edition, fitness workers. United States Department of Labor [Internet]. [cited 2011 Sep 22]. Available from: http://www.bls.gov/oco/ocos296.htm

11. Davis M, Eshelman ER, McKay M. The Relaxation & Stress Reduction Workbook. 6th ed. Oakland(CA): New Harbinger Publications; 2008. 371 p.

12. Ehrman JK. Clinical Exercise Physiology. 2nd ed. Champaign(IL): Human Kinetics; 2009. 691 p.

13. Fleck SJ, Kraemer WJ. Designing Resistance Training Programs. 3rd ed. Champaign(IL): Human Kinetics; 2004. 377 p.

14. Garber CE, Blissmer B, Deschenes MR, et al. American College of Sports Medicine position stand. Quantity and quality of exercise for developing and maintaining cardiorespiratory, musculo skeletal, and neuromotor fitness in apparently healthy adults: guidance for prescribing exercise. Med Sci Sports Exerc. 2011; 43(7): 1334 – 59.

15. Goldenberg L, Twist P. Strength Ball Training. 2nd ed. Champaign(IL): Human Kinetics; 2007. 285 p.

16. Hall SJ. Basic Biomechanics. 6th ed. Boston(MA): WCB/McGraw – Hill; 2011. 577 p.

17. Heyward VH. Advanced Fitness Assessment and Exercise Prescription. 4th ed. Champaign (IL): Human Kinetics; 2002. 369 p.

18. Higgins M. Therapeutic Exercise: From Theory to Practice. Philadelphia (PA): F. A. Davis Company; 2011. 807 p.

19. Kraemer WJ, Fleck SJ, Deschenes MR. Exercise Physiology: Integrated Theory and Application. Philadelphia(PA): Lippincott Williams & Wilkins; 2011. 488 p.

20. Lengel T, Kuczala M. The Kinesthetic Classroom: Teaching and Learning through Movement. Thousand Oaks(CA): Corwin Press; 2010. 156 p.

21. Martin G, Pear J. Behavior Modification: What It Is and How to Do It. 9th ed. Boston(CA): Pearson Education/Allyn & Bacon; 2011. 462 p.

22. Microsoft Corporation. Excel 2010. Microsoft Corporation [Internet]. [cited 2011 Sep 26]. Available from: http://office.microsoft.com/en – us/excel/

23. Newton H. Explosive Lifting for Sports—Enhanced Edition. Champaign (IL): Human Kinetics; 2006. 191 p.

24. Occupational Safety & Health Administration. Occupational safety and health standards: toxic and hazardous substances(standard number 1910.1030). United States Department Labor [Internet]. [cited 2011 Sep 22]. Available from: http://www.osha.gov/pls/oshaweb/owadisp.show_document? p_table = standards&p_id = 10051

25. Segal J, Smith M. Conflict resolution skills. Helpguide [Internet]. [cited 2011 Sep 22]. Available from: http://helpguide.org/mental/eq8_conflict_resolution.htm

26. Taylor AW, Johnson MJ. Physiology of Exercise and Healthy Aging. Champaign (IL): Human Kinetics; 2008. 274 p.

27. U. S. Department of Agriculture. USDA center for nutrition policy and promotion. United States Department of Agriculture [Internet]. [cited 2011 Sep 26]. Available from: http://www.choosemyplate.gov/index.html

28. U. S. Department of Health & Human Services. Summary of the HIPAA privacy rule. U. S. Department of Health & Human Services [Internet]. [cited 2011 Sep 22]. Available from: http://www. hhs. gov/ocr/privacy/hipaa/understanding/summary/privacysummary. pdf

29. U. S. Department of Labor. Meeting your fiduciary responsibilities. United States Department of Labor [Internet]. [cited 2011 Sep 26]. Available from:

30. http://www. dol. gov/ebsa/publications/fiduciaryresponsibility. html

31. U. S. Equal Employment Opportunity Commission. Title VII of the Civil Rights Act of 1964. U. S. Equal Employment Opportunity Commission [Internet]. [cited 2011 Sep 22]. Available from: http://www. eeoc. gov/laws/statutes/titlevii. cfm

32. U. S. Small Business Administration. Performing pre – employment background check. U. S. Small Business Administration [Internet]. [cited 2011 Sep 22]. Available from: http://www. sba. gov/content/performing – pre – employment – background – Checks

33. U. S. Small Business Administration. Understanding the basics. U. S. Small Business Administration [Internet]. [cited 2011 Sep 22]. Available from: http://www. sba. gov/category/navigation – structure/starting – managing – business/starting – business/preparing – your – finances/understanding – basic.

第六章　HFS 测试

注意：HFS 认证考试也应复习第一部分 ACSM 认证的私人教练（CPT）中的案例分析。

指导：本部分题目中，每个选择题或填空选择题后面，都有相应的答案。选择 1 个最佳的答案。

1. 下列哪种药物是用来降低血浆胆固醇水平的？

A：硝酸盐类（Nitrates）　　B：β-受体阻滞剂（β-Blockers）

C：降血脂药（Antihyperlipidemics）　　D：阿司匹林（Aspirin）

2. 下列选项中，哪种物质占人体储存脂肪 90% 以上，并由 1 分子甘油和 3 分子脂肪酸组成？

A：磷脂（Phospholipids）　　B：胆固醇（Cholesterol）

C：甘油三酯（Triglycerides）　　D：游离脂肪酸（Free fatty acids）

3. 下列哪个肌群柔韧性下降会导致腰部疼痛风险增加？

A：股四头肌　　B：腘绳肌　　C：屈髋肌群　　D：股二头肌

4. 下列哪个术语表示从身体中间穿过并将身体分为上下两部分的平面？

A：矢状面　　B：额状面　　C：横切面　　D：上面

5. 下列哪项成年人血压结果可以诊断为高血压？

A：100/60mmHg　　B：110/70mmHg　　C：120/80mmHg　　D：140/90mmHg

6. 在次级量运动负荷试验中，运动强度每增加 1 代谢当量（MET），收缩压（SBP）将增加__________。

A：大约 10mmHg　　B：15 ~ 20mmHg　　C：25 ~ 30mmHg　　D：30 ~ 35mmHg

7. 对于低危人群来说，下列哪项不是极量或次级量运动试验终止指标？

A：主动要求停止　　B：呼吸困难

C：运动中舒张压轻微下降　　D：心率未能随运动强度的增加而增加

8. 1 名体重 150lb（68.2kg）的男性，使用 Monark 功率自行车运动 30min，强度为

27.5mL/kg/min，那么他进行 30 min 运动的能量消耗是多少？

A：280.50kcal　　B：137.50kcal　　C：9.35kcal　　D：5.50kcal

9. 以降低体重为目的的心肺耐力运动量应为__________。

A：每天至少 30min，每周至少 3 天（中等强度）

B：至少 50～60min/d，总计 300min/wk（中等强度）

C：至少 20～25min/d，每周 3 天以上（较大强度）

D：在每周的大多数天里，至少每天 10min（较大强度）

10. 有关节炎的成年人，下列哪一项适用？

A：锻炼进度通过增加强度来实现

B：应当在每天的固定时间进行体力活动

C：在急性发作期和炎症期避免所有关节运动

D：以上都是

11. 下列哪种情况会出现不协调步态、头痛、眩晕、呕吐和体温升高的体征和症状。

A：骤冷　　B：低温　　C：热衰竭和中暑　　D：急性高原病

12. 如果受试者骑功率自行车（Monark）的转速为 50 转/分，阻力 2.0kp，工作效率应是__________（以瓦为单位）。Monark 下肢功率车每转周长是 6m。

A：10W　　B：50W　　C：100W　　D：200W

13. 规律运动会使机体发生适应性改变，在进行相同强度运动时的心输出量会__________。

A：增加　　B：降低

C：不变　　D：仅在进行动力性运动时增加

14. 下列哪项疾病以骨量和骨密度减低进而导致骨骼多孔和脆弱为特征？

A：骨关节炎　　B：骨髓炎　　C：骨骺骨髓炎　　D：骨质疏松症

15. 当使用 Borg 量表（6～20）为一般人群评价时，中等强度对应的分数应在__________之间。

A：8～12　　B：12～16　　C：17～18　　D：19～20

16. 骨的前表面向身体内侧旋转称为__________。

A：内旋　　B：外旋　　C：旋后　　D：旋前

17. 下列哪项乘积代表心输出量？

A：心率与每搏输出量　　B：每搏输出量与动静脉血携氧能力的差

C：耗氧量与心率　　D：心率与血容量

18. 被认为是引发动脉粥样硬化进程的内膜损伤来源是__________。

A：血脂异常　　B：高血压

C：血管内的血流湍流　　D：以上都是

19. 高密度脂蛋白（HDL）在什么范围时，应考虑为心血管疾病的危险因素？

A：＜200mg/dL　　B：＜110 mg/dL　　C：＜60 mg/dL　　D：＜40 mg/dL

20. 下列哪个选项可以用来替换高危险的犁式运动？

A：90 度深蹲　B：转体仰卧起坐　C：抱膝　D：侧颈伸展

21. 关于老年人规律运动对心理的益处，下列哪项不正确？

A：自我概念　B：生活满意度　C：刺激食欲　D：自我效能

22. 为确定计划的有效性，心理学理论可以提供评估和__________的理论框架。

A：项目或干预的管理　B：认知行为和激励原则的应用

C：测量　D：以上都是

23. 作为规律运动的结果，在极量运动时，下列哪项不受影响？

A：心输出量　B：每搏输出量

C：最大心率（HR_{max}）　D：以上都不是

24. 对孩子进行运动训练时，下列哪项正确？

A：锻炼项目应能够短期提高体适能，并且长期提高力量和耐力。

B：为安全起见，应避免力量训练。

C：每周增加的训练强度超过约 10%，可能增加骨骼过度使用性损伤的发生。

D：有运动性哮喘的儿童，往往不能参加运动。

25. 下列有关动脉粥样硬化性疾病（CVD）的危险因素中，哪种最可能受到规律锻炼的影响？

A：吸烟　B：胆固醇　C：1 型糖尿病　D：高血压

26. 为他人进行健康评估的专业人员，应至少具备下列那种能力？

A：心肺复苏（CPR）和美国运动医学会（ACSM）认证的 HFS

B：高级心脏急救术和 ACSM 运动专家

C：高级心脏急救术和 ACSM 注册的临床运动生理学家

D：只有医生才可以进行体适能评估

27. 下列运动处方的构成要素中，哪一组互呈负相关？

A：强度和持续时间　B：方式和强度

C：方式和持续时间　D：方式和频率

28. 关于儿童体力活动，下列哪项说法是正确的？

A：儿童每天都应参加一些体力活动，每次至少持续 15min。

B：在每周大多数日子里，儿童应每天进行 30min 中等强度和 30min 高等强度的体力活动。

C：儿童应集中参加 1 ~ 2 种体力活动，从而培养那些运动项目的特殊技能。

D：儿童每天白天应至少有 2 小时不参加活动时间，从而保证充足的休息。

29. 关于儿童的抗阻运动，下列哪项说法是正确的？

A：我们现在知道，对儿童进行最大肌力训练（1-RM）是有效且适宜的。

B：儿童在训练时，每个动作的重复次数为 8 ~ 15 次。

C：在进度方面，儿童应主要集中于抗阻训练的总量

D：如果孩子不能按要求重复至少 8 次，说明该负荷过大，应当减小负荷。

30. 对大多数老年个体而言，哪种运动形式不合适？

A：参加社会团体组织的步行

B：团体水中运动

C：在健身俱乐部中进行增强式训练（Plyometric）

D：平衡力差者使用固定自行车锻炼

E)：A、B 和 D

31. 在每个抗阻训练动作中，老年人应重复多少次？

A：8～10 次　　B：12～15 次　　C：6～8 次　　D：4 次

32. 关节炎患者的运动处方，下列哪项不是特别需要考虑的？

A：水中运动能帮助缓解疼痛和僵硬

B：应进行大强度的、多重复次数的训练，从而加强关节的结缔组织。

C：关节炎患者可能由于经常服用非甾体类消炎药（NSAIDs）而导致胃肠出血。

D：风湿性关节炎患者，应避免早晨锻炼，因为关节在早晨有明显的晨僵现象。

33. 在术语“arthritis”中，前缀“arth”表示________，后缀“itis”表示________。

A：粘连，炎症　　B：疾病，炎症　　C：关节，炎症　　D：关节，连接

34. 哪种抗阻训练能同时锻炼肱二头肌和背阔肌？

A：引体向上　　B：硬拉　　C：背部伸展　　D：杠铃上提

35. 在家里，采用对抗自身重力来练习胸大肌和肱三头肌的方法是__________。

A：引体向上　　B：仰卧起坐　　C：坐式夹胸　　D：俯卧撑

36. 如果一个人的最大功能能力为 10MET，当用 6MET 的强度进行训练时，其强度水平应为__________。

A：低　　B：中　　C：高　　D：极高

37. 下列哪种（类）活动被认为是日常体力活动（ADL）？

A：读书和写字　　B：举中等重量的物品

C：移动（步行）　　D：说话

38. 在指导糖尿病患者锻炼时，你应时刻准备有__________。

A：糖　　B：阿斯巴甜（人工甜味剂）

C：硝酸甘油　　D：胰岛素

39. 孕妇在第一孕期后，应尽量避免哪种运动？

A：直立锻炼，如走楼梯　　B：仰卧位练习

C：俯卧位练习　　D：坐姿练习，如骑车

40. 当对 1 位每周日坚持长跑的马拉松跑者（26.2 英里）进行周期性训练时，对于每周日的运动量，下列哪一项最合适？

A：保持同样的距离，大约 20～22 英里

B：每周逐渐地增加距离，且每隔 4 周稍微减少些距离

C：每周逐渐增加距离，大约 10%

D：每周快速地增加距离，最后 2 个月避免全程跑

41. 为预防骨质疏松，应规律进行哪种锻炼？

A：高强度　B：水中运动　C：低强度　D：负重

42. 在使用 Karvonen（储备心率）和最大心率（HR_{max}）推算靶心率（THR）的公式中，都是由一个固定数值做减法得来的。这两个公式中都使用的第 1 个数值是__________？

A：估计的最大心率　B：最大收缩压　C：体重　D：性别

43. 下列哪项列出了为个体制定运动处方时应考虑的三个原则？

A：超负荷、强度、循序渐进　B：频率、强度、持续时间

C：个性化、超负荷、重复次数　D：超负荷、个性化、循序渐进

44. 如果你想给你的客户设定今天锻炼的强度为 55% ~70% 最大心率，她 24 岁，不知道实测的最大心率，那么她今天应该在哪个心率范围下运动？

A：97 ~123bpm　B：108 ~137bpm　C：110 ~140bpm　D：121 ~154bpm

45. 下列哪种形式的肌肉拉伸可导致肌肉酸痛，费时并需要同伴？

A：静力拉伸　B：动力拉伸

C：神经本体感觉促进术（PNF）　D：以上都是

46. 从安静到极量运动，SBP 应随着运动负荷的增加而逐渐__________。

A：增加　B：降低

C：保持不变　D：等长收缩时降低，等张收缩时升高

47. 许多静坐少动人群在开始锻炼计划后，最容易在什么时候停止锻炼？

A：1 ~2d　B：3 ~6wk　C：1mo　D：3 ~6mo

48. 为老年人进行体适能测试的原因包括__________。

A：评价进度　B：制定运动处方　C：激励作用　D：以上都是

49. 以 6. 5mph 的速度，5% 坡度跑步的能量消耗是多少？

A：8. 2MET　B：10. 2MET　C：13. 2MET　D：15. 2MET

50. 如果人们能够完成某个动作或技能时，会感觉很好，例如能够完成 1 英里跑或者提高 1 英里步行的速度，这个例子在心理学上作用属于__________。

A：外在激励　B：内在激励　C：外在刺激　D：内在刺激

51. “站姿腿弯举”练习锻炼了哪些肌肉？

A：臀肌和四头肌　B：腘绳肌和腓肠肌

C：仅腘绳肌　D：仅腓肠肌

52、在抗阻训练时，通过憋气增加他或她的力量，这种现象叫做__________。

A：Karvonen　B：Diaphragmatic　C：Valsalva　D：Anginal

53. 如果你打算让客户拉伸腘绳肌，下列哪种柔韧性练习不能达到这种目的？

A：改良跨栏拉伸（Modified hurdler stretch）

B：向前推墙拉伸（Forward wall push stretch）

C：跨式拉伸（Straddle stretch）

D：腿交叉直立触摸脚尖（Cross – legged standing toe touch）

54. 在《美国膳食指南 2005 版》（New Dietary Guidelines for Americans，2005）中提

到，对于以持续减重为目的的一般成年，在不超过能量摄入要求的前提下，每日中等强度体力活动应至少达到__________ min。

A：20～40　　B：30～60　　C：60～90　　D：90～120

55. 如果计划步行 60min（与体操或翻滚等动力/静力性运动相比），在什么时间进行拉伸的效果最好？

A：热身前　　B：热身后

C：完成 60min 步行后即刻　　D：整理活动之后

56. 在高海拔地区进行训练时，与低海拔相比，如果运动时自觉疲劳程度（RPE）相同，则 HR 会__________。

A：更低　　B：更高　　C：不变

57. 在健身中心，下列哪项是有关健身器械的一个非常重要的安全方面问题。

A：器械灵活可调节，以便适应不同的体型

B：器械型号，用以适应身材矮小或高大的客户

C：设备经济科承受性，以便定期更换设备

D：可移动性，以便于重新布置

58. 健康人群在进行心肺耐力练习时，ACSM 推荐的运动强度、持续时间和频率分别是__________。

A：60% ～90% HR_{max}，20～60min，每周 3～5 天

B：85% ～90% HR_{max}，30min，每周 3 天

C：50% ～70% HR_{max}，15～45min。每周 5 天

D：60% ～90% HR_{max}，20～60min，每周 7 天

59. 肌肉和肌腱先进行离心收缩，紧接着进行快速的向心收缩的一种拉伸和力量训练的方法叫做__________。

A：增强式训练方法　B：周期性训练方法C：超级组数训练方法D：反复等张训练方法

60. 下列哪种人员负责项目的设计，并监督项目完成？

A：行政助手　　B：运动专家　　C：经理或主管　　D：HFS

61. 与客户商量、解释和签署知情同意书的目的是什么？

A：告知客户参与的风险，以及客户和机构双方的权利

B：告知客户他或她在机构里什么能做，什么不能做

C：说明机构管理者和 HFS 的关系

D：详细说明俱乐部所属人的权利和责任，从而拒绝未来客户的无理要求

62. 30 岁以后，骨骼肌力量开始下降，主要是因为下列哪项？

A：脂肪组织的增加

B：瘦体重的增加

C：由于肌纤维减少而导致的肌肉量的减少

D：肌源性前体细胞的抑制

63. 健康信念模式认为，人们会在下列哪种情况下进行锻炼。
A：有疾病的潜在威胁 B：有外在动机时
C：满足最佳的环境条件 D：内在动机比外界环境重要时
64. 知情同意书________。
A：是一种法律文书 B：提供免于起诉的保护
C：提供对客户进行试验的说明 D：法律上保护客户的权利
65. 肌肉耐力的测量的方法是________。
A：1-RM B：3－RM
C：1min 仰卧起坐次数 D：3min 仰卧起坐次数
66. 如果一个客户不进行休息而导致训练过度，或者是在发生小的损伤后未及时治疗，那么他/她可能出现下列哪种情况？
A：过度使用性损伤 B：胫骨骨赘 C：睡眠剥夺 D：身体机能下降
67. ACSM 推荐运动强度在 HR_{max}的什么百分比范围内？
A：40% 和 60% B：50% 和 80% C：60% 和 90% D：70% 和 100%
68. 在进行肌肉力量和耐力训练时，ACSM 推荐每个动作重复________次？
A：5～6 B：8～12 C：12～20 D：多于 20
69. 进行更高强度的活动，可能会导致下列哪种情况？
A：获益大于潜在的风险 B：骨科和心血管并发症的风险增加
C：骨科和心血管并发症的风险是极小的 D：骨科和心血管并发症的风险没有增加
70. 肌肉适能一般的成年人，在进行抗阻训练时，推荐的重复次数是________。
A：1～5 B：6～10 C：8～12 D：15～20
71. 下列哪项是通过抗阻训练达到肌肉递增超负荷的例子？
A：增加重复次数 B：增加每个肌群的练习组数
C：增加每周中同一肌群练习的次数 D：以上都是递增超负荷的例子
72. 下列哪种抗阻训练属于多关节练习？
A：二头肌弯举 B：腿弯举 C：压腿 D：提踵
73. 下列哪项是推荐的组间休息时间？
A：30s B：1～2min C：2～3min D：3～4min
74. 对于新手来说，为增加肌肉适能，每个抗阻动作应重复几组？
A：1 B：2 C：3 D：4
75. 下列哪项可以提高锻炼的坚持性？
A：具有医疗保健和社会支持
B：建制定规律的锻炼计划
C：减少肌肉酸痛和损伤
D：设置个性化、能够达到的目标，且目标明确
E：以上都是
76. 在进行长期的、规律的锻炼后，可出现下列哪项改变？

A：安静心率下降　　　　　　　　B：安静时每搏输出量增加
C：安静时心输出量没有变化　　　D：以上都是

77. 当评估与运动有关的行为改变时，下列哪项属于跨理论模型的认知过程？
A：刺激控制　　B：加强管理　　C：自我评价　　D：自我释放

78. 体适能评估是训练计划的重要组成部分，因为它可以为下列哪项提供信息？
A：制定运动处方　　　　　　　B：评估适宜的营养选择
C：诊断肌肉骨骼损伤　　　　　D：制定适宜的计划类型

79. 急性肌肉骨骼损伤后，应局部固定，并给予 RICE 法治疗。RICE 是下列哪一项的缩写？
A：恢复，布洛芬，压迫，教育　　B：休息，冰敷，损伤护理
C：休息，冰敷，压迫，抬高患肢　D：旋转，冰敷，护理，评估

80. 抗阻训练中，开始时低负荷多重负次数，之后逐渐增加负荷并减少重复次数的训练属于如下哪种训练方法？
A：循环训练法　　B：超级组训练法　C：间歇训练法　　D：金字塔训练法

81. 没有在医学监督下，对于通过减少能量摄入进行减重的人，ACSM 推荐适宜的减重计划为__________。
A：1 ~2 lb/wk（约 0.5 ~1 kg/wk）　　B：5 ~8 lb/wk（约 2.3 ~4 kg/wk）
C：8 ~10 lb /wk（约 4 ~4.5kg/wk）　　D：10 ~15 lb/wk（约 4.5 ~7 kg/wk）

82. 脊柱侧弯的人存在下列哪种情况？
A：慢性炎症性脱髓鞘疾病　　　　B：脊柱异常弯曲
C：关节软骨软化　　　　　　　　D：胫骨粗隆骨骺炎

83. 当一个人觉得自己的预后不好，或者觉得自己能力不足时，他或她会采取适当的健康行为改变，这符合下列哪项理论？
A：学习理论（Learning theories）
B：健康信念模型
C：跨理论模型
D：动机准备阶段（Stages of Motivational Readiness）

84. 开始任何运动前，下列哪项是进行快速筛查的自我评价量表？
A：明尼苏达多项人格量表（MMPI）　　B：RPE – Borg 量表
C：体力活动准备问卷（PAR-Q）　　　D：运动心电图（E – ECG）

85. 当你查阅了客户的健康体检报告，并获得了安静状态的生理检查结果，你决定进行一次体适能测试，选出推荐的测试顺序。
A：灵活性、身体成分、肌肉适能和心肺耐力
B：灵活性、身体成分、肌肉适能和心肺耐力
C：身体成分、心肺耐力、肌肉适能和灵活性
D：身体成分、灵活性、心肺耐力和肌肉适能

86. 紧急救护程序，必须包括健身中心的__________。

A：经理　　B：员工　　C：客户　　D：经理和员工

87. 下列哪项是客户在运动中可能经历的紧急医疗救护事件？

A：低血压　　B：低血糖　　C：高血糖　　D：以上全部

88. 下列哪种动作时肌张力增加，但肌肉长度不变的？

A：向心收缩　　B：离心收缩　　C：等速收缩　　D：等长收缩

89. 下列哪项运动能使刚开始运动计划的人的有氧能力提高得最多？

A：负重练习　　B：高山速降滑雪　　C：拉伸　　D：步行

90. 在商业环境下，应该对客户更普遍地进行健康筛查。询问的信息应包括下列哪项？

A：个人医疗史　　B：目前的医疗状况C：药物治疗　　D：以上都是

91. 一般来说，低体适能或静坐少动人群能获益于__________。

A：持续时间更短、强度更高、频率更高的锻炼

B：持续时间更长、强度更高、频率更高的锻炼

C：持续时间更短、强度更低、频率更高的锻炼

D：持续时间更短、强度更高、频率更低的锻炼

92. 哪一种计划设置了机构的短期和长期目标；确定每步应完成的目标，并给出时间节点、优先级和每个目标的资源分配？

A：财务计划　　B：战略计划　　C：风险管理计划　　D：营销计划

93. 当一次评估多项体适能时，你需要从不运动或安静项目开始，然后测试__________。

A：柔韧性　　B：心肺耐力　　C：肌肉力量　　D：肌肉耐力

94. 下列哪项属于骨骼肌中的收缩蛋白？

A：肌球蛋白　　B：肌束　　C：肌原纤维　　D：肌纤维

95. 血液从右心房流向右心室，会经过心脏的哪个瓣膜？

A：二尖瓣　　B：三尖瓣　　C：肺动脉瓣　　D：主动脉瓣

96. 下列哪项会增加机体稳定性？

A：降低重心　　B：抬高重心

C：减少支撑　　D：将重心远离支撑物的边缘

97. 在进行有氧运动时，下列哪种反应被认为是不正常的？

A：SBP 升高　　B：脉压增大

C：平均动脉压增大　　D：DBP 升高

98. 一般情况下，老年人的锻炼计划应该强调增加__________。

A：频率　　B：强度　　C：持续时间　　D：强度和频率

99. 动脉失去弹性（或“变硬”）被称作__________。

A：动脉粥样硬化　　B：动脉硬化　　C：粥样斑块　　D：外膜

100. 关于知情同意，下列哪项陈述是错误的？

A：知情同意书不是法律文件

B：知情同意书不能提供机构或个人在伤害他人的事件中的法律赦免权

C：疏忽和不当的试验管理、人员资质不足和安全操作不充分等都应明确包含在知情同意的条目内。

D：知情同意书不能免除机构或个人尽可能保证他人安全的责任

HFS 试题答案与解析

1 – C，降血脂药

硝酸盐类和硝酸甘油是抗心绞痛药（用于减少心绞痛相关的胸痛）。β-受体阻滞剂是降压药（用于抑制肾上腺素能神经递质的 β-受体，从而促进周围血管扩张，进而降低血压）。β-受体阻滞剂也可以通过抑制肾上腺素能神经递质的 β-受体，从而降低血压，进而减少心输出量。降血脂药调节血脂，特别是胆固醇和低密度脂蛋白（LDL）。阿司匹林用于调节血小板粘性。

2 – C，甘油三酯

膳食中的脂肪包括甘油三酯、固醇（如，胆固醇），以及磷脂。甘油三酯代表了超过 90% 的体内储存脂肪。甘油三酯由 1 分子甘油和 3 分子脂肪酸组成。脂肪酸通过“饱和度”或者连接在碳原子上单双键的数量进行区分。饱和脂肪酸只含有单键。单不饱和脂肪酸有 1 个双键，而多不饱和脂肪酸有 2 个或 2 个以上的双键。

3 – B，腘绳肌

适当的运动和关节活动度是最佳的肌肉骨骼健康的必要条件。尤其是，腰部和腘绳肌部位的活动度受限，可能导致发生慢性腰部疼痛或功能障碍的风险增加。增加或保持肌肉骨骼灵活性的练习应作为全面预防或康复计划的一部分。

4 – C，横切面

人体有三个基本平面，每一个平面都垂直于其他两个平面。运动发生在这些平面上。矢状面将身体分为左右两部分，而正中矢状面则是由一个假想的穿过身体中线的垂直平面，将身体平分为左右两部分。额状面是一个假想的穿过身体的垂直平面，将身体分为前后两半。横切面是由一个假想的水平面穿过身体中部，将其分为上下两部分。

5 – D，140/90mmHg

诊断高血压，收缩压应大于等于 140mmHg 或舒张压大于等于 90mmHg，测量两次，最好是不同的两天。不论收缩压或是舒张压升高都应诊断为高血压。

6 – A，约 10mmHg

在进行动力性运动时，收缩压的上升与运动强度的增加成正比。收缩压的增加缘于心输出量的增加，这有助于提高肌肉的血液供应。收缩压的预期增加量应为 5 ~ 10mmHg/MET。按照定义，1MET 大约等于人在安静时消耗的能量。

7 – C，运动中舒张压轻微下降

舒张压在运动中可能不变或者轻微下降，因为其代表的是心脏舒张期（休息时）的压力。

8 – A，280. 5kcal

计算过程如下：

a. 将 150lb 转化为 68kg（除以 2.2）

b. 如果他以 27.5mL/kg/min（相对值）的单位时间摄氧量（VO_2）运动，体重 68kg，相当于 1.87L/min（VO_2 绝对值）。

c. 用 1.87 L/min（绝对值）乘以 30min 的运动，再乘以 5kcal/min（将 L/min 换算为 kcal/min），等于 280.5kcal。

9 – B，至少 50 ~60min/d，总计 300min/wk（中等强度）

根据 ACSM 指南推荐，通过心肺耐力运动来减轻体重需要 30 ~ 60min/d，5d/wk（总计 150 ~ 300 min/wk）。

10 – D，以上都是

因为患有关节炎的成年人通常健体适能水平较低，在开始阶段增加持续时间，可以使机体能逐渐适应训练计划，并将肌肉酸痛、不适和损伤的发生风险降到最低。另外，每天在相同时间锻炼，并且避免在急性损伤和炎症期间锻炼，也可以降低肌肉酸痛、不适和损伤的发生。

11 – C，中暑

中暑是由于代谢产热和出汗导致的脱水和电解质流失等叠加而成的一种很严重情况。症状和体征包括：步态不稳、眩晕、呕吐和体温升高。如果出现这种情况，必须停止运动。尝试补水，或是尝试静脉补液，采用任何可能的方法降低体温。应将人置于仰卧位，将脚抬高。

12 – A，10W

这个问题不需要使用计算公式，因为它在问受试者的工作效率。回答这道题的步骤如下：写下已知的值并将它们转化为合适的单位：50 转/分 ×6m =300m/min（Monark 功率车的每转周长为 6m）；2.0kp =2.0kg。写下工作效率的计算公式：工作效率 = 力 ×距离/时间。用已知的值替换变量：工作效率 =2.0kg ×300m/min；工作效率 =600kg · m/min。问题要求单位为瓦特，所以用工作效率（kg · m/min）除以 6。

W =kg · m/min/6 =600kg · m/min /6 =10

13 – C，不变

心输出量没有明显变化，主要是由于在进行同样强度的运动，反应为相同的心输出量。应当指出，相较于未经训练的人来说，这种相同的心输出量，是由较低的心率和较高的每搏出量产生的。

14 – D，骨质疏松

有关各人群的研究都表明骨量随着衰老而下降。因此，大多数临床医师认为，骨质流失的老龄化是一种必然的结果。骨质疏松指的是以骨量和骨密度降低为特征的状态，导致骨的多孔和脆弱，也指临床上的低骨量和随之增加的轻微创伤所致骨折的易感性。骨量减少的起始年龄和速度在男性和女性中有很大不同。年龄相关的骨流失和临床骨质疏松症形成的危险因素包括白人或亚裔女性、骨骼细弱或形体娇小、成熟期的低峰值骨量、有骨质疏松家族史，酒精滥用和/或吸烟、静坐少动生活方式和膳食钙摄入不足。

15 – B，12 和 16

虽然有些受试者需要进行学习来使用 RPE，但是 RPE 应作为心率监测的辅助方法。

RPE 可作为判断运动强度的可靠指标。当受试者不能准确监测心率，或当使用如 β-受体阻滞剂等能改变运动中心率反应的药物时，RPE 作用尤其显著。在使用 Borg 量表（6 ~ 20 分）时，ACSM 推荐的运动强度为 RPE12 ~ 16 分。

16 – A，内旋

旋转是指骨围绕自己的纵轴或其他骨的转动。骨的前表面向身体中线的旋转称为内旋，而同一骨远离身体中线的旋转称为外旋。旋后是前臂的特殊旋转，使手掌心向前转（在前面），旋前（与旋后相对）指前臂旋转，使手掌心朝向后方（在后面）。

17 – A，心率与每搏输出量

心输出量由心率乘以每搏输出量计算得出。在进行动力性运动时，心输出量随着运动强度的增加而增加。每搏输出量直到 40% ~ 50% $\dot{V}O_2max$ 时才增加。在此之后，心输出量的增加仅由心率的增加产生。在静力性运动时，心输出量可因静脉回流的减少而下降。当肌肉舒张时，心输出量会因静脉回流的增加而迅速增加。

18 – D，以上都是

冠状动脉疾病的初始原因被认为是血管内膜的刺激或损伤（三层血管壁的最内层）。这种原始损伤的原因被认为是源于血脂异常（血总胆固醇升高）、高血压（慢性血压升高，不同两天测量的收缩压或舒张压的升高）、免疫应答、吸烟、冠状动脉内血流紊乱和分层（湍流）、缩血管物质（引起壁层平滑肌细胞收缩使血管收缩的药物，导致管腔直径减少）和病毒感染。

19 – D，<40 mg/dL

导致冠状动脉疾病（CVD）的危险因素包括年龄（男性 >45 岁；女性 >55 岁）、心肌梗死或猝死的家族史（男性一级亲属 <55 岁以及女性一级亲属 <65 岁）、吸烟、高血压（两次测量血压 >140/90mmHg）、高胆固醇（总胆固醇 ≥200mg/dL 或 5.2mmol/L，或 HDL <40mg/dL 或 1.04mmol/L），30 岁以上的糖尿病者，或患 1 型糖尿病超过 15 年者，或超过 35 岁的 2 型糖尿病患者。其他对 CVD 有作用的危险因素。

20 – C，抱膝

抱膝是代替犁式动作的安全选择。在做下蹲和颈环转运动时，分别选择深蹲 90 度和颈侧向伸展被认为是安全的。转体仰卧起坐被认为是禁忌的高危险运动，不推荐。转体仰卧起坐是屈曲后进行旋转的仰卧起坐。

21 – C，刺激食欲

据报道，规律锻炼的老年人有更高的生活满意度（规律锻炼的老年人对待他们的工作有更积极的态度，且总体来说，比静坐少动者更健康），更快乐（老年人体力活动水平和自我感觉的快乐之间显示了很强的相关性），更高的自我效能（参加锻炼项目的老年人普遍报道，他们能够比锻炼之前更容易的完成每项任务），增强的自我概念和自尊（参与锻炼项目后，老年人自我概念问卷的评分增加），以及心理压力的减少（锻炼可以有效减少心理压力，且没有讨厌的副作用）。

22 – B，认知行为和激励原则的应用

在运用有效的策略、有效的咨询技巧，以及开始并持续锻炼的激励技能的建立中，心理学理论是基础。心理学理论为项目或干预的发展，而非管理，提供了概念上的框架。心理学理论推动项目的效果评估，而不仅仅是结果的测量。在行为改变领域，理论是设定一种能估计某些变量与兴趣行为之间关系的假设。

23 – C，最大心率（HR_{max}）

虽然最大心率随年龄增加而减少，但是训练对其改变不明显。最大每搏输出量作为心脏收缩力增加或心脏体积增大的结果也会增加。因为最大心率是不变的，而最大每搏输出量增加，所以最大心输出量一定会增加。

24 – C，每周增加的训练强度超过约 10%，可能增加骨骼过度使用性损伤的发生

每周训练强度的增加超过约 10%，是骨骼发生过度使用性损伤的危险因素。儿童和青少年的锻炼计划应增加短期的体适能训练并养成锻炼身体的生活方式。青年人的力量训练如果有正确的指导、运动处方并提供监督，其损伤风险并不比成年人高。患运动性哮喘的儿童，由于父母或医师对其强制限制活动，从而使这些孩子经常出现健康状况。

25 – D，高血压

规律锻炼可以降低收缩压和舒张压。运动对年龄和心脏病家族史没有作用，虽然一些人在开始锻炼后会戒烟，但是锻炼对吸烟没有直接作用。规律的耐力训练不能增加 HDL，但是对总胆固醇有一定的影响。运动对 1 型糖尿病没有直接作用，但是对 2 型糖尿病患者而言，能促进减轻体重并改善糖耐量。

26 – A，CPR 和 ACSM HFS

对他人进行健康评估的专业人员至少应具备心肺复苏的知识并获得 ACSM HFS 的认证。

27 – A，强度和持续时间

运动的强度和持续时间必须同时考虑，两者呈负相关。在进行有氧运动时，采用低强度、长时间的运动，和高强度、短时间的运动相比较，两者获得的益处相似。

28 – A，儿童每天应参加一些体力活动，每次至少持续 15min

对儿童来说，有自然间歇的活动比持续的锻炼要好，因为这是他们自己选择的活动方式。与锻炼相比，游戏活动更应被重视。虽然儿童应尽量积累每天 60min 或更长时间的体力活动，但不应该是持续性的。儿童不应该仅集中于 1 ~ 2 种运动方式。让他们接触丰富多彩的体力活动方式，更有利于让他们坚持下来。最后，儿童在一天中不应该有长时间的静坐少动状态，因为这可能对健康有不好的影响。

29 – D，如果孩子不能按要求重复至少 8 次，说明该负荷过大，应当减小负荷

不应该让儿童进行最大肌力训练（1-RM），因为这有可能导致损伤，也可能使孩子气馁。儿童应完成 8 ~ 15 次重复运动，且仅在他们能按要求完成动作和重复次数后，再增加强度。不要将关键点集中于抗阻训练的训练量，而忽视了参与性和动作技术的训练。

30 – C，在体适能俱乐部中进行增强式训练

因为大多数老年人都有关节问题、灵活性下降和平衡问题，因此他们不能很好地完成增强式训练。这种练习也可能会导致急性的肌肉骨骼损伤。步行、水中运动和固定自行车都是适合老年人进行的运动方式，因为这些运动缓和、冲击力低。比较理想的情况是，老人在某些地方拥有自己的运动社交团体，这些地方能够使老年人方便的、愉快地进行集体活动，从而提高其锻炼坚持性。

31－C，6～8 次

研究提示，1 组抗阻练习就可以使老年人的力量达到要求。该人群的肌肉耐力比力量或爆发力更重要，因此可以让老年人进行多重复次数的练习。

32－B，应进行大强度的、多重复次数的训练，从而加强关节的结缔组织

应当避免重复动作，因为这能导致有问题的关节炎症加重。应提倡在温水中训练，因为这能缓解由于体力活动增加而导致的疼痛。因为关节僵硬，不应在早晨练习。最后，应考虑经常服用非甾体类消炎药（NSAIDs）的人群，他们可能由于腹腔出血所致的持续性血液流失而导致贫血。

33－C，关节，炎症

“arth”意为关节，说明“itis”（炎症）发生的部位。前缀“arth”不应与表示稀粥或浆糊的前缀“athero”相混淆。

34－A，引体向上

引体向上能练习背阔肌、菱形肌和肱二头肌。硬拉能够练习背阔肌，但不能练习肱二头肌。仰卧两头起主要练习腰部、臀部和腘绳肌。最后，杠铃上提能练习肱二头肌、三角肌、斜方肌，但不能练习背阔肌。

35－D，俯卧撑

俯卧撑同时练习胸肌和肱三头肌。引体向上练习背阔肌、菱形肌和肱二头肌，而非胸大肌或肱三头肌。仰卧起坐能练习腹肌和屈髋肌，而坐式夹胸主要强化胸大大肌。

36－B，中

一个最大功能能力为 10MET 的人，应按如下标准对强度分级：非常低＜2.8MET，低：2.8～4.5MET，中：4.6～6.3MET，高：6.4～8.6MET，极高≥8.7MET。

37－C，移动（步行）

步行是这四个选项中唯一一个属于日常体力活动（ADL）的活动。6 种 ADL 是吃饭、洗澡、穿衣、如厕、移动（步行）和大小便控制。虽然举起中等重量、说话、读书和写字会更好，但不是 ADL 所必需的。

38－A，糖

当有人出现低血糖时，你需要糖发挥作用。糖可以使糖尿病者很快恢复正常。不能临时给糖尿病患者注射胰岛素，除非 100% 确定他或她确实是忘记了注射。额外注射胰岛素可对个体造成严重损伤或导致死亡。硝酸甘油仅在心绞痛（胸痛）时使用。阿斯巴甜（NutraSweet）不是真正的糖，这是不起什么作用。

39－B，仰卧位练习

仰卧（背部着地）位的锻炼能导致静脉回流的缓慢阻塞，减少心输出量，也可能使血压下降到危险的水平。俯卧位的锻炼在非禁忌的情况下可能会不舒服。对于大多数没有其他特殊疾病的孕妇而言，步行是一种很好的锻炼方式。坐位的练习如骑车等，在舒适程度适宜时也是可以的。

40－B，每周逐渐地增加距离，且每隔4周稍微减少些距离

如果跑步者只是每周增加距离，而没有周期地减少运动量，则他/她可能过度训练。每周跑同样的距离不能使跑步者达到比赛要求，因此不可能让他们为实际的比赛做好准备。阶段性进展必须逐渐增加，如果增加的太快，跑步者可能会受伤或训练过度。

41－D，负重

规律参加负重练习，如步行、跑步等，对维持骨骼较高的矿密度从而减少骨质疏松风险来说非常重要。由于浮力的作用，水中练习不属于负重练习。不论强度高低，都与本题无关。本题的关键的是，锻炼是否要克服重力。

42－A，估测的最大心率

从原值中减去的数值是估测的最大心率。我们估计最大心率每年会减少1次（220－年龄）。这与收缩压、体重或性别无关。

43－D，超负荷、个性化、循序渐进

这三个训练原则是超负荷、个性化和循序渐进。重复次数与此无关。虽然频率、强度和持续时间是锻炼计划中非常重要的组成部分，但与训练原则无关。超负荷原则使机体在原有基础上提高。个性化原则使选择的锻炼能更贴合目标。而循序渐进原则是进度的系统化方法。

44－B，108－137bpm

首先220减去她的年龄24，得到220－24＝196bpm，即为她的最大心率（HR_{max}）。然后，用196分别乘以0.55和0.70，得到你需要的答案：0.55×196＝108bpm，0.70×196＝137bpm。答案A不正确，因为是用200做的减法，而非220。答案C不正确，因为用的是200，而没有计算年龄部分。而答案D也不正确，因为使用了220却没有减去年龄，得到了过高的数值。

45－C，PNF

PNF是一种将等长收缩和被动的静态拉伸相结合的拉伸技术。这种拉伸技术需要同伴辅助，练习需要一定周期，因此比其他拉伸方法（静态拉伸和动态拉伸）需要更多的时间。

46－A，增加

对于健康的心血管系统，SBP可以反映心输出量（每分钟心脏射出的血液总量）。心输出量一般随着负荷的增加而增加，因为外周和中央的刺激使得心输出量随着负荷的增加而增加。当负荷增加而SBP没有随之增加时，表明心输出量不再增加，因此提示在负荷增加时机体已出现异常。此外，SBP在有氧运动的异常反应也提示血管系统的不健康。

47－D，3～6mo

大多数静坐少动者对开始一项锻炼计划并不积极，即便开始锻炼，也常常在3～6min时停下来。总体来说，参与者在早期可以通过认知策略获益，比如听讲座、读书等，同时也没有因锻炼而感到疲劳。而在锻炼后期阶段，他们更多地依靠行为策略，比如锻炼提醒，或依靠社会支持来帮助他们建立规律的锻炼习惯，并坚持下去。

48－D，以上都是

因于同样的原因，老年人也和成年人一样进行体适能测试，包括运动处方、进度评估、激励和教育。

49 – C，13.2MET

计算步骤如下：

a. 写出运行方程（速度设定为大于 5mbp）：

VO_2（mL/kg/min）=水平运动部分+垂直运动部分+安静

VO_2（mL/kg/min）=（速度×0.2）+（速度×坡度×0.9）+3.5

b. 将速度（6.5mph）转化为米/分：

6.5×26.8=174.2m/min

c. 解答未知部分：

VO_2（mL/kg/min）=（174.2×0.2）+（174.2×0.05×0.9）+3.5 · VO_2（mL/kg/min）=46.18 mL/kg/min

d. 将 46.18 mL/kg/min 换算为 MET：1MET=3.5 mL/kg/min

46.18÷3.5=13.2MET

50 – B，内在激励

强化是一种积极或消极的结果，以执行或不执行某种行为。积极的结果是有动力的行为的激励。这包括内在激励和外在激励。内在激励是因为活动自然而然获得的好处。外在或外部的奖励是从他人处得来的积极的结果，包括鼓励、奖品或支援的物资，如 T 恤衫和资金。

51 – B，腘绳肌和腓肠肌

腘绳肌和腓肠肌是站姿腿弯举主要运动肌肉。两者都参与运动，而非只有一种。股四头肌是拮抗肌，其与臀肌都没有参与该运动。

52 – C，瓦尔萨尔瓦（Valsalva）

瓦尔萨尔瓦氏现象是比较危险的，尤其对于有高血压的个体而言。声门关闭时，胸内压增加，如果压力过高，可导致动脉瘤破裂，从而导致中风。Karvonen 是靶心率计算公式的研发者。Diaphragmatic 是一种深呼吸练习，用来调整压力。Angina 意为胸痛，与题目无关。

53 – B，向前推墙拉伸（Forward wall push stretch）

向前推墙拉伸主要牵拉腓肠区域。改良跳栏拉伸（膝关节有角度，而非直的）可能最安全的拉伸方式之一；然而，跨式拉伸（straddle stretch）也非常有效，没有反弹力，也没有超过紧张到疼痛的阈值。腿交叉直立触摸脚尖（cross – legged standing toe touch）可以牵拉腘绳肌；然而防止反弹力以避免肌肉拉伤是非常重要的。肯定有比这最后一项更有效、更安全的腘绳肌拉伸方法。

54 – C，60～90

要求每日 60～90min 中等强度体力活动以维持减重。为帮助成年人体重管理并预防体重增加，ACSM 推进进行 60min 运动，而为了降低成年人慢性疾病，推荐每日再增加至少 30min。

55 – D，整理活动之后

如果不是为静力、动力或爆发力运动进行热身，而是像骑车、步行、跑步、游泳等较稳定的练习（steady activity），不需要在运动前进行拉伸。与之相对应，在整理活动之后再拉伸是增强柔韧性的最佳时机，因为在此时，肌肉兴奋性较高、且灵活并有韧性。然而在进行爆发力练习之前的拉伸练习是非常必要的。

56 – B，更高

因为氧气供应的减少，在疲劳感觉相同时，高海拔地区的 HR 会比在海平面水平时更高。在耐力比赛中，提前适应比赛时的海拔是明智的做法。脱水也是高海拔运动中常见的情况，由于高海拔地区往往也会更干燥，因此应在训练前、中和训练后保证水分补充。

57 – A，能适应不同体型的设备的灵活性

创造一个安全的环境是任何体适能机构最重要的要求。在发展、经营体适能机构和设备时，管理人员和工作人员有义务保障使用者的安全。使用的设施不仅包括测试、心肺耐力、力量和柔韧性训练，还应包括康复治疗、水池、更衣间和急救设备等。当选择仪器时，你必须考量各项标准。这些标准包括准确的解剖位置、适应不同体型的能力、设计和材料的质量、耐用性、维修记录和价格。

58 – A，60% ~90% HR_{max}，20 ~60min，每周 3 ~5 天

机体摄入并利用氧气的能力取决于心、肺和循环系统的健康情况和完整性。有效的有氧代谢系统对于优化心肺耐力也是必要的。心肺耐力的改善程度与运动的频率、强度、时续时间和方式直接相关。锻炼可使最大摄氧量提高 5% ~30%。运动处方可根据不同人群做相应改变，以达到同样的结果。不过，对于健康人来说，ACSM 推荐 60% ~90% HR_{max} 的强度，20 ~60min 的持续时间，每周 3 ~5 天的频率。

59 – A，增强式训练法

增强式训练法是一种力量和爆发力结合的训练方法，肌肉和肌腱进行离心收缩后，立即进行爆发的向心收缩练习。这种伸展 – 收缩循环能使向心（收缩）阶段力量逐渐增强。大多数控制良好的研究显示，当比较增强式训练和大强度训练时，二者没有显著差异。这种训练有增加肌肉骨骼损伤的风险。对于健康/体适能参与者而言，增强式训练不应作为常用的抗阻训练的方法，但是可以作为运动员或提高成绩的一种训练方式。

60 – C，经理或主管

一个好的经理或主管的要具备设计并监督计划的执行的能力。他或她在该计划中对员工或客户提供指导。他或她也应是一位好的沟通者，能提供仪器或者辅助材料。一位好的经理需要监管计划或设备的安全，调查员工或客户是否完成计划，并对计划进行评价。

61 – A，告知客户参与的风险，以及客户和机构双方的权利

协议、通告和知情同意书是明确描述客户能参与什么、有什么风险，以及客户和机构双方权利的文件。如果客户签了字，他或她就表示接受了参与该项目的责任和风险。强烈建议所有机构都应有由律师起草的项目或服务的协议以作为保护。

62 – C，因肌纤维减少而导致的肌肉量的减少

人体在 30 岁以后，骨骼肌肉力量开始下降。不过，肌肉力量的下降并非是线性的，大部分的下降发生在 50 岁以后。在 80 岁时，力量的丢失大约在 30% ~40% 的范围内。随年龄增加而导致的力量下降主要是由于肌肉量的减少，即由于肌纤维的减少和现有肌纤维的萎缩导致。

63 – A，有疾病的潜在威胁

健康信念模型认为，当存在疾病的潜在威胁，或是认为自己是某种疾病的易感人群或是对疾病的严重性感到恐惧时，人们会增加某种行为（如运动）。这种模型也包含了开始或维持某种行为的急迫性的暗示。该模式也增加了自我效能（信心）的概念。动机和环境因素不是该模式的一部分。

64 – C，提供对客户进行试验的说明

知情同意书不是一种法律文书。它不能提供机构或个人在是受伤事件上法律保护，也不能在法律上保护客户权利。它提供了简单的证明，表示客户对试验或锻炼计划的意图、流程和风险已经有所了解。知情同意不能解除机构或个人应尽一切可能确保客户安全的责任。疏忽、不正当的测试管理、人员资格不足、安全操作不充分等不包含在知情同意内。因为知情同意书的限制，在事件的进展中应寻求法律保护。

65 – C，1min 仰卧起坐次数

3 种普遍的肌肉耐力评估方法包括卧推，用来评估上肢耐力（在节拍器或其他计时工具的帮助下，有节奏地举起一定的重量；计算按节奏准确完成举重的次数）；俯卧撑，用来评估上肢耐力（受试者假定起始位置是保持强直，男性靠手和脚趾支撑，女性靠手和膝支撑；身体贴向地面，然后推起身体回到起始位置；分数是受试者没有间歇地完整完成俯卧撑的次数，没有时间限制），仰卧起坐，用来评估腹肌耐力（受试者从屈膝 90°的仰卧起坐开始，两臂在两侧，掌心向下，中指接触胶条。第二条胶条放置在 10cm 远处。或将节拍器设置为 50bpm，受试者缓慢完成动作，控制卷起的动作，使肩胛抬离垫子，达到身体呈 30 度角，按照 25 次/分的速度进行 1min。或者受试者在 1min 内完成尽可能多的次数）。

66 – A，过度使用性损伤

过度使用性损伤较常见于人们通过增加运动持续时间、频率或强度，从而加大心肺耐力运动量时。客户连续运动，不休息或恢复不足；或在出现了小的损伤后没有及时减量或改变运动方式，使得伤情无法治愈，上述两种情况最终都导致过度使用性损伤。

67 – C，60% 和 90%

很多方法能客观定义运动强度。ACSM 推荐运动强度在 64% ~70% 到 94% HR_{max} 或 40% ~50% 到 85% 储备摄氧量（$\dot{V}O_2maxR$）的范围内。体适能很低的个体进行较低强度的训练能有较好的反应。因为通过年龄评估 HR_{max} 的有误差，推荐在必要时进行实际 HR_{max} 的递增负荷试验。在确定适宜的运动强度时，需要考虑的因素有年龄、体适能水平、药物使用情况、整体健康状况和个体目标。

68 – B，8 – 12

ACSM 推荐健康人的抗阻练习强度是 8 ~12RM。基于年龄、体适能水平、评估结果和能力，选择重复 3 ~20 次（如：3 ~5、8 ~10、10 ~15），中等动作速度（ –3s 向心， –3s 离心）。ACSM 推荐每个肌肉群在每周间隔进行 2 ~3 天的练习。

69 – B，骨科和心血管并发症的风险增加

当进行大强度运动时，会增加骨科，甚至是心血管并发症的发生风险。当确定个体运动强度时，需要考虑的因素包括个体的体适能水平、可能影响运动反应的正在服用的药物、心血管或骨科损伤风险，以及个体的运动喜好和锻炼目的。

70 – C，8 ~ 12

8 ~ 12 次代表了相对低的强度，相当于 67% ~ 80% 的 1-RM。这种低强度练习能增强肌肉耐力，且能降低肌肉骨骼损伤的风险。

71 – D，以上都是递增超负荷的例子

根据定义，递增超负荷是一种通过逐渐增加肌肉骨骼系统的压力，从而逐渐达到更大的力量的方法。这可以通过增加强度（负荷）、重复次数或组数和/或每周训练的次数到达。

72 – C，压腿

压腿被认为是多关节运动，因为运动围绕臀、膝和踝关节。其他的运动则是单关节的运动。

73 – C，2 ~ 3min

一般来说，休息的时间取决于运动的类型。在抗阻训练时，组间 2 ~ 3min 的休息间隔能使锻炼的肌肉有足够的恢复时间，这可能使后面的练习能达到最佳状态。

74 – A，1

刚开始抗阻训练的人的体适能基线水平是很低的。因此，在训练计划的开始阶段，每次练习 1 组，对于强化肌肉骨骼系统和提高肌肉适能来说就足够了。

75 – E，以上都是

很多因素都影响锻炼的坚持性。一些是客观的，如社会支持或时间安排，也有一些是主观的（个人的）。为了让一个刚开始锻炼的人坚持下去，其中很多因素需要克服。

76 – D，以上都是

规律（长期）运动的影响可被分类或分组为：发生在安静时、中等强度（亚极量）运动中和极量运动中。比如，你可以测量没有锻炼的人的安静心率（HR_{rest}），在这个人锻炼几周或几个月之后，再次测量 HR_{rest}，来观察有什么改变。规律运动后，HR_{rest} 会下降，这可能与交感神经兴奋性下降、副交感神经兴奋性增加，以及窦房结信号发射速率下降等几方面原因有关。由于心室充盈时间和心肌收缩力增加，每搏输出量增加。安静状态下心输出量没有或有极少的变化，因为下降的心率可由每搏输出量的增加来补偿。

77 – C，自我评价

跨理论模型的关键点是行为的变化过程。这些过程包括 5 个认知过程（提高意识、情感唤起、环境评价、自我评价和社会释放）和 5 个行为过程（反制约、助人人际关系、强化管理、自我释放和刺激控制）。

78 – A，制定运动处方

体适能评估的目的是制定适宜的运动处方（正确的体适能评估数据，可以帮助健身专家基于客户目前的体适能状态，制定安全、有效的运动计划），评估进度情况（基线和后续测试提示向预期体适能目标的进展），并起到激励作用（体适能评估为制定合理的、可达到的目标提供信息）。不断接近或达到目标是坚持运动的一个巨大动力。

79－C，休息，冰敷，加压，抬高患肢

肌肉骨骼损伤处理的基本原则包括处理运动损伤的目的几个，即减少疼痛、减少水肿、预防进一步损伤。按照“RICE”原则处理时，这些目的大部分都能满足。RICE 代表了休息、冰敷、加压和抬高患肢。休息可以预防进一步损伤，也能保证恢复进程的开始。冰敷能减少水肿、出血、炎症和疼痛。使用弹力绷带或绷带来压迫。抬高患肢有助于减少血流量和受伤区域的额外压力。

80－D，金字塔训练法

抗阻训练中存在各种组数、重复次数和重量组合的训练方法，都是为达到肌肉的超负荷状态。循环抗阻训练法使用一系列的连续练习，练习之间休息时间最短。已证明，这种方法有各种健康益处，可以在一定程度上改善有氧能力。超级组训练法（Supersets）指的是拮抗肌群在不休息的情况下不间断练习，或是特定肌群的多种方法的练习，各种练习方法间没有或仅有非常短暂的休息。间歇训练法时将身体的不同部位分在不同天或不同组训练进行训练。金字塔法包括递增模式（增加负荷，通过增加每组中的重复次数或依组递增）和递减模式（减少负荷，通过减少每组的重复次数或依组递减）。

81－A，1～2 lb／wk（0.5～1 kg／wk）

减重计划的运动目标，应该最大化能量消耗。频率、强度和持续时间应与饮食疗法相结合，以期增加能量消耗 500～1000cal/d。推荐的减重最大速率是 1～2 lb／wk（0.5～1 kg／wk）。

82－B，脊柱异常弯曲

脊柱侧弯是脊椎排列时的侧向偏离。Kyphosis（脊柱后凸）是胸椎向后弯曲。Lordosis（脊柱前凸）是腰椎向前弯曲。一种慢性的、炎症性脱髓鞘疾病，描述的是多发性硬化。关节软骨的软化描述的是骨软骨病。胫骨粗隆骨骺炎症是一种被称为 Osgood－Schlatter（胫骨粗隆骨软骨病）的疾病。

83－B，健康信念模型

健康信念模型是一个理论框架，通过解释和预测干预，从而增加体力活动。该模型的建立是于 20 世纪 50 年代基于 Rosenstock 的模型。学习理论认为，一个整体的复杂性为来自于多个小的简单行为。通过强化一些行为并调整环境标准，可能能规范需要的行为。

84－C，PAR-Q

PAR-Q 是自我运动水平的调查工具。MMPI 是心理学量表。RPE－Borg 量表是用来对运动或运动测试时自我疲劳程度感觉的测评或分级。E－ECG 是临床中使用的连续心电监护，由医师在必要时使用。

85－C，身体成分、心肺耐力、肌肉适能和灵活性

为得到最好的、最准确的信息，推荐按照如下顺序进行检测：安静测量（如心率、血压、血液分析）、体成分、心肺耐力、肌肉适能和柔韧性。一些测量体成分的方法与机体的水化程度有关，一些心肺耐力、肌肉适能的测定可能对水化程度有影响，所以把它们放在在体成分检测前是不合适的。评估心肺耐力经常使用心率。一些肌肉适能和柔韧性的检查能影响心率，所以放在心肺耐力检查前是不合适的，因为在这之后已经改变的心率可能

反过来影响心肺耐力测定的结果。

86－D，经理和员工

当发生紧急医疗救护事件时，安全有效的管理将保证对个体最好的照顾。实施急救程序是培训工作人员的重要组成部分。在服务时，安全保障计划和紧急救护，都应作为工作人员培训的一部分。此外，体适能工作人员都应有 CPR 资质和急救常识。因此，体适能机构的经理和员工都应纳入紧急救护的实施预案。

87－D，以上都是

锻炼时可能发生的紧急医疗救护包括热衰竭或中暑、晕厥、低血糖、高血糖、简单或复杂的骨折、支气管痉挛、低血压或休克、癫痫、出血，以及其他心脏病症状。

88－D，等长肌肉训练

等长肌肉收缩，也称静力肌肉收缩，发生在肌肉张力增加，但没有明显的肌肉或肢体运动时；肌肉的长度没有改变。这种动作在推或拉静止物体时发生。静态力量的测量针对肌群和关节角度测定；因此，这些测量对评价整个肌肉力量而言是没有用处的。

89－D，步行

长期有节奏地进行大肌群的活动，对有氧能力有很大的促进作用。这类运动包括步行、跑步、骑车、游泳、爬楼梯、有氧操、划船、越野滑雪等。负重练习不应被看作是加强有氧适能的适宜方式，但可以作为综合锻炼计划的一部分，从而提升肌肉力量和肌肉耐力。运动的方式应基于个性化原则进行选择（即针对需要的结果），并保持人们的参与性和愉悦性。

90－D，以上都是

不同的健康检查有不同的用途。在商业环境中，客户应更广泛地筛查健康的潜在危险因素。至少，需要采集个人家族史。此外，也应检查目前的医疗状况，询问相关的药物（处方药和非处方药）使用情况。

91－C，持续时间更短、强度更低、频率更高的锻炼

一个人每天或每周锻炼的时间与其锻炼的强度和持续时间是有关系的。一般来说，静坐少动或体适能很低的人，能从每天多次的短持续时间、低强度锻炼中获益。个人目标、偏好、运动限制和时间安排等也影响锻炼频率，以及持续时间、频率和强度之间的关系。

92－B，策略计划

策略计划包括组织的战略决策，以确定短期和长期目标，并作为总体规划的工具。健康和体适能项目、财务计划、风险管理工作和市场营销计划，这些都是整个战略计划的一部分。

93－A，柔韧性

当选择正确的测试顺序时，人们需要考虑与运动相关的能量系统，以及足够的恢复时间。不费力的测试（身高、体重、柔韧性等）应当先做，接着测试使用磷酸原系统的测试（恢复快），再测试用到其他能量供应系统的测试。

94－A，肌球蛋白

骨骼肌由一束束的肌肉纤维组成，称作肌肉束或纤维束。每个纤维束中都含有肌细胞。肌细胞内，有管状的肌原纤维，能使肌纤维收缩。肌原纤维有这种功能是因为它们含有肌丝，即收缩蛋白、肌动蛋白和肌球蛋白。肌动蛋白是一种细肌丝，扭成链状。肌球蛋白是一种粗肌丝，有头有尾。肌肉活动时，肌动蛋白和肌球蛋白相互作用，使两种肌丝相互交叉。肌球蛋白拉动肌动蛋白，缩短肌肉，产生肌紧张。

95 – B，三尖瓣

外周组织的血液通过上、下腔静脉流向右心房。从右心房，血液通过三尖瓣流向右心室，然后流过肺动脉瓣，到达肺动脉，然后到达肺，与氧结合。三尖瓣也因其由三个尖或瓣膜组成而得名。二尖瓣也是类似的瓣膜。只有两个瓣；它处于左心房和左心室（LV）之间。血液从左心室流出将会穿过主动脉瓣到达升主动脉，然后流向体循环。

96 – A，降低重心

降低重心能增加稳定性。稳定性还可通过增加支撑面的尺寸，或将重心移向支撑面，或二者共同进行来完成。

97 – D，DBP 增加

因为运动时的血管舒张，包括刺激交感神经，舒张压保持不变，甚至在运动时有轻微下降。

98 – A，频率

为优化老年人的心血管系统，改善平衡能力和反应力，一般来说，会增加锻炼的频率。推荐的持续时间取决于运动的强度；较大强度与较短的时间组合。

99 – B，动脉硬化

动脉硬化，也称作血管硬化，指的是血管弹性的下降，与年龄有关。动脉粥样硬化是动脉硬化的一种形式，以动脉壁的阻塞性病变积累为特征。动脉外膜，血管壁的最外层，为中层和内层提供氧气和其他养料。

100 – C，疏忽，不当的试验管理，人员资质不足，安全操作不充分等都应明确包含在知情同意的条目内

疏忽，不当的试验管理，人员资质不足，安全操作不充分等都没有明确包含在知情同意的条目内。知情同意也不是一份法律文书，它并不能提供机构或个人在伤害他人的事件中的法律赦免权，也不能免除机构或个人尽可能保证他人安全的责任。

HFS 不同领域的试题分布情况

在学习过程中使用下面的表格作为指导。需要重点注意的是，一些问题可能被归类于多领域，因为其涉及知识、技能和能力（KSAs）的多个领域。

领域编号	Ⅰ	Ⅱ	Ⅲ	Ⅳ	Ⅴ
领域名称	健康和适能评估	运动处方，执行情况（以及现有的支持）	运动咨询和行为策略	法律/专业	管理
题目在相关领域所占百分比	30%	30%	15%	10%	15%
问题编号	1，2，5，6，7，18，19，46，78，84，85，93	3，4，8，9，10，12，13，14，15，16，17，20，23，24，25，27，47，48，49，58，59，62，67，68，69，70，76，80，81，82，87，88，89，94，95，96，97，98，99	11，21，28，29，30，31，32，33，34，35，36，37，38，39，40，41，42，43，44，45，50，51，52，53，54，55，56，63，66，71，72，73，74，75，77，83，91	26，64，100	22，57，60，61，65，79，86，90，92

第三部分　ACSM 认证的临床运动专家（CES）

第七章　CES案例分析

注意：CES认证考生的复习内容应包括第一部分ACSM认证的私人教练（CPT）和第二部分ACSM认证的健康体适能专家（HFS）的案例分析

领域Ⅰ：患者/客户评价

CES案例分析Ⅰ

你是一个运动生理学家，在一家医院的健康管理中心工作，近期有一个顾客（名叫Drew）进入你们中心。Drew是一位47岁的男性，目前的体重315lb（143kg）、身高5ft11in（1.56m），腰围127cm。由于腰围和体重较大，体成分无法通过皮褶测量法得到。他目前没有进行规律的体力活动。在获得这些基本的咨询信息后，测量其安静安静心率（HR_{rest}）为58bpm，安静血压（BP）为138/72mmHg。最近一次到医院检查空腹血的结果是：总胆固醇192mg/dL，HDL－C 41 mg/dL，LDL－C 117 mg/dL，甘油三酯169 mg/dL，血糖137 mg/dL。在其健康史问卷中提到，他曾被诊断为高胆固醇、高血压和糖尿病；目前服用的药物包括立普妥（Lipitor，降胆固醇药）、阿替洛尔（atenolol，β受体阻滞剂，用于治疗高血压），二甲双胍（metformin，双胍类控血糖药）；其父亲在40多岁时被诊断过糖尿病，并在52岁时有过一次非致命性的心脏病发作。此外，其自身并未出现过缺血的症状。

在最开始的咨询过程中，Drew提到希望提高自己的整体健康水平，并尝试预防早期心肌梗死（MI）。他意识到自己的身体不好、体力活动不够，希望能进行必要的改变以降低体重、减少危险因素，不再重蹈其父亲的覆辙。

CES 案例分析 Ⅰ 的多选题

1. 根据最新版的美国运动医学学会（ACSM）的《运动测试与运动处方指南（GETP）》，该患者在健康中心开始进行中等到较大强度运动前应推荐进行如下哪些项目？

A：只需签订知情同意书即可

B：签订知情同意书并得到医生的同意（签名）

C：签订知情同意书、得到医生的同意（签名），并进行递增负荷运动测试（GXT）

D：签订知情同意书、得到医生的同意（签名），并进行有医务监督的 GXT

2. Drew 正在服用的药物中有一个是阿替洛尔（atenolol），应该考虑到它的什么作用？

A：加强心肺耐力　B：降低心率（HR）　C：使 HR_{rest} 增快　D：使运动时呼吸加快

3. 在最开始的咨询中，Drew 并没有意识到他的血糖检查结果（137mg/dL）不能很好地反映他的血糖控制水平，而且他认为他的血糖有时会“更好”。你应该推荐以下哪种测试以最好地反映他的血糖控制水平？

A：再次进行空腹血糖测试　B：口服糖耐量测试

C：糖化血红蛋白（HbA1C）测试　D：无需进行其它测试

4. 通过最开始的咨询中 Drew 提供给你的信息，他现在处于行为改变的哪一阶段？

A：前意向阶段　B：意向阶段　C：准备阶段　D：行动阶段

5. 根据 Drew 的心血管危险因素描述和已诊断的代谢性疾病，在进行体力活动时可能会诱发哪一种潜在的心血管并发症？

A：隐匿性缺血　B：低血糖　C：酮症酸中毒　D：周围神经病变

CES 案例分析 Ⅰ 的讨论题

1. 你认为 Drew 最主要的健康问题是什么？他开始参加生活方式改变项目的的主要目标是否恰当？

领域Ⅱ：运动处方

CES 案例分析Ⅱ（1）

你是一个临床运动生理学家，在一个医疗机构的心肺康复部工作。Greg 是一位 55 岁的新病人，男性。由于他近期出现胸痛症状，而且 GXT 测试阳性，他的医生已经推荐他参加一个为期 12 周的运动康复项目。在心血管造影（lexiscan 核显像）中发现右侧冠状动脉（RCA）75% 堵塞，旋支（CXA）80% 堵塞。Greg 的简要病史、空腹血实验室检测报告和近期的 GXT 结果如下：

病史：

Greg，男，55 岁，身高 5ft9in（1.75 m），体重 178lb（80.7 kg），BMI 为 26.3kg/m^2。家族史：父亲在世时患有高血压，58 岁时死于心脏病发作；母亲目前健在，未发现相关病史；有一个弟弟和一个妹妹，除弟弟正在进行高血压治疗外，同胞中无其它相关病史。无抽烟史。体力活动主要是遛狗，每周 2～3 天，每天 30～45min。目前正在接受针对高血压和高血脂的治疗，服用的药物有：血管紧张素转化酶（ACE）抑制剂（依那普利 enalapril，10mg OD），利尿剂（安体舒通 spironolactone，50mg bid），羟甲基戊二酰辅酶 A（HMG CoA）还原酶抑制剂（阿托伐他汀 atorvastatin，20mg OD）和硝酸脂（硝酸甘油 nitroglycerin 舌下喷雾，0.4mg prn）。Greg 否认在此次胸痛之前有过其它病史，他提到当他进行庭院工作（园林改造）时会感觉胸骨下压迫性疼痛，持续 20min，同时伴有呼吸困难（SOB）和多汗，在椅子上休息 15min 后这些症状可缓解。他进行了血液测试和 GXT。

血液实验室检测（空腹）：

葡萄糖	94mg/dL	总蛋白	6.9 g/dL
尿素氮	12 mg/dL	白蛋白	3.7 g/dL
肌酸酐	1.0 mg/dL	天冬氨酸氨基转移酶（AST）	36U/L
钠	142 mg/dL	丙氨酸氨基转移酶（ALT）	42 U/L
钾	4.2 mg/dL	碱性磷酸酶（ALKP）	98 U/L
氯化物	105mmol/L	总胆红素	0.6 mg/dL
二氧化碳	28 mmol/L	游离胆红素	0.7 mg/dL
钙	8.8 mg/dL	直接胆红素	0 mg/dL
胆固醇	171 mg/dL	LDL	99 mg/dL
甘油三酯	77 mg/dL	极低密度脂蛋白（VLDL）	15 mg/dL
HDL	46 mg/dL	胆固醇/HDL	3.71 mg/dL

GXT 记录	姓名：	Greg
	年龄：	55 岁
	HR_{rest}：	76bpm
	安静 ECG：	正常窦性心律（NSR）
	安静 BP	
	仰卧位：	142/88mmHg
	直立位：	140/88mmHg

时间	速度	坡度	HR (bpm)	BP (mmHg)	RPE	MET	症状 (4 级量表)	ECG
1	1.7	10	94					窦性心律
2	1.7	10	102					窦性心律
3	1.7	10	110	168/88	10	4.7		窦性心律
4	2.5	12	115					窦性心律
5	2.5	12	125					窦性心律 1PVC
6	2.5	12	134	186/84	14	7.0	1 + 胸痛	ST 段压低 1.0mm
7	3.4	14	144				2 + 胸痛 1 + SOB	ST 段压低 1.0mm，1PVC
8	3.4	14	150				2 + 胸痛 1 + SOB	ST 段压低 1.5mm
9	3.4	14	158	194/84	18	10.1	3 + 胸痛 2 + SOB	ST 段压低 2.0mm，1PVC
10	恢复	仰卧	154	186/86			2 + 胸痛 1 + SOB	ST 段压低 2.0mm
11	恢复	仰卧	136	180/84			1 + 胸痛	ST 段压低 1.0mm，1PVC
12	恢复	仰卧	125	176/84			胸痛缓解	窦性心律
13	恢复	仰卧	94					窦性心律
14	恢复	仰卧	94	156/88				窦性心律

CES 案例分析Ⅱ（1）的多选题

1. 根据最新版的 ACSM 的 GETP 和 Greg 的 GXT 结果，他进行运动时最大“安全”运动 MET 水平约为：

A：5MET　　B：6MET　　C：7MET　　D：8MET　　E：9MET

2. 根据最新版的 ACSM 的 GETP 和 Greg 的 GXT 结果，作为运动强度的指导，运动时心率应不超过：

A：110 bpm　　B：124bpm　　C：134 bpm　　D：144 bpm　　E：150 bpm

3. 根据最新版的 ACSM 的 GETP，Greg 所服用的药物中哪一类可在运动中产生负作用？

A：降血压药　　B：降血脂药　　C：抗心绞痛药

D：Greg 服用的所有种类药物均可在运动中产生急性负作用

E：Greg 服用的药物中只有降血压药和抗心绞痛药可在运动中产生急性负作用

4. 根据最新版的 ACSM 的 GETP，Greg 所服用的药物中哪一类可在运动中影响其心率？

A：降血压药　B：降血脂药　C：抗心绞痛药

D：Greg 服用的所有种类药物均可在运动中影响其心率

E：Greg 服用的药物中只有降血压药和抗心绞痛药可在运动中影响其心率

5. 根据 ACSM 的跑台代谢计算公式，下面哪个负荷可以达到最大安全工作负荷？

A：速度 2.0mph，坡度 15.0%　B：速度 3.0 mph，坡度 6.5%

C：速度 4.0 mph，坡度 8.0%　D：速度 5.0mph，坡度 5.5%

E：无法从提供的数据中计算出来

6. 根据 ACSM 的功率车代谢计算公式，下面哪个负荷可以达到最大安全工作负荷？

A：375kgm/min　B：450kgm/min　C：535kgm/min　D：630kgm/min

E：无法从给出的数据中计算出来

7. 根据最新版的 ACSM 的 GETP，在 Greg 的抗阻运动计划中，开始时的最大重复次数应定为：

A：1-RM　B：6~8RM　C：8~12RM　D：12~15RM

E：以上任一 RM 对 Greg 都适用

8. 根据最新版的 ACSM 的 GETP，抗阻运动计划中上半身 12~15RM 的负荷大约相当于 1-RM 的百分之多少？

A：10%~20%　B：30%~40%　C：50%~60%　D：70%~80%

9. 根据最新版的 ACSM 的 GETP，如果没有 Greg 的 GXT 结果，开始运动时下面哪个 MET 水平对他来说应该是安全的？

A：1-MET　B：2~4MET　C：5~7MET　D：8~10MET

E：心脏病患者在没有进行 GXT 时不能开始运动

10. 根据第 1 题中得到的最大 MET 水平，Greg 的运动强度应为储备摄氧量的百分之多少？

A：45%　B：55%　C：65%　D：75%　E：85%

CES 案例分析Ⅱ（1）的讨论题

1. 如果 Greg 按照你制定的运动计划完成了 6 个月的锻炼，而且没有改变饮食，则他的血生化测试结果可能会发生什么改变？

2. 如何使用心率血压乘积这个工具来安排 Greg 的运动计划进度？

CES 案例分析Ⅱ（2）

你是一位临床运动专家，在一家健康/体适能中心工作。有一位新患者来到你们中心，男，55 岁，目前的体重 193lb（87.4 kg）、身高 66in（1.68 m），用皮褶厚度法测量体成分得到的体脂为 32%，腰围 42in（107 cm）；目前正在抽烟（每天一包）；HR_{rest} 为 76bpm，安静 BP 为 132/88mmHg。2 周前的空腹血检查结果为：总胆固醇 227mg/dL，HDL - C 33mg/dL，甘油三酯 156mg/dL，血糖 126mg/dL。在过去的 4 周中，除了每天遛狗外没有其它运动；他在运动中除了爬坡时会出现 SOB 外没有其它症状。其兄弟在 60 岁时死于一次心脏病发作；他目前正在服用利尿剂（氢氯噻嗪，HCTZ）以控制 BP。他已经加入你们中心以提高他的体适能水平并进行体重、胆固醇和 BP 管理。

你的患者近期在其医生安排下进行了一次 Bruce 最大强度运动测试（由于运动中 SOB 停止），但由于他没有达到预期最大心率（HR_{max}）的 85%，医生未给出明确结论。测试结果还表明，在最大运动强度下，其侧面胸导联有约 0.5 ~ 1mm 的 ST 段压低，但没有临床缺血症状。他的 HR_{max} 和 BP 分别是 130bpm 和 168/94mmHg，估算的最大摄氧量为 6.6MET。医生安排他进行了一次肺功能测试，结果如下：第 1 秒用力呼气量（$FEV_{1.0}$）（L）为 2.6，用力肺活量（FVC）（L）为 3.4。根据这些结果，他的医生同意他参加运动项目。

依据得到的结果，你约了患者见面交流以帮助他制定一个适当的运动处方。

CES 案例分析Ⅱ（2）的多选题

1. 根据最新版 ACSM 的 GETP，在制定运动处方时，为了改善其有氧耐力，最佳的运动强度应设为：

A：20% ~30% 储备摄氧量　　B：50% ~85% 储备摄氧量

C：85% ~95% 储备摄氧量　　D：100% 储备摄氧量

2. 根据最新版 ACSM 的 GETP，为得到健康获益，推荐的运动频率应为：

A：1 ~2 天/周　　B：3 ~5 天/周　　C：5 ~6 天/周　　D：每天

3. 该患者危险分层的结果是？

A：低危　　B：中危　　C：高危

4. 根据提供的病史，该患者可能有：

A：代谢综合征　　B：心脏病　　C：糖尿病　　D：基本健康

5. 适合该患者的靶心率（THR）应为：

A：107 ~127bpm　　B：149 ~162bpm　　C：97 ~108bpm　　D：103 ~122bpm

6. 用 ACSM 的跑台代谢计算公式可以得出开始运动训练时的适宜工作负荷是？

A：速度 5.0mph，坡度 4%　　B：速度 1.5mph，坡度 2%

C：速度 3.0mph，坡度 2%　　D：无法从给出的数据中计算出来

7. 你的患者瘦体重约有 131lb（59.3 kg），需要减掉约 30lb（13.6 kg）的脂肪以使体重控制在 163lb（73.8 kg）、体脂百分比控制在 20%，要达到这个目标大约需要消耗多少卡的能量？他需要进行多少分钟的运动？（用第 6 题用到的计算公式）

A：105000cal，12235min　　B：10500cal，1223min

C：105000cal，16632min　　D：无法从给出的数据中计算出来

8. 每周应该进行多少天什么强度的肌肉力量和柔韧性运动？

A：5 天，中等强度　　B：7 天，低强度
C：2 天，中等强度　　D：3～5 天，较大强度

CES 案例分析Ⅱ（2）的讨论题

1. 在制定运动处方前应该先向患者询问哪些内容？
2. 该患者的主要健康问题是什么？你会建议他参加一个什么样的运动/体力活动项目以针对其健康问题进行管理？

CES 案例分析Ⅱ（3）

你是一个心脏康复项目中的临床运动专家。一个 45 岁的男性患者参加了你的项目，目前的体重是 223lb（101 kg），身高是 68in（1.73 m），6 个月前戒烟，之前有 23 年的抽烟史（每天抽 2 包烟）。HR_{rest} 和 BP 分别为 62bpm 和 142/78mmHg，腰围 46in（1.17 m）。空腹血液检查的结果如下：总胆固醇 197mg/dL，HDL－C 40 mg/dL，甘油三酯 156 mg/dL，LDL 125 mg/dL，葡萄糖 106 mg/dL。他 6 周前由于后壁 MI（心脏病发作）住院，并植入两个支架（1 个置于左前降支，一个置于旋支），在此之前他除了每周打一次高尔夫球之外没有进行其它运动。在运动负荷下的心脏超声检查中估算的射血分数（EF）为 54%。其父亲在 62 岁时死于心脏病发作，他目前正在服用阿替洛尔（atenolol）用于降低 BP 和血脂。在咨询过程中，他提到希望能够自己锻炼，但在医生建议下他同意参加心脏康复项目（CRP）。

该患者在 1 周前进行过有医务监督的 Bruce 运动负荷试验，由于存在左束支传导阻滞（LBBB），医生无法对测试结果进行解释，测试终止的原因是下肢疲劳和呼吸困难，测试过程中未出现缺血的临床体征。其 HR_{max} 和 BP 分别是 115bpm 和 208/86mmHg，用 ACSM 的步行代谢计算公式估算的最大摄氧量为 10MET。

CES 案例分析Ⅱ（3）的多选题

1. 你为患者推荐的心脏康复的主要目标是？
A：降低体重　　B：降低空腹血糖　　C：降低血脂　　D：坚持戒烟
2. 你会为该患者推荐哪种运动方式？
A：在步行道上锻炼　　B：骑自行车
C：在跑台上锻炼　　D：患者最喜欢的方式
3. 该心脏病患者的风险级别是？
A：低风险　　B：中度风险　　C：高风险
4. 根据该患者的 BMI 和腰围，其发病风险属于哪一类？
A：正常　　B：增加　　C：高危　　D：极高危
5. 该患者适宜的 THR 应为：
A：62～82bpm　　B：70～95bpm　　C：83～104bpm　　D：80～100bpm

6. 用 ACSM 的功率车代谢计算公式计算得到的运动训练时的适宜起始负荷为：

A：150W　　B：75W

C：25W　　D：无法从给出的数据中计算出来

7. 在进行几周的运动后，你推荐在 3 天/周的心脏康复项目基础上增加一些额外的运动。你的患者喜欢骑自行车但家里并没有自行车，因此他想在家周围进行步行锻炼，但不知道应该用什么样的速度步行，请为他选择一个能在大约 40% 峰值摄氧量（VO_2peak）的强度上进行锻炼的单位时间负荷。

A：速度 5.0mph，坡度 4%　　B：速度 1.5mph，坡度 2%

C：速度 4.0mph，坡度 0%　　D：无法从给出的数据中计算出来

CES 案例分析Ⅱ（3）的讨论题

1. 你认为用 ACSM 的步行公式来确定 Bruce 测试的 MET 水平是否合适？

2. 如果用跑台测试的结果给该患者制定一个功率车运动处方，应该如何进行修改？

CES 案例分析Ⅱ（4）

你是一个肺部康复项目的临床运动专家。一个 53 岁的女性患者参加了你的项目，目前体重 153lb（69.3 kg），身高 58in（1.47 m），有 30 年烟龄，每天 1.5 包烟，最近开始戒烟。她近期被诊断患有肺气肿，HR_{rest}和 BP 分别为 82bpm 和 128/80mmHg，上周测得的空腹血脂为：总胆固醇 177mg/dL，HDL－C 50 mg/dL，甘油三酯 136 mg/dL，LDL－C 100 mg/dL。近 30 年来，她没有进行过规律的体力活动，但两年前曾经喜欢园艺或为自家花园除草。近期由肺科医生进行的肺功能测试结果为：FVC 1.35L/min，$FEV_{1.0}$ 0.60L/min，服用的药物包括沙丁胺醇（albuterol）和茶碱（theophylline）。在咨询过程中，该患者提到她不进行运动的原因是：几分钟的运动就会让她感觉呼吸困难。

该患者 2 周前进行了有医务监督的最大强度功率车运动负荷试验，持续运动了 2min 后因呼吸困难停止测试，医生没有发现任何缺血的体征，其 HR_{max}和 BP 分别为 150bpm 和 182/86mmHg，根据 ACSM 的下肢功率车代谢计算公式估算的最大摄氧量为 3.11MET，在整个测试过程中用脉搏血氧仪监测血氧饱和度，在最大运动强度时的血氧饱和度为 86%。运动测试的最后 1min 时，患者的呼吸困难程度达到 3～4 度，整个运动测试过程中未进行吸氧。

CES 案例分析Ⅱ（4）的多选题

1. 对该患者来说最合适的运动强度是？

A：50%～85% 储备心率（HRR）　　B：呼吸困难 4 级评分表中的 3～4 级

C：50%～85% 最大摄氧量　　D：以上 3 项均不合适

2. 你会为该患者推荐哪种运动方式？

A：在步行道上锻炼　　B：骑自行车

C：在跑台上锻炼　　D：上肢功率车锻炼

3. 根据慢性阻塞性肺疾病（COPD）的全球倡议和该患者的肺部检查结果，其疾病状况属于哪一级？

A：轻度　　B：中度　　C：重度　　D：极重度

4. 该患者在在运动前不久服用沙丁胺醇会影响：

A：心脏病的症状　　B：HR 范围

C：呼吸困难的症状　　D：B 和 C

5. 用 ACSM 的下肢功率车代谢计算公式计算的最大运动强度对应的工作负荷是？

A：100W　　B：75W

C：25W　　D：无法从给出的数据中计算出来

6. 在抗阻训练中，应重点训练该患者的哪些肌群？

A：肩带和呼吸肌　　B：股四头肌、腘绳肌和臀肌

C：腹部和背部肌群　　D：腓肠肌和比目鱼肌

7. 该肺部疾病患者的的运动频率应为？

A：2～4 天/周　　B：3～5 天/周　　C：5～7 天/周　　D：以上都不是

CES 案例分析Ⅱ（4）的讨论题

1. 如果用功率车测试的结果给该患者制定一个步行运动处方，应该如何进行修改？

2. 讨论在运动过程中密切监测运动强度、呼吸困难和血氧饱和度的重要性。

CES 案例分析Ⅱ（5）

运动处方是在全面评估的基础上由特定的运动计划发展而来的，而运动计划是基于有限评估的基本运动建议。然而，在一些心脏康复案例中，运动处方是通过包括运动测试在内的全面评估来制定的，这在执行运动处方时要求具备高超的运动处方制定和执行技巧。

CES 案例分析Ⅱ（5）的多选题

1. 心脏病患者在没有进行运动测试时参加门诊心脏康复的情况并不常见，出现这种情况的原因有：

A：心脏移植　　B：在运动处方中使用 RPE 控制运动强度时

C：由于冠状动脉的形态改变已明确，临床上不必要进行运动测试

D：病情稳定

2. 根据 ACSM 的 GEPT，一个没有进行过运动前运动测试或药物负荷测试的 50 岁 MI 后无症状患者，其起始运动强度的 MET 值应为？

A：1～2MET　　B：2～3MET　　C：2～4MET　　D：3～5MET

3. 对于第 2 题中的患者，如果他回答了下面 Duke 活动状态指数（DASI）问卷，你会将其运动强度的 MET 值修改为：

A：8～10MET　　B：6～8MET　　C：4～6MET　　D：10～12MET

是/否	问题	强度	得分
是	生活自理，包括吃、穿、洗澡、上厕所	2.75	
是	在室内步行，如在屋里来回走	1.75	
是	在平路上走一两条街	2.75	
是	爬一段楼梯或阶梯，或爬坡	5.50	
是	短距离跑步	8.00	
	做低强度的家务劳动，如擦桌子或洗盘子	2.70	
	做中等强度的家务劳动，如用吸尘器吸尘、扫地、搬杂物	3.50	
是	做大强度的家务劳动，如擦洗地板、搬运重家具	8.00	
是	做庭院工作，如打扫落叶、除草或用电动割草机割草	4.50	
是	有性生活	5.25	
是	参加中等强度的娱乐活动，如高尔夫、保龄球、跳舞、网球双打，或扔棒球或橄榄球	6.00	
	参加剧烈运动，如游泳、网球单打、橄榄球、篮球或滑雪	7.50	
		总分	

经允许引自 Hiasky MA，Boinesu RE，Higginbotham MB，et al. A brief self－administered questionnaire to determine functional capacity（the Duke Activity Status Index）. *Am J Cardiol.* 1989；64：651－4.

4. 如何确定第 3 题中估算的运动强度对这个患者是安全的？

A：适当的热身后，在给定的运动强度下运动时观察他的 RPE 和 HR/BP 反应

B：适当的热身后，在给定的运动强度下运动时观察他的 ECG、RPE 以及症状和体征

C：适当的热身后，在给定的运动强度下运动时监测他的 RPE、ECG 和 HR/BP 反应，以及症状和体征

D：适当的热身后，在给定的运动强度下运动时监测他的 ECG 和 HR/BP 反应

5. 如何确定该患者在门诊康复计划外进行活动时的 THR？

A：用 220－年龄估算其 HRmax，然后用 Karvonen 公式计算 70%～85% 的强度对应的 THR

B：高于 HR_{rest} 20bpm

C：THR 不高于该患者在门诊康复中的运动 HR

D：在没有进行运动测试时不提供 THR，仅用 RPE 控制运动强度

6. 一个 65 岁的女性，在双嘧达莫（dipyridamole）心肌灌注显像中显示 ST 段压低 1mm 伴［H11001］1 度心绞痛，45% EF 伴侧室壁运动障碍，其起始运动强度应为：

A：1～2MET　　B：20 次＞HR_{rest}

C：10 次 < ST 段压低时对应的 HR　　D：2 ~ 4MET

7. 如果她没有进行药物负荷心肌灌注显像，则起始运动强度应为：

A：1 ~ 2MET　　B：15 次 > HR_{rest}

C：10 次 > HR_{rest}　　C：2 ~ 4MET

8. 根据下面的 VASQ 问卷结果应如何调整起始运动强度？

A：1 ~ 2MET　　B：2 ~ 3MET

C：2 ~ 4MET　　D：高于直立位 HR10bpm

MET	在你能够规律进行的活动下划一条横线，在进行这些活动时没有或仅有最低程度的症状，如：SOB、胸部不适和疲劳
1	吃、穿、办公室工作
2	洗澡
	下 8 阶楼梯
3	在平地上缓慢步行 1 ~ 2 条街
	在家中进行中等量的家务劳动，如用吸尘器吸地、扫地或搬运食物
4	低强度的庭院工作（如：打扫落叶、除草或用电动割草机割草）
	上油漆或低强度的木工
5	快速步行（如：每小时 4mile，约 6.44km）
	交际舞、洗车
6	自己背球杆打 9 洞高尔夫
	大强度的木工，用机械割草机割草
7	进行大强度的户外工作（如：挖土、铲土）
	网球单打，搬运 60lb（27.2kg）重物
8	搬运重家具
	慢跑、快速爬楼梯、负重 20lb（9.1kg）上楼梯
9	中等速度骑车、据木头、慢慢地跳绳
10	快速游泳、骑车上坡、快速步行上坡、慢跑 6miles/h（9.66km/h）
11	越野滑雪
	打篮球（全场）
12	快速跑步，在水平地面上持续跑，8 miles/h（12.87km/h）
13	任何竞技活动，包括那些间歇性的短距离赛跑
	跑步比赛、划船、背包远足

经允许引自 Meyer J，Do D，Herbert W，Ribisl P，Froelicher VF. A nomogram to predict exercise capacity from a Specific Activity Questionnaire and Clinical Data. Am J Cardiol. 1994；73：591 -6.

9. 根据这个 VASQ 的结果，她的预期运动能力是：

A：3MET　　B：3.5MET　　C：4.0MET　　D：4.5MET

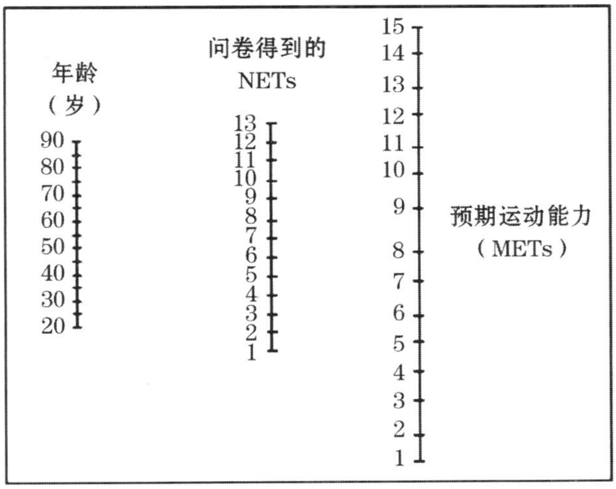

经允许引自 Meyer J，Do D，Herbert W，Ribisl P，Froelicher VF. A nomogram to predict exercise capacity from a Specific Activity Questionnaire and Clinical Data. Am J Cardiol. 1994；73：591 -6.

10. 该患者在参加运动项目时的反应正常，没有缺血或其它症状。她的 HR 和 RPE 目前低于起始工作负荷，为了提高她的工作能力应该如何安排训练进度？

A：保持 RPE 在 11 ~14 之间，增加 1 ~2MET 的绝对强度

B：提高 RPE 到 13 ~15 之间，强度增加 1 ~2MET

C：提高 THR >10bpm，强度增加 1 ~2MET

D：保持 RPE 在 11 ~14 之间，增加 1 ~2MET 的相对强度

领域Ⅲ：计划实施与随访

CES 案例分析Ⅲ

你是一个地方医院肺部疾病康复项目的临床运动生理学家。Earl 是一位新加入该项目的 72 岁男性患者，你正在对其基线状态进行评估。该患者来自城边上一个小镇（开车 45 ~55min），患有 COPD 伴肺气肿、慢性支气管炎和支气管扩张。其病史包括：肺栓塞、外周动脉疾病、高血脂、骨质疏松症和骨关节炎。患者主诉近几周有渐进性疲劳和呼吸困难，情绪低落，目前安静时（静坐）通过鼻管吸氧 3L/min，活动时每次吸氧量增加至 6L/min。Earl 目前的体重是 131lb（59.3kg），身高 6ft（1.83m），BMI 17.8kg/m^2，用皮褶测

试法测得的体脂百分比为8%，6个月前戒烟，但之前一直抽烟，持续60年，每天2.5包雪茄。在其基线评估中（同时进行3L/min的吸氧），评估并记录的安静时生理学数据有：HR 109bpm，BP 106/56mmHg，动脉血氧饱和度（SaO_2）94%，胸部听诊：吸气时轻度双向粗糙湿罗音。Earl目前正在服用强的松（prednisone）、Advair干粉吸入剂（氟替卡松fluticasone和沙美特罗salmeterol）、婴儿用阿司匹林（aspirin）、诺之平（Niaspan，烟酸缓释片）、爱全乐（Atrovent，异丙托）、波立维（Plavix，氯吡格雷）和来士普（Lexapro，选择性5-羟色胺再摄取抑制药），刚来时有呼吸困难，其妻子说在过去的几周中他总觉得不舒服。

在Earl完成了基线评估后，你立即对他进行了6min步行试验（6MWT），其最高HR和BP分别达到了136bpm和148/78mmHg，在进行6L/min的吸氧时峰值SaO_2为80%，并且在恢复期3min时上升到92%，他完成了901ft（274.62m）的步行，中间休息了一次（低于同年龄段的平均水平），其最大主观疲劳感觉为15分（Borg分级量表）、最大呼吸困难等级为5级（Borg呼吸困难分级量表），在测试结束时出现了中度到明显的呼吸困难（0-4级分级中的2-3级）和双下肢的轻度疼痛，其它要求他进行的体适能测试，包括上肢肌肉力量（握力计）和下肢肌肉耐力（30s坐-站试验）的得分处于平均水平。

CES案例分析Ⅲ的多选题

1. 为Earl制定最开始的治疗计划（ITP）需要做的第一件事是?

A：根据他的6MWT结果制定运动处方

B：联系他的肺科医生与医务人员一起讨论其6MWT的结果

C：在他进行康复运动时将其支持性吸烟增加到8L/min以使其在6MWT中较低的SaO_2得到提高

D：确定其个人参加本项目希望努力达到的短期和长期目标

2. Earl开始运动时的运动处方应包括：

A：在Earl的肺科医生根据其基线评估结果给出后续建议之前暂不出具运动处方

B：在卧式自行车上用15~20W、30~40rpm骑8min

C：在跑步机上以2.8mph，1%的坡度步行10min

D：在上肢功率车上用10W、20~30rpm骑8min

3. 强的松是用于：

A：立即缓解哮喘发作时的气道痉挛　　B：稀释气道粘液以便排出

C：缓解气道的肿胀和炎症　　D：扩张气道以长时间缓解呼吸困难

4. Earl的抽烟史是每年多少包?

A：60　　B：150　　C：24　　D：90

5. Earl近期提到有疲劳、呼吸困难恶化和情绪低落的症状，为了改善这些症状，应该：

A：建议他去看心理医生或精神科医生以解决他情绪低落的问题

B：进行GXT以观察他是否有一些相关的心脏问题会引起这些症状

C：在基线评估中尽量多地收集与这些症状有关的信息，然后联系他的医生进行讨论

D：让他的肺科医生建议他进行肺功能测试以重新评价他的 FVC 和 $FEV_{1.0}$值。

6. 在基线评估中，你对 Earl 进行测量以评估其生活质量（QOL）、进行日常生活活动（ADL）时的呼吸困难程度和抑郁程度。在肺部疾病康复时用于评估 ADL 时呼吸困难程度的常用工具是？

A：San Diege California 大学的呼吸困难问卷

B：Beck 抑郁－II 测量问卷

C：Ferrans 和 Powers 的 QOL 测量问卷（肺部版）

D：体力活动准备问卷（PAR-Q）

7. 根据 Earl 的 BMI 和业内的参考标准，他属于：

A：低体重　　B：正常体重　　C：超重　　D：肥胖（I 度）

8. 下面哪一项不属于 Earl 的 ITP 的组成部分？

A：缓解抑郁的计划

B：服用维生素 B 和 D 以帮助改善其 $FEV_{1.0}$和 FVC

C：增加其体重和肌肉量的饮食和运动计划

D：用缩唇呼吸训练帮助他减轻呼吸困难

9. 假设 Earl 完成了 12～16 周的肺部康复训练，你会推荐以下哪一组测试作为后续的随访测试以便给他的医生提供反馈？

A：6MWT，30s 坐－站试验，握力测试，呼吸困难监测

B：次大强度 GXT，QOL 监测，抑郁监测，30s 坐－站试验

C：6MWT，饮食习惯监测（DHS），皮褶厚度测评，抑郁监测

D：穿梭试验（Shuttle test），呼吸困难监测，QOL 监测，皮褶厚度测评

10、下面哪一项是制定 Earl 的 ITP 时需要考虑的因素？

A：由于他 6 个月前已戒烟，因此没有必要再关注戒烟措施

B：提高他的上半身和下半身肌肉力量的训练应优先于提高其 6MWT 结果的训练

C：Earl 的 BMI 提示他的早期死亡风险较低

D：支气管扩张会破坏其气道的软骨和平滑肌组织的结构，累及一个或多个肺叶

CES 案例分析Ⅲ的讨论题

1. 列出并讨论 Earl 参加肺部康复项目应该努力达到的短期和长期目标。
2. 你估计 Earl 在参加、坚持和完成项目的过程中会出现什么问题？
3. 如何根据 Earl 的 6MWT 结果为他制定运动处方？

领域Ⅳ：组织和咨询

CES 案例分析Ⅳ

Kimberly，43 岁，女性，身高 65in（1.65m），体重 159lb（72kg），是一个大型船只公司的办公室管理人员，离婚，有两个正在读书的孩子（一个 8 岁，一个 11 岁）。无心血管、肺部或代谢性疾病，但自我感觉非常虚弱，曾被诊断患有纤维肌痛综合征（FMS）。她每周工作 45 小时，平均每天在路上花费的时间是 30min，服用的药物只有帮助睡眠的非处方药和非甾体类消炎药（NSAIDs）。在过去的 2 年中，她已经开始参加多种运动项目但成效甚微，感觉没有动力而且存在类似抑郁的症状。

CES 案例分析Ⅳ的多选题

1. 下面哪一项是被诊断为 FMS 的患者的常见症状？

A：睡眠障碍　B：过度疲劳　C：弥散性软组织疼痛

D：抑郁　E：以上都不是　F：以上都是

2. 以下哪个因素会加重 FMS 的症状？

A：感情压力　B：低强度运动　C：睡眠不好

D：A 和 B　E：A 和 C　F：B 和 C

3. 下面哪一个有关运动行为的理论是以“人、行为和环境都会影响未来行为”的原则为基础的？

A：转换理论模型　B：社会认知理论

C：健康信念模型　D：自我决定理论

4. 下面哪一项不是用于增强自我效能的策略？

A：体验完成任务的成就感　B：模范体验（Modeling experiences）

C：社会说服（Social persuasion）　D：挑战困难的目标

5. 下面哪一项不是目标设定的 SMART 原则？

A：目标要现实　B：目标应有一个合理的时间框架

C：目标要有挑战性　D：目标要有特异性

CES 案例分析Ⅳ的讨论题

1. 找出阻碍该客户进行运动的 3 个障碍，并详细描述每一个障碍对完成运动会产生什么影响？

2. 提供解决这些运动障碍的策略。

3. 如何为该客户进行目标设定？

领域Ⅴ：法律和职业方面的考虑

CES 案例分析Ⅴ（1）

隐私和保密的意思类似，但仍要注意他们的不同：

- 隐私是指某个人免受其他人干涉的权利。
- 保密是与信息保护相关。

在医疗管理文本中，隐私是指任何人无权干涉在健康管理机构中接受健康管理的人。而保密在健康管理领域中是指在没有得到本人同意时，任何人不得查看其私人健康管理档案。

法律保护公民的隐私免受不必要的侵犯。未经患者的许可或者同意，禁止使用其姓名或照片。未经患者同意使用其姓名或者照片侵犯了其隐私权，将导致法律行动。

美国卫生和人类服务部创设的个人身份健康信息隐私标准，或隐私规则，是医疗保险通用和责任法案（HIPAA）1996（HIPAA 被宣告为 HIP－aa）的一部分，通过这部法律以保护病人健康信息的使用和发布。

健康信息加工处理组织机构，如健康保险和医疗票据机构，必须遵守 HIPAA 法律，医院全体职员也必须遵守 HIPAA 法律。

HIPAA 中隐私和保密的法律适用于可以用口头、书面或电脑来共享的健康信息。病人健康信息的例子包括以下内容：

- 姓名
- 住址
- 出生日期
- 社会保障号码
- 与过去、现在、将来的身体和精神状况有关的信息

HIPAA 保护可以用来识别一个人的任何信息。不要与任何不直接照顾病人的人分享这些信息。

根据 HIPAA 法规，机构在为了治疗，处理付款，和开展一般保健业务需要使用或公布健康信息时不需要获得病人的许可。一般保健业务的例子包括质量跟踪报告用于质量保证或评审运用的数据等。

只能在按需所知的前提下与那些健康护理人员共享病人的医疗或个人信息。这意味着仅仅能和直接给予病人护理、治疗和服务的人共享健康信息。在共享这些信息的时候，使用你的组织的规则和程序规定的预防措施，以保护病人的隐私和秘密。甚至在告诉别人关于病人的入院、出院信息时，你都必须谨慎。

CES 案例分析Ⅴ（1）的判断题和多选题

1. 你在心脏康复科协助病人适应。一个穿着工作服戴着医院徽章的妇女拿起你的一

个病人的医疗记录并开始阅读。

判断题：这时，没必要询问这个妇女，因为你的单位雇请的健康护理工作人员可以审查病人的医疗记录。

2. 你在一家康复中心工作，协助对疑似心脏病患者的影响因素进行运动负荷试验，你经常会为完成这些测试的受试者制定运动处方。一个顾客在走廊上拦住你，开始问关于他的妻子（一个最近已在你们中心完成负荷测试的患者）的护理问题。顾客要你告诉他他妻子的运动负荷测试以及其它已完成的测试结果，因为他担心他妻子是否濒临死亡。

你应该怎么做？

A：让她的丈夫看病人的医疗记录。

B：给客人提供负荷测试和化验编号，以便于他能查看这些测试结果。

C：告诉客人运动负荷测试结果，以及他的妻子已经完成的其他测试，但不告诉他结果。

D：跟客人说抱歉，未经患者书面同意，你不能泄露任何患者的相关信息。

3. 判断题：医院或诊所必须得到患者的信息发布许可，才能向州卫生厅提供关于患者的结核暴露信息。

4. 医护人员违反隐私和保密法律，将患者的个人信息销售给其他个人或组织，将受到何种类型的处罚？

A：5000 美元和 2 年监禁的刑罚处罚。

B：5000 美元和 6 年监禁的刑罚处罚。

C：150000 美元和 8 年监禁的刑罚处罚。

D：250000 美元和 10 年监禁的刑罚处罚。

5. 你的康复和健康中心的部门秘书去喝杯咖啡了，你帮她接电话。电话来自信用卡公司，询问你的同事——南希的信息。他们声称南希正在申请信用额度，想查证一些信息。

你应该怎么做？

A：向他们提供这些信息，因为南希是同事。

B：不回答任何问题，把电话转接到人力资源部门或人力资源经理。

C：向上级商业局报告信用卡公司不适当的信息要求。

D：告诉那个人你有更多时间的时候会给他们回电话。

6. 一个患者在完成医院的心脏康复计划后，你被指定在一个全新的环境下帮助他准备他的第一次独立运动会议。你的患者是一个当地的政治家，经常上新闻，你最好的朋友，也是在你们医院放射部门工作的同事，听说这个患者后打电话问你，这个政客为什么做心脏康复。

你应该怎么做？

A：在分享信息之前，先确定患者的病史和诊断，以便可以提供准确的信息。

B：和病人交谈，问他你是否可以与你的朋友分享他的医疗信息，因为她是他的崇拜者。

C：告诉你的朋友，同她谈论患者的病情将会违反法律。

D：按照程序获得患者同意你和你的朋友分享这些医疗信息的签字。

7. 谁能被允许查看在你的部门进行护理的医院员工的医疗信息？

A：雇员的经理或主管可以看到记录，以便他们可以确定雇员是否能恢复工作。

B：雇员的同事，以便他们可以确定雇员是否能恢复工作。

C：只有医院直接参与照顾该员工的人可以在按需所知的前提下才能查看医疗记录。

CES 案例分析Ⅴ（2）

美国职业安全与卫生署（OSHA）研究开发了血源性病原体标准，以减少卫生保健工作者意外接触血源性病原体的风险。这些标准要求医疗机构必须向职工提供关于病原体是什么以及如何防止暴露和接触它们的信息。

应当建立一个有组织的血源性病原体暴露控制计划，以通过与员工交流如下信息：

- 血源性病原体
- 暴露风险
- 组织计划如何减少和消除血源性病原体的暴露
- 乙型肝炎接种
- 暴露后的评估和随访
- 沟通对员工的危害

暴露控制计划应该描述作为一个员工，在执行任务时暴露于血源性病原体的风险。

要得到更多职业安全与健康管理局（DSHA）对血源性病原体和组织的暴露控制计划的要求，可以查看 DSHA 网站：www. osha. gov

CES 案例分析Ⅴ（2）的判断题和多选题

1. 判断题：医疗保健机构制定血源性病原体暴露控制计划的目的是减少员工暴露于辐射的风险。

2. 判断题：医疗保健机构应当在 60% 的员工暴露于血源性病原体后建立血源性病原体暴露控制计划。

CES 案例分析Ⅴ（3）

在对患者进行医疗护理或处理可能被血液或体液污染的物体时应使用标准防护措施。标准防护措施可防止血源性病原体从患者传播给卫生保健工作者或从卫生保健工作者传播给患者。应该对每一个患者使用标准的防护措施，除非有其它明确指示。

防护标准

美国疾病控制和预防中心（CDC）关于健康护理机构患者护理防护标准的使用推荐：	
手部清洁	在接触血液、体液、分泌物、排泄物和污染的物品后；脱掉手套后；或与患者进行接触时进行
手套	接触血液、体液、排泄物、分泌物、污染物品；粘膜、肌肤割伤、擦伤，或其他伤口时使用。
白大褂	可能接触患者衣服，或者进行皮肤曝露于血液、体液、分泌物、排泄物的患者护理活动时的过程中使用。
口罩、护眼（眼镜）、面罩	在可能引起血液、体液、分泌物飞溅或喷射的过程中使用，尤其是在吸痰、气管插管等患者护理活动时使用。
患者护理设备	防止微生物转移到他人和环境的处理方法；如果有明显污染，应戴上手套，并进行手部清洁。
环境控制	进行常规护理、清洁和环境表面消毒时，特别是在病人护理区域中有频繁接触的表面。
物品和衣服清洗	防止微生物转移到他人和环境的处理方法。
针头和其它锐器	不要翻新、弯曲、折断，或手工处理二手针头。如果必需翻新的，只能使用一手汲取技术。注意使用安全。将用过的锐器放置不被穿透的容器中。
患者复苏术	使用口罩、复苏袋等通气装置，防止直接接触口和口腔分泌物。
病人安置	如果病人传播感染他人的风险增加，确保将病人隔离在单独的房间里，并保持适当的卫生，否则会导致感染加重或发生感染并发症。
呼吸卫生和咳嗽注意事项	要求有症状的人打喷嚏或咳嗽时捂住嘴和鼻子，使用纸巾并将它们丢弃在不被接触到的容器内，呼哨道分泌物弄脏手后应进行手部清洁，如果能接受应戴外科口罩，或尽可能与他人保持大于3英尺的距离。

资源：http：//www. cdc. gov

工具控制

工具控制是用来减少工作场所接触血源性病原体。工具控制的内容包括：

- 锐器容器处置
- 自动针盖或可伸缩针
- 无针静脉注射（Ⅳ）系统

大量的此类物件是用于隔离或消除接触血源性病原体的安全机制。当使用工具控制时，你也应该使用个人防护设备（PPE）减少接触血源性病原体的风险。

作为护士，在静脉注射治疗过程中发生的针刺伤是最常见的暴露于病原体的原因。

向员工告知风险

卫生保健机构必须向员工提供有关血源性病原体暴露风险的信息以及安全处理污染废弃物的方法。

标 签

美国职业安全和卫生署要求，医疗保健机构应当教会员工处置被血液和体液污染的废弃物。作为与这个要求相关的工作，机构应当告诉医护人员什么时候使用警示标签，怎样识别被污染的材料。美国职业安全和卫生署建议在下列情况下使用警示标签：

- 收纳废物的容器上
- 容纳血液或者其它可能被感染的材料的冰箱或致冷机上
- 用于贮存、传送、运输血液或者其他可能被感染的材料的容器上

标签和标记应当是荧光橙色或橙红色的，编码和标志应当是对比色的。红色的袋子或红色的容器可以代替标签。

单位也通过信息和培训会议向员工说明接触血源性病原体的风险。培训应解释以下问题：

- 血源性病原体暴露的风险
- 减少和消除血源性病原体暴露的方法
- 如果暴露于血源性病原体该做什么

什么是暴露事故?

当你通过以下方式直接接触血液或体液时会发生暴露事故：

- 血液飞溅或喷射到你的眼睛、嘴巴，或者其他粘膜表面
- 被血液或者其他被体液污染的物体刺伤、划伤，或者其他皮肤刺伤
- 接触割伤、擦伤，或者其他皮肤伤口的污染血液或者体液
- 当暴露于工作场所的污染物质时，按照单位的暴露控制计划描述的具体步骤进行处理。暴露控制计划提供了暴露后的检查评估和随访护理。暴露后的检查评估和随访是保密的。

暴露事故	该做什么
手或者皮肤	立即用酒精或者水清洗接触部位
粘膜组织	用水冲洗接触部位
其它暴露事故	立即向主管报告暴露事故。在一些案例中，可能需要预防性治疗，必须在暴露后的几小时之内启动。牵涉到暴露事故的患者可能需要检查。

资源：http：//www. osha. gov

CES 案例分析Ⅴ（3）的多选题

1. 标准防护措施包括?
A：处理血液或体液时使用手套防止暴露于血源性病原体，与病人接触后应洗手。
B：接触患者的每一个活动都应戴口罩。
C：在任何时候都应穿鞋套保护鞋子免受污染。
D：在任何时候都应戴着眼罩。
2. 哪种细菌是血源性病原体?
A：血液携带的能引起疾病的细菌。
B：每一个人出生时携带的细菌。
C：血液制品中常发现的细菌。
D：致癌细菌。
3. 哪种病毒是血源性病原体?
A：结核、乙型肝炎病毒、丙型肝炎病毒。
B：毒常春藤、乙型肝炎病毒和人类免疫缺陷病毒（艾滋病毒）。
C：乙型肝炎病毒、丙型肝炎病毒和艾滋病毒。
D：流感病毒、肝炎病毒和艾滋病毒。
4. 哪种情况可能引起血源性病原体暴露事故?
A：从一个乙型肝炎患者的手指上取指血检查血糖。
B：用戴手套的手接触感染艾滋病毒的患者的血液。
C：血液飞溅到未受损的皮肤上。
D：在给患者换床上用品时意外针刺伤。
5. 哪个工作实践中的控制例子，减少暴露于血源性病原体的风险?
A：尽可能快的更换使用针头。
B：在工作站吃午餐。
C：在患者的房间整理脏衣物，如床上用品。
D：将用过的针头和锐器放在耐刺穿的容器里。
6. 根据美国职业安全和卫生署的要求，谁必须为安全设备的配置作出决策?
A：组织机构内作出采购决策的领导者。
B：卫生保健机构内接受护理的病人。
C：负责直接护理病人的非管理层员工。
D：负责储存辅助材料的物料管理人员。
7. 在卫生保健机构的暴露控制计划中必须包含什么信息?
A：暴露于血源性病原体的风险。
B：不同的病人护理程序的针头大小。
C：采取正确的步骤来清理患者房间。
D：怎样抽取患者血液。

8. 对接触的每一个病人都必须遵照哪一种防护措施？
A：空气传播防护措施。
B：标准防护措施。
C：接触防护措施。
D：卫生保健防护措施。
9. 暴露控制计划的目的是什么？
A：在医护人员中减少普通感冒传播。
B：减少医护人员暴露于二手烟的风险。
C：在卫生保健机构中增加接触防护措施的使用。
D：消除或者减少医护人员暴露于血源性病原体的风险。
10. 血源性病原体是怎样从一个感染的人传染给另一个未被感染的人？
A：粗暴弄破或打开皮肤和粘膜组织。
B：通过污染的空气。
C：通过接触私人物品，比如电话。
D：通过污染的水。

心电图（ECG）案例分析

CES. ECG（1）

75 岁男性患者，近期（2 个月前）冠脉搭桥术后进行心脏康复，初次看病时的心电图如下，体重 230lb（104.3kg），BP：102/84mmHg。

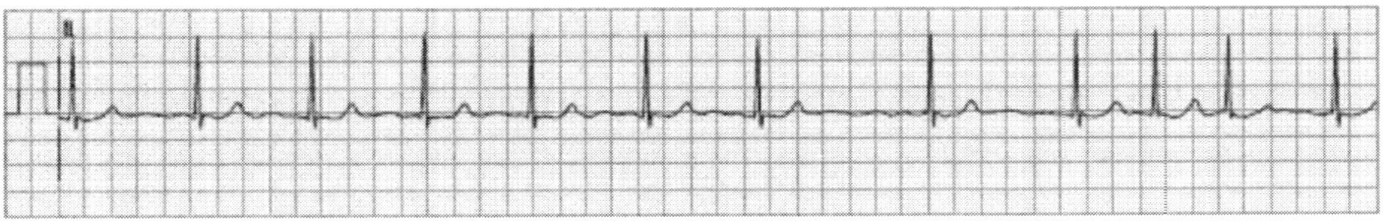

CES. ECG （1） 的简答题

1. 心率：__________ bpm
2. 心律是否规则？__________
3. 心率描述：__________

CES. ECG （1） 的多选题

1. 用于预防这种心律失常的常见并发症的药物是？
A：赖诺普利（Lisinopril）　　B：华法林（Warfarin）

C：美托洛尔（Metoprolol）　　D：辛伐他汀（Simvastatin）

2. 此种心律失常对心输出量（CO）的影响是?

A：心房收缩增强引起 CO 增大

B：“房踢（atrial kick）”对 CO 的影响可以忽略

C：CO 减小

D：以上都不是

3. 该患者的运动强度应该如何确定? 假设他在开始心脏康复前进行了症状限制性运动负荷试验。

A：RPE　　B：高于安静 HR 20 ~ 30 次

C：50% ~ 85% HRR　　D：该患者不能进行运动

CES. ECG（2）

一位心脏骤停和 MI 后患者在跑台上步行以进行心脏康复时，观察到其心电图如下：

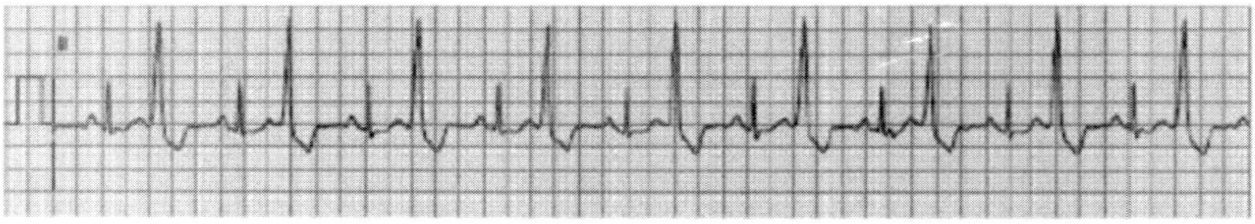

CES. ECG（2）的简答题

1. 基础心律：__________

2. 哪种心律失常? __________

CES. ECG（2）的多选题

1. 如果该患者有此种心律失常病史，应采取哪种行动?

A：继续监测　　B：立即停止运动

C：打急救电话，并准备自动除颤器　　D：降低跑台速度并联系医生

2. 引起此种心律失常的原因可能是?

A：咖啡因　　B：焦虑/压力　　C：忘记服药　　D：以上都是

CES. ECG（3）

52 岁无心脏病史的男性患者在实验室进行标准症状限制性运动负荷试验，用 ECG 评估其近期在进行庭院工作时突发的胸痛如下：

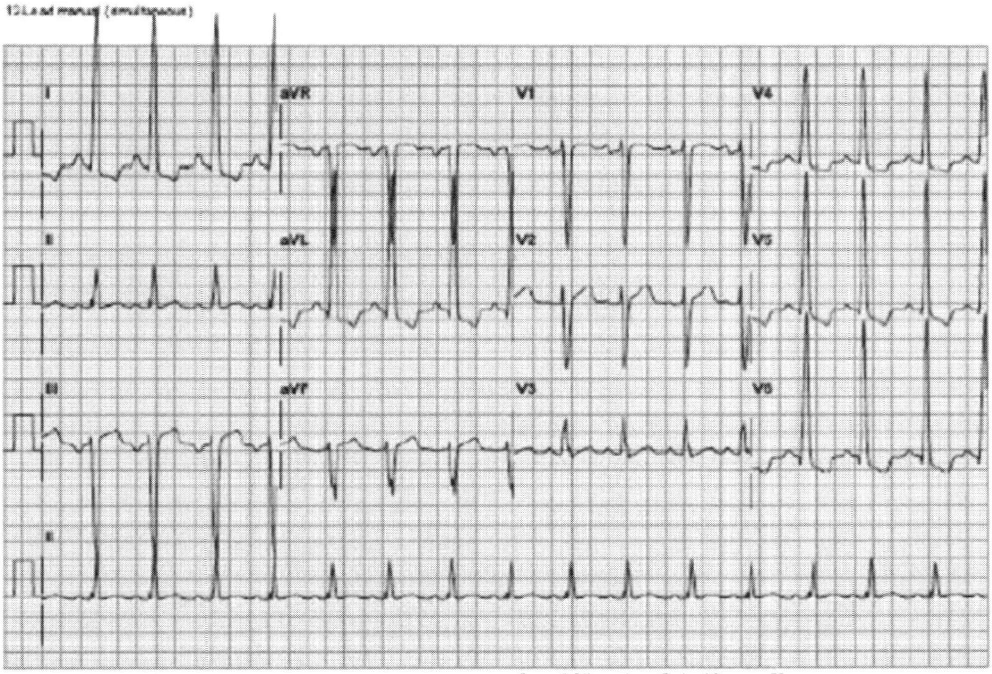

Speed 25mm/sec Gain 10mm mV

CES. ECG （3） 的简答题

1. 心率：__________ bpm
2. 心律是否规则？__________
3. ECG 描述：____

CES. ECG （3） 的多选题和判断题

1. 如果该患者在安静时无症状，下一步的行动是？
A：用低强度的跑台方案进行运动负荷测试
B：直接将患者送往急诊科
C：尝试进行咽鼓管捏鼻鼓气法（Valsalva 试验）
D：联系咨询医生确认测试安排
2. 判断题：如果上述患者同时存在观察到的 ECG 异常和严重胸痛，即表明存在急性 MI

CES. ECG（4）

42 岁男性高血压患者正在跑台上进行症状限制性运动负荷试验，以解释其近期在跑步时突发的心动过速，下面的 ECG 是在 Bruce 方案第Ⅳ级时采集的。

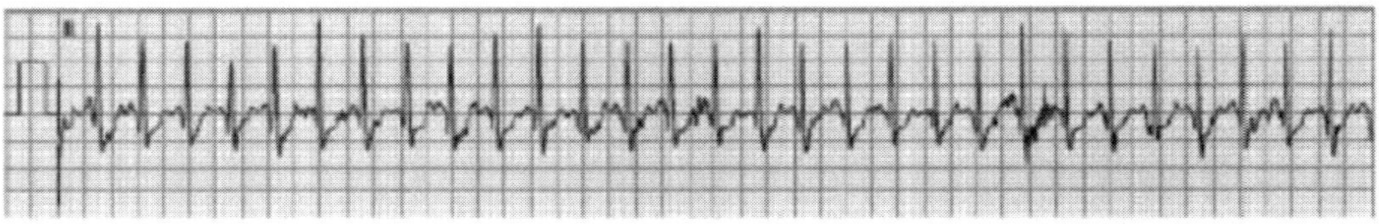

CES. ECG （4） 的简答题

1. 心率：__________ bpm
2. 心律是否规则？__________
3. 心律描述：____

CES. ECG （4） 的多选题

1. 如果上述的 ECG 是在安静时候采集的，则应怀疑：

A：2 度房室（AV）传导阻滞，I 型　　B：室上性心动过速（SVT）

C：室性心动过速　　D：A 和 B

2. 该患者可能没有服用下列哪种治疗高血压的药物？

A：ACE 抑制剂　　B：利尿剂

C：血管紧张素 2 受体拮抗剂　　D：β 受体阻滞剂

3. 仅根据 ECG 和前述信息，是否应该终止该运动负荷试验？

A：是　　B：否

CES. ECG （5）

53 岁女性缺血性心肌病患者正在实验室进行症状限制性运动负荷试验，在 Naughton 方案第 III 级时首次观察到下面的 ECG：

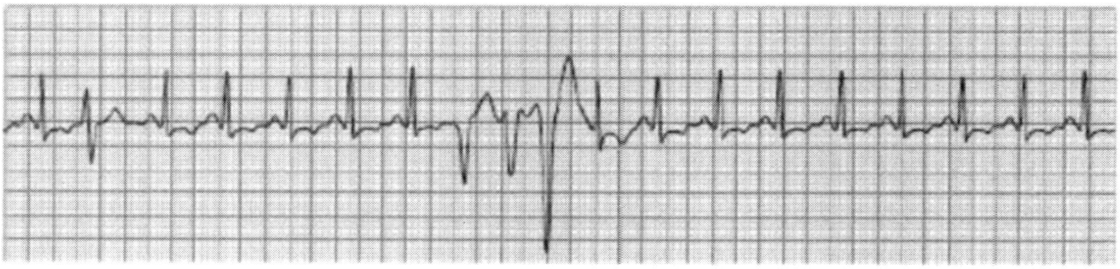

CES. ECG （5） 的简答题

1. 心率：__________ bpm
2. 心律是否规则？__________
3. 心律描述：____

CES. ECG （5） 的多选题

1. 应采取哪种行动？

A：立即停止测试　　B：继续测试

C：立即测量 BP　　D：给予舌下含服硝酸甘油

2. 如何解释该异位心率？

A：多病灶　　B：单病灶

C：交界性　　D：自发的室性和室上性

CES. ECG（6）

一个 16 岁曲棍球运动员在赛前筛查时进行了 ECG 测试，下图是其安静时 ECG。

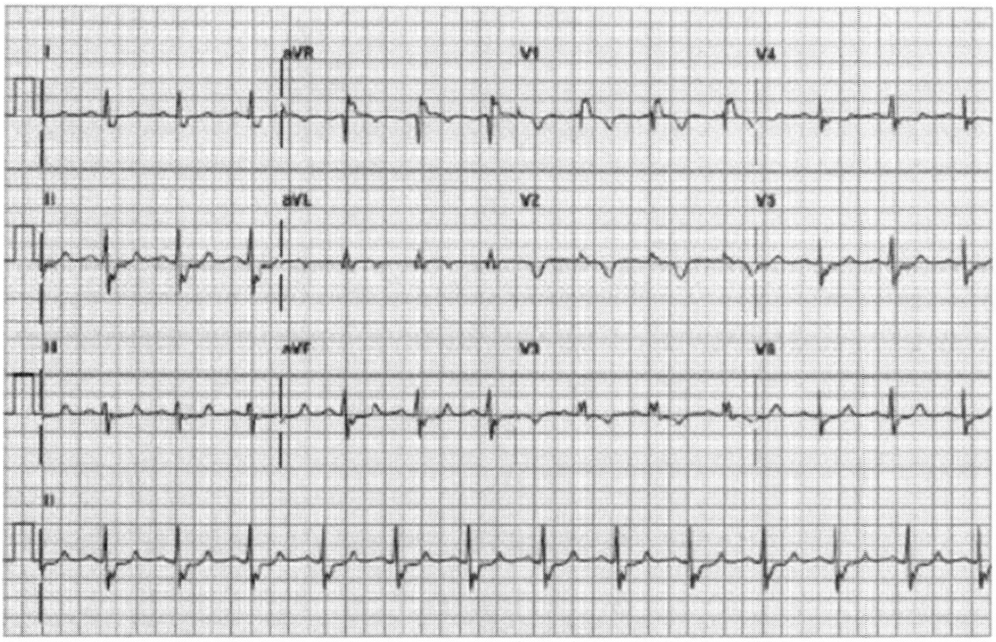

Speed 25mm/sec Gain 10mm mV

CES. ECG （6） 的简答题

1. 心率：__________ bpm
2. 心律是否规则？__________
3. ECG 描述：____

CES. ECG （6） 的多选题

1. 根据 ECG，该运动员：
A：不能参加比赛，也无需进行进一步检查
B：经过治疗后明年再参加曲棍球比赛
C：再也不能参加竞技比赛
D：在参加比赛前可能需要进行其它评估

CES. ECG （7）

一个 32 岁的基本健康的男性骑行爱好者，主动进行最大强度运动负荷试验以评估其峰值摄氧量和无氧阈，为一个即将开始的比赛做准备，下图是其安静时 ECG。

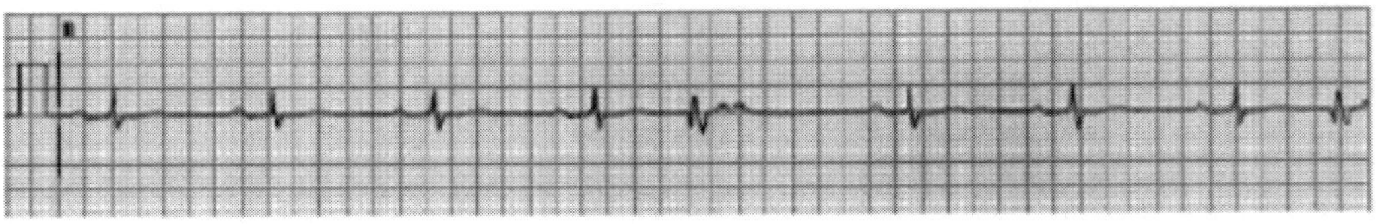

CES. ECG （7） 的简答题

1. 心率：__________ bpm
2. 心律是否规则？__________
3. 心律描述：____

CES. ECG （7） 的判断题和多选题

1. 判断题：PR 间期的长度直接决定了心率。
2. 根据 ECG，该测试提示：
A：提示医生注意其可能有完全性心脏传导阻滞
B：由于 CO 下降，峰值摄氧量会降低
C：此为正常表现，对测试不会有任何影响
D：房性折返性心动过速可能

CES. ECG （8）

一位 84 岁女性第一次参加心脏康复锻炼，在卧式功率车上观察到的 ECG 如下：

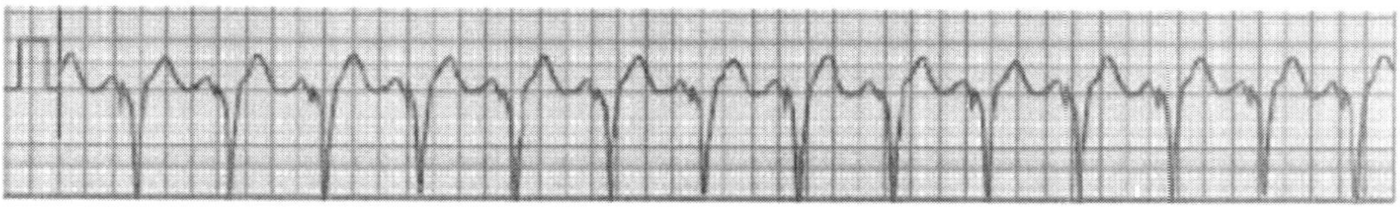

CES. ECG （8） 的简答题

1. 心率：__________ bpm
2. 心律是否规则？__________
3. 心律描述：____

CES. ECG （8） 的多选题

1. 下列哪种情形可成为其植入起搏器的原因？

A：病态窦房结综合征　　B：室性心动过速

C：3 度 AV 传导阻滞　　D：A 和 C

2. 在最开始的 3 次访问中，该患者出现过胸痛。因此，她的医生让她进行核素显像症状限制性运动负荷试验，为什么要进行核素显像？

A：她不能在跑台上步行太长时间

B：其起搏器会受到心电图的影响

C：如果存在缺血，在起搏器放电的影响下仅靠 ECG 无法进行判断

D：以上都对

CES. ECG （9）

64 岁男性，有 MI 病史并在 15 年前进行过支架手术，他正在跑台上进行第 3 阶段的心脏康复锻炼，感觉到下颌部疼痛和恶心，遂让其半卧、上半身略抬高并进行 ECG 检测如下：

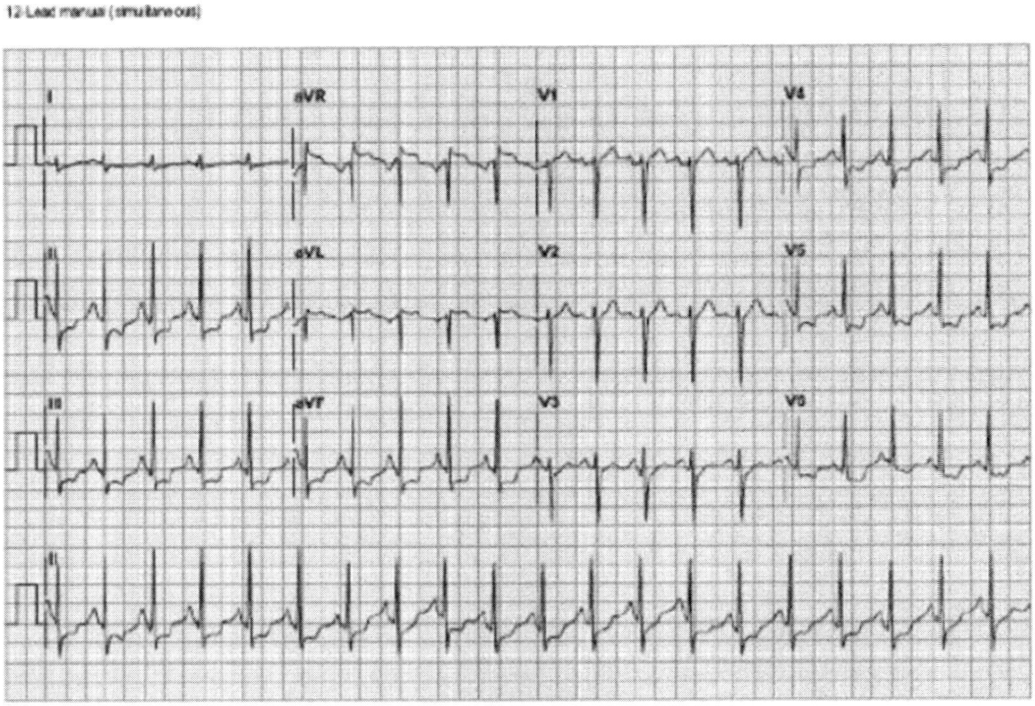

25mm/sec Gain 10mm mV

CES. ECG （9） 的简答题

1. 心率：__________ bpm
2. 心律是否规则？__________
3. 心律描述：____

CES. ECG （9） 的多选题

1. 下面哪一种药物能缓解其下颌部疼痛？

A：硝酸甘油（Nitroglycerin） B：波立维（Plavix）
C：肾上腺素（Epinephrine） D：A 和 C

2. 根据 ECG，心脏的哪一部分存在缺血？

A：前壁 B：室间隔 C：侧壁 D：A 和 C

CES. ECG（10）

58 岁女性，几天前发生 ST 段抬高型 MI，按照出院前的要求刚刚完成一个低强度的运动负荷试验，在静坐恢复期发现如下的 ECG 改变：

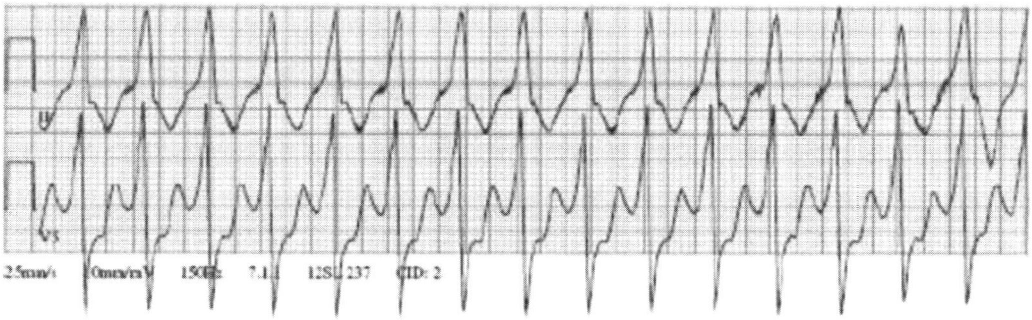

CES. ECG （10） 的简答题

1. 心率：__________ bpm
2. 心律是否规则？__________
3. 心律描述：____

CES. ECG （10） 的多选题

1. 应采集哪种行动？

A：对患者进行体检 B：向医生报告 C：准备救护车 D：以上都对

2. 该患者突然失去意识，可能的原因是：

A：低血糖 B：血管迷走神经反射

C：心脏病发作 D：低 CO

CES 案例分析答案与解析

CES 案例分析 I

CES 案例分析 I 的多选题

1 – D，签订知情同意书、得到医生的同意（签名），并进行有医务监督的 GXT

参考资料：Pescatello LS， senior editor. ACSM's Guidelines for Exercise Testing and Prescription. 9th ed. Baltimore （MD）：Lippincott Williams and Wilkins；2014.

2 – B，降低其运动 HR

参考资料：Pescatello LS， senior editor. ACSM's Guidelines for Exercise Testing and Prescription. 9th ed. Baltimore （MD）：Lippincott Williams and Wilkins；2014.

3 – C，HbA1C 测试

参考资料：Colberg SR， et al. Exercise and Type 2 Diabetes：The American College of

Sports Medicine and the American Diabetes Association: Joint Position Statement: Diabetes Care. 2010；33：e147－e167.

4－C，准备阶段

参考资料：Pescatello LS，senior editor. ACSM's Guidelines for Exercise Testing and Prescription. 9th ed. Baltimore（MD）：Lippincott Williams and Wilkins；2014.

5－A，隐匿性缺血

参考资料：Pescatello LS，senior editor. ACSM's Guidelines for Exercise Testing and Prescription. 9th ed. Baltimore（MD）：Lippincott Williams and Wilkins；2014.

CES 案例分析 Ⅰ 的讨论题

1. 根据 Drew 的情况，考虑他的糖尿病可能与其过多的体脂有关。他的主要目标应该是在能够承受的范围内尽量增加体力活动，最大化能量消耗并改善其血糖控制水平和体成分。尽管他的 BP 属于“高血压前期”，但其空腹血糖提示他极有可能是 2 型糖尿病。同时他的体脂也非常高，属于心血管疾病（CVD）的高危人群。在通过运动和饮食努力改善其体成分和血糖控制水平的同时，他也要努力改善其 BP。

CES 案例分析Ⅱ（1）

1－B，6MET

如果有可用的运动测试数据，运动处方中描述的运动强度应该低于缺血阈（约 1MET）。

参考资料：Pescatello LS，senior editor. ACSM's Guidelines for Exercise Testing and Prescription. 9th ed. Baltimore（MD）：Lippincott Williams and Wilkins；2014.

2－B，124bpm

如果有可用的运动测试数据，运动处方中描述的运动时 HR 应低于缺血阈（< 10bpm）。

参考资料：Pescatello LS，senior editor. ACSM's Guidelines for Exercise Testing and Prescription. 9th ed. Baltimore（MD）：Lippincott Williams and Wilkins；2014.

3－D，Greg 服用的所有种类药物均可在运动中产生急性负作用

抑制剂通常可引起肌肉疼痛和/或使患者横纹肌溶解（一种肌肉消耗的情况），这会影响到运动时的表现。

参考资料：Pescatello LS，senior editor. ACSM's Guidelines for Exercise Testing and Prescription. 9th ed. Baltimore（MD）：Lippincott Williams and Wilkins；2014.

4－C，抗心绞痛药

注意硝酸盐类可引起 HR 增加，特别是在安静时候。

参考资料：Pescatello LS，senior editor. ACSM's Guidelines for Exercise Testing and Prescription. 9th ed. Baltimore（MD）：Lippincott Williams and Wilkins；2014.

5 - B，速度 3.0 mph，坡度 6.5%

计算过程：ACSM 的步行代谢计算公式在速度 1.9 - 3.7mph 时最准。公式中所有的速度单位应转换为 m/min，用 mph 乘以 26.8 即可转换为 m/min。所有的坡度应转换为小数形式，例如：15% =0.15。

垂直部分的能量消耗公式只可用于计算跑台上特定坡度下走和跑的代谢值，不能用于普通斜坡地面上的走、跑代谢计算。

工作负荷当量 =6MET

安静部分 =3.5mL/kg/min

水平步行部分 =0.1 × 速度 =0.1 ×（3.0mph ×26.8）=0.1 ×80.4 =8.4mL/kg/min

垂直步行部分 =1.8 × 速度 × 坡度 =1.8 ×80.4m/min ×0.065 =9.4mL/kg/min

O_2 mL/kg/min = 安静部分 + 水平步行部分 + 垂直步行部分 =3.5 +8.4 +9.4 =21.3 mL/kg/min

MET = O_2 mL/kg/min ÷3.5 mL/kg/min =6.08MET

6 - C，535kgm/min

计算过程：

如果 GXT 是在跑台上完成的，则转换为功率车上相同的生理有氧负荷后，其值要低 10% ~15%，因此不管是功能能力（FC）或工作负荷的 MET 值都要降低 10% ~15%。相应的代谢计算公式在功率为 300 - 1200kgm/min 之间是最准确的。

工作负荷当量（跑台）=6MET =6MET ×3.5 =21.0mL/kg/min

工作负荷当量（功率车）=21.0mL/kg/min ×0.90（降低 10%）=18.9 mL/kg/min

Greg 的体重 =178lb ×0.454 =80.8kg

安静部分 =3.5 mL/kg/min

功率车水平部分 = 3.5mL/kg/min

功率车抗阻部分 =（1.8 × 功率 kgm/min）/体重 kg

功率车总能量消耗 mL/kg/min = 抗阻部分 + 水平部分 + 安静部分

18.9 mL/kg/min =（1.8 × 功率 kgm/min）/80.8kg +3.5 +3.5

11.9 mL/kg/min =（1.8 × 功率 kgm/min）/80.8kg

961 mL/kg/min =1.8 × 功率 kgm/min

534.17 = 功率 kgm/min

7 - D，12 - 15RM

参考资料：Pescatello LS，senior editor. ACSM's Guidelines for Exercise Testing and Prescription. 9th ed. Baltimore（MD）：Lippincott Williams and Wilkins；2014.

8 - B，30% ~40%

最开始的负荷应使其能轻松完成 12 ~15 次重复（上半身约 30% ~40% 1-RM，下半身约 50% ~60% 1-RM）

参考资料：Pescatello LS，senior editor. ACSM's Guidelines for Exercise Testing and Prescription. 9th ed. Baltimore（MD）：Lippincott Williams and Wilkins；2014.

9－B，2～4MET

没有进行过运动测试或药物负荷测试的心脏病患者开始运动时的 MET 水平应为 2～4MET。

参考资料：Pescatello LS， senior editor. ACSM's Guidelines for Exercise Testing and Prescription. 9th ed. Baltimore（MD）：Lippincott Williams and Wilkins；2014.

10－B，55%

计算过程：

最大 FC＝10.1MET

O_2R＝10.1MET－1MET＝9.1MET

第 1 题中的最大工作负荷＝6MET

$O_2R\%$＝（6.0MET－1.0MET）/9.1MET＝0.549＝54.9%

CES 案例分析Ⅱ（1）的讨论题

1. 讨论思路

运动本身对血生化的影响：总胆固醇、VLDL、LDL－C、HDL－C、甘油三酯、空腹血糖

体脂下降本身对血生化的影响：总胆固醇、VLDL、LDL－C、HDL－C、甘油三酯、空腹血糖

药物对血生化的影响：总胆固醇、VLDL、LDL－C、HDL－C、甘油三酯、空腹血糖

药物副作用对血生化的影响：β 受体阻滞剂可对血糖产生影响，抑制素类药可对肝脏的酶产生影响。

2. 讨论思路

用于计算心率血压乘积（RPP）的相关指标

RPP 与缺血和/或心绞痛阈之间的生理关系

用 RPP 选择运动方式

用 RPP 控制运动进度

CES 案例分析Ⅱ（2）

CES 案例分析Ⅱ（2）的多选题

1－B，50%～85%储备摄氧量

参考资料：Pescatello LS， senior editor. ACSM's Guidelines for Exercise Testing and Prescription. 9th ed. Baltimore（MD）：Lippincott Williams and Wilkins；2014.

2－B，3～5 天/周

参考资料：Pescatello LS， senior editor. ACSM's Guidelines for Exercise Testing and Prescription. 9th ed. Baltimore（MD）：Lippincott Williams and Wilkins；2014.

3－B，中危

超过 1 个危险因素但没有已确诊的心脏疾病属于中危。

参考资料：American College of Sports Medicine. ACSM's Resource Manual for Guidelines for Exercise Testing and Prescription. 7th ed. Baltimore（MD）：Lippincott Williams and Wilkins；2014.

4－A，代谢综合征

参考资料：American College of Sports Medicine. ACSM's Resource Manual for Guidelines for Exercise Testing and Prescription. 7th ed. Baltimore（MD）：Lippincott Williams and Wilkins；2014.

5－D，103～122bpm（50%～85%HRR）

6－C，速度 3. 0mph，坡度 2%

7－C，105000 卡，16632min

8－C，2 天，中等强度

参考资料：Pescatello LS，senior editor. ACSM's Guidelines for Exercise Testing and Prescription. 9th ed. Baltimore（MD）：Lippincott Williams and Wilkins；2014.

CES 案例分析Ⅱ（2）的讨论题

1. 除了爬坡时，你是否在其他时候会出现 SOB？是否想戒烟？
2. 减重。逐步增加运动时间和频率以增加能量消耗达到减重目的。

CES 案例分析Ⅱ（3）

CES 案例分析Ⅱ（3）的多选题

1－A，降低体重

参考资料：Pescatello LS，senior editor. ACSM's Guidelines for Exercise Testing and Prescription. 9th ed. Baltimore（MD）：Lippincott Williams and Wilkins；2014.

2－D，患者最喜欢的方式

假设有相应的设备条件。

参考资料：Pescatello LS，senior editor. ACSM's Guidelines for Exercise Testing and Prescription. 9th ed. Baltimore（MD）：Lippincott Williams and Wilkins；2014.

3－A，低风险；MET 水平 >7MET

参考资料：American College of Sports Medicine. ACSM's Resource Manual for Guidelines for Exercise Testing and Prescription. 7th ed. Baltimore（MD）：Lippincott Williams and Wilkins；2014.

4－D，极高危

参考资料：Pescatello LS，senior editor. ACSM's Guidelines for Exercise Testing and Pre-

scription. 9th ed. Baltimore（MD）：Lippincott Williams and Wilkins；2014.

5－C，83～104bpm（40%～80%的HRR）

6－C，25W

7－C，速度4.0mph，坡度0%

速度4.0mph，坡度0%的强度接近4MET：在多数道路上很难对坡度进行判断，所以重要的是制定一个适宜的速度，并用HR范围或RPE来辅助监督运动强度。

CES案例分析Ⅱ（3）的讨论题

1. 否。ACSM的步行公式可用于很多情况的代谢计算，但只适用于稳定状态的运动。在用Bruce方案估算峰值耗氧量时，Bruce公式是最适用的，但要注意在客户手握扶手进行测试时要用扶手公式以便更精确的进行评估。

2. 该患者并不熟悉用下肢功率车进行锻炼，可能需要将功率调整到低于跑台功率，特别是在项目执行的过程中。

CES案例分析Ⅱ（4）

CES案例分析Ⅱ（4）的多选题

1－D，以上3项均不合适

不能确定运动强度，但可以推荐60%～80%峰值功率或逐渐提高血氧饱和度直到监测HR，或逐渐提高HR到可接受的呼吸困难程度。

参考资料：Pescatello LS，senior editor. ACSM's Guidelines for Exercise Testing and Prescription. 9th ed. Baltimore（MD）：Lippincott Williams and Wilkins；2014.

2－A，在步行道上锻炼

如果有可用的步行道，可以很好地完成缓慢的步行；跑台可作为辅助的工具。承受自身体重的运动（如步行）可帮助保持完成ADL的能力。

参考资料：Pescatello LS，senior editor. ACSM's Guidelines for Exercise Testing and Prescription. 9th ed. Baltimore（MD）：Lippincott Williams and Wilkins；2014.

3－C，重度

参考资料：Pescatello LS，senior editor. ACSM's Guidelines for Exercise Testing and Prescription. 9th ed. Baltimore（MD）：Lippincott Williams and Wilkins；2014.

4－D，B和C

参考资料：Pescatello LS，senior editor. ACSM's Guidelines for Exercise Testing and Prescription. 9th ed. Baltimore（MD）：Lippincott Williams and Wilkins；2014.

5－C，25 W，150 kg・m/min

（1）尝试提高呼吸肌力量

（2）适用于中到重度的COPD

参考资料：Pescatello LS，senior editor. ACSM's Guidelines for Exercise Testing and Prescription. 9th ed. Baltimore（MD）：Lippincott Williams and Wilkins；2014.

6－B，股四头肌、腘绳肌和臀肌

7－A，2～4 天/周

CES 案例分析Ⅱ（4）的讨论题

1. 她很有可能能够在一个稍高一些的强度上进行步行，因为她习惯步行但没有使用过下肢功率车。但步行是一个承担自身体重的运动，做功会更大，因此基本方法是逐渐增加运动强度直到达到使其能够在没有严重呼吸困难和血氧饱和度下降的前提下运动更长时间的运动负荷。

2. 比起用 HRR 和耗氧量（O_2R）水平来制定运动强度而言，更应该用逐步调整工作负荷的方法以确保患者可以完成特定时间的运动且血氧饱和度不低于 88%。应使用脉搏血氧测定仪来监测运动中的血氧饱和度。在这个案例中，SOB 似乎是限制因素，因此在运动项目的开始阶段应允许患者调整到非常低的工作负荷水平。

CES 案例分析Ⅱ（5）

CES 案例分析Ⅱ（5）的多选题

1－C，由于冠状动脉的解剖情况已明确，临床上不必要进行运动测试

在有些情况下参加门诊心脏康复前不需要进行运动测试，在这些情况下，运动处方的制定可使用临床上运动计划的制定技巧来完成。

根据 McConnell 及其同事的研究，未进行运动前运动测试的患者和那些进行了运动前运动测试的进度安排相同，而且没有进行运动前运动测试的人并未发生需要紧急医疗管理的事件。

这类实践是否成功主要依赖于临床运动生理学家的技能和知识。

参考资料：McConnell RR，Klinger TA，Gardner JK，Laubach CA，Herman CE，Hauck CA. Cardiac rehabilitation without exercise tests for post－myocardial infarction and post－bypass surgery patients. J Cardiopulm Rehabil. 1998；18：458－63.

2－B，2～3MET

这个指导原则是怎样形成的？根据 McConnell 及其同事的研究，起始强度是基于对住院病人、出院病人体力活动的调查评估而进行的选择。他们的起始强度范围从 2～3MET 逐渐增加至 RPE 达到 11～14，运动过程中监测 HR、ECG、BP、RPE 和症状/体征以保证其反应正常，如果发现异常反应则降低强度。强度的增加幅度为 0.5～1MET，同样根据症状/体征、ECG 和血液动力学反应进行调整，RPE 保持在 11～14 之间。

参考资料：McConnell RR，Klinger TA，Gardner JK，Laubach CA，Herman CE，Hauck CA. Cardiac rehabilitation without exercise tests for post－myocardial infarction and post－bypass surgery patients. J Cardiopulm Rehabil. 1998；18：458 -63.

3 -B，6 ~8MET

如果可以记录到患者的身体工作能力，运动处方的强度可以进行相应的调整。DASI 根据日常身体功能评估了身体工作能力，公式如下：

$\dot{V}O_2$peak（mL·min/kg）=0.43×（回答为“是”的题目得分总和）+9.6

因此，评估的 $\dot{V}O_2$peak（mL·min/kg）=44.5 mL·min/kg 或 12.7MET

在此案例中，评估的 $\dot{V}O_2$peak 很高，如果给该患者 2 ~4MET 的强度则仅相当于其身体工作能力的 15% ~31%，强度太低以至于在门诊短暂的运动时间中得到最满意的效果。在该患者病情稳定并没有症状时，根据表 9.1（p214）选择 70% ~85% 的强度。

应注意 DASI 的使用在目前版本的 ACSM 的 GETP 中并没有提到，DASI 可以作为为心脏疾病患者制定运动计划的一个有用的工具。

参考资料：Hlatky MA，Boineau RE，Higginbotham MB et al. A brief self - administered questionnaire to determine functional capacity（the Duke Activity Status Index）. Am J Cardiol. 1989；64：651 -4.

4 -C，适当的热身后，在给定的运动强度下运动时监测他的 RPE、ECG 和 HR/BP 反应，以及症状和体征

对门诊病人可使用所有可用的指标来监测为其估算的运动强度是否安全。观察这些指标的方法与在运动测试中监测和解释这些指标的方法相同。RPE 可以提供其主观努力程度的信息，ECG 可以监测其心律失常和缺血，HR 和 BP 可以体现递增负荷（增加强度）运动的典型反应，可以比较安静、准备活动和靶强度运动时的反应，但不需要增加强度到 85% 或最大。

5 -C，THR 不高于该患者在门诊康复中的运动 HR

运动测试的目的是确定安全的运动强度以最小化心律失常、缺血和异常血液动力学反应。在此案例中，已根据其医疗史和评估的 FC 给出了估算的靶强度，并观察该患者在此强度下运动时的 ECG、RPE、HR 和 BP，以及症状和体征，也就是说在运动测试中观察的指标同样可以在没有进行运动前运动测试时进行观察。正常的反应代表在门诊康复计划外练习时的运动强度是安全的，也可以降低 10% 的运动强度，但千万不能给其一个高于已确定的安全 THR 的强度。在心脏康复项目中或之外给予 CVD 患者一个简单的体力活动 THR 范围并不少见（未在指南中提及），给予一个简单的 THR 范围进行多种体力活动对控制运动强度并不十分好，而且可能不应该用在非临床人群中，但却经常用于 CVD 患者。在这个案例中，给出 THR 是因为它能够反映心脏的工作并作为各种情况下心脏工作的上限。

HR - $\dot{V}O_2$ 曲线的相关知识和对其的理解是给予所有体力活动一个通用的 THR 的基础。给出的 HR 可用于指导运动强度，因为 HR 与 $\dot{V}O_2$ 呈线性关系，即 50% 的强度对应 50% 的 HRR，但这一关系仅适用于动力性全身心血管参与的运动，运动有氧程度的大小、参与肌群的多少都会影响这一关系，如下图所示，图中灰色和橘红色直线 50% HRR 对应的运动强度比预期（深红色直线）的要低。

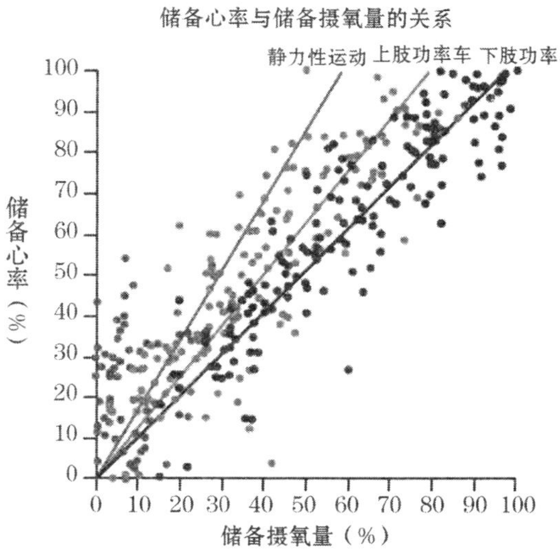

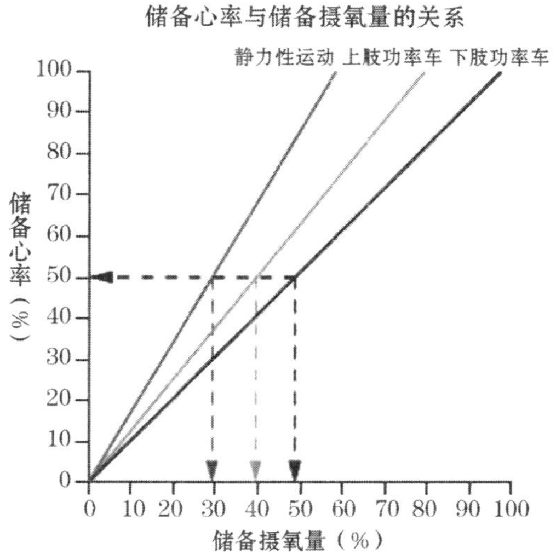

经允许引自 http：//www. iub. edu/～k561/revo2. html.

6－D，2～4MET

双嘧达莫不会引起 HR 的线性增加进而确定 THR 以指导运动强度，因此，当化学运动负荷测试不能为运动处方提供足够信息时，她的 2～4MET 的运动强度是适宜的。

如果她进行了多巴酚丁胺负荷下的超声心动图测试，HR 就会成线性增加，则在此案例中可以确定 THR。THR 的设定应低于 ST 段压低时或出现 1 度心绞痛时对应的 HR。

7－D，2～4MET（见表 9.1）

为什么呢？不管她在心肌灌注显像中是否显示异常或是没有进行任何运动前测试，2～4MET 都是适宜的运动强度。

2～4MET 的运动强度是一个保守的适宜起始负荷，任何运动处方可在此基础上根据 HR、ECG、BP 和症状/体征反应逐渐增加强度。

8－B，2～3MET

因为横线划在 3MET 水平，也就是说 3MET 是她日常功能能力。给她一个 3.5MET 的运动处方对她来说会是最大工作负荷，而 4MET 则会超过她的预测运动能力（见下一个题目）。

9－B，3.5MET

根据她的年龄和问卷得到的 MET 水平并延长至预测运动能力，可以找到其体力活动能力。其预测运动能力或体力活动能力是 3.5MET。

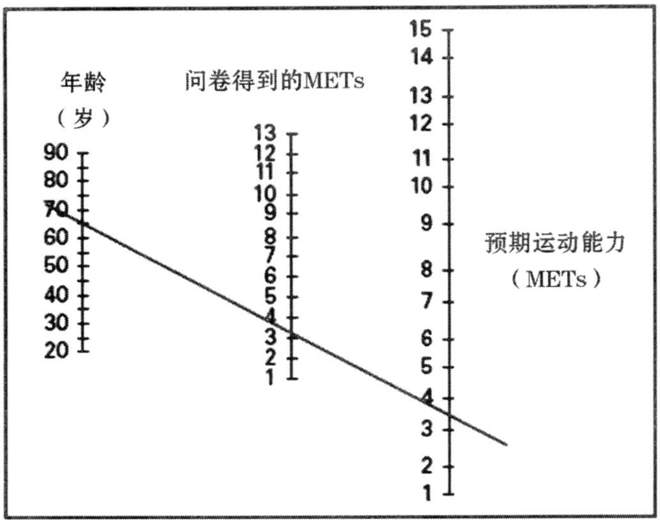

经允许引自 Meyer J, Do D, Herbert W, Ribisl P, Froelicher VF. A nomogram to predict exercise capacity from a Specific Activity Questionnaire and Clinical Data. Am J Cardiol. 1994; 73: 591 –6.

10 –A，保持 RPE 在 11 ~14 之间，增加 1 ~2MET 的绝对强度

ACSM 的 GETP 推荐门诊病人的强度增加进度是 1 ~2MET（见表 9. 1，p214）。因为其运动能力很低，MET 的增加幅度应接近 1MET 而不是 2MET。

有一个关于心脏康复的进度的很好的问题——增加强度时应该用相对强度还是绝对强度表示？绝对强度是指活动的 MET 值，而相对强度是指个体的强度百分比。例如：一个体力活动能力为 5MET 的患者的运动强度为 60% 或 3MET，6 周后，其体力活动能力增长到 7MET，此时 3MET 相当于其体力活动能力的 42%（3MET/7MET）。如果相对运动强度保持在 60%，则绝对运动强度需要增加到 4. 3MET（7MET ×60%），因此，我们是否应该增加绝对运动强度以保持相对运动强度不变？还是我们应该同时增加相对和绝对运动强度？进度安排应取决于其表现，在决定增加运动弜度前应观察其 HR、RPE、EP、ECG 和症状/体征，反应越正常增加的幅度越大。

此外，增加 MET 强度时 THR 并不一定同步增加。例如：该患者在其体力活动能力为 5MET 时的 HR 范围是 90（安静）到 150（最大）bpm，而现在她已达到 7MET，其 HR 范围是 70（安静）到 150（最大）bpm，如果我们保持其运动强度在 60%，其 THR 可能会下降而不是增加，见下面的计算表格：

变量	起始 HR	干预后 HR
HR_{max}（bpm）	90	70
HRrest（bpm）	150	150
HRR	60	80
HRR ×60%	36	48
HRR ×60% + HRrest	126	118
60% 运动强度时的 THR（10s）	21	19

尽管在大多数人群中，HR_{max} 不会改变，但在心中康复患者中症状限制性 HR_{max} 可以增加。

CES 案例分析Ⅲ

CES 案例分析Ⅲ的多选题答案

1 – B，联系他的肺科医生与医务人员一起讨论其 6MWT 的结果

参考资料：Pescatello LS, senior editor. ACSM's Guidelines for Exercise Testing and Prescription. 9th ed. Baltimore（MD）：Lippincott Williams and Wilkins；2014.

2 – A，在 Earl 的肺科医生根据其基线评估结果给出后续建议之前暂不出具运动处方

参考资料：Pescatello LS, senior editor. ACSM's Guidelines for Exercise Testing and Prescription. 9th ed. Baltimore（MD）：Lippincott Williams and Wilkins；2014.

3 – C，缓解气道的肿胀和炎症

参考资料：Pescatello LS, senior editor. ACSM's Guidelines for Exercise Testing and Prescription. 9th ed. Baltimore（MD）：Lippincott Williams and Wilkins；2014.

4 – B，150

参考资料：Pescatello LS, senior editor. ACSM's Guidelines for Exercise Testing and Prescription. 9th ed. Baltimore（MD）：Lippincott Williams and Wilkins；2014.

5 – C，在基线评估中尽量多地收集与这些症状有关的信息，然后联系他的医生进行讨论

参考资料：Pescatello LS, senior editor. ACSM's Guidelines for Exercise Testing and Prescription. 9th ed. Baltimore（MD）：Lippincott Williams and Wilkins；2014.

6 – A，San Diege California 大学的呼吸困难问卷

参考资料：Pescatello LS, senior editor. ACSM's Guidelines for Exercise Testing and Prescription. 9th ed. Baltimore（MD）：Lippincott Williams and Wilkins；2014.

7 – A，低体重

参考资料：Pescatello LS, senior editor. ACSM's Guidelines for Exercise Testing and Pre-

scription. 9th ed. Baltimore（MD）：Lippincott Williams and Wilkins；2014.

8－B，服用维生素 B 和 D 以帮助改善其 FEV1.0 和 FVC

参考资料：Pescatello LS，senior editor. ACSM's Guidelines for Exercise Testing and Prescription. 9th ed. Baltimore（MD）：Lippincott Williams and Wilkins；2014.

9－A，6MWT，30s 坐－站试验，握力测试，呼吸困难监测

参考资料：Pescatello LS，senior editor. ACSM's Guidelines for Exercise Testing and Prescription. 9th ed. Baltimore（MD）：Lippincott Williams and Wilkins；2014.

10－D，支气管扩张会破坏其气道的软骨和平滑肌组织的结构，累及一个或多个肺叶

参考资料：Pescatello LS，senior editor. ACSM's Guidelines for Exercise Testing and Prescription. 9th ed. Baltimore（MD）：Lippincott Williams and Wilkins；2014.

CES 案例分析Ⅲ的讨论题答案

1. 下面是一些 Earl 通过其肺部康复项目应该尝试达到的短期和长期目标：

· 坚持戒烟
· 结合营养教育
· 减少抑郁/压力
· 降低呼吸困难程度
· 针对抑郁问题看医生
· 找医生对其 SaO2 下降的影响因素进行评估
· 增加上半身力量
· 增加下半身力量
· 增加体重/BMI
· 增加瘦体重
· 增加 FC 和 6MWT 的距离
· 增加 QOL
· 缓解运动处方执行过程中和拉伸时由骨关节疾病引起的关节疼痛
· 缓解运动处方执行过程中由外周动脉疾病（PAD）引起的下肢疼痛

2. Earl 在参加、坚持和完成项目的过程中可能存在的问题有：

（1）外出旅行
（2）如果他继续抽烟将很难坚持
（3）低体重（上呼吸道感染风险增加）
（4）抑郁
（5）呼吸困难程度
（6）PAD 引起的下肢疼痛
（7）骨关节疾病引起的关节疼痛
（8）经常疲劳

3. 根据 Earl 的 6MWT 结果为他制定运动处方：

· 确定其步行速度（mph）：2.5mph。
· 找出 2.5mph，坡度 0% 对应的 MET 值。
或
计算 METS：
第 1 步：$901 \times 0.3048 = 274.62$m
第 2 步：274.62/6min = 45.77m/min
第 3 步：$0.1 \times 45.77 + 3.5 = 8.1$mL/kg/min
第 4 步：8.1/3.5 = 2.3MET

然后，根据这个 MET 水平的 30% ~80% 制定运动处方（根据个体的情况——没有数据能确定起始 MET 水平），通过 ACSM 的代谢计算公式确定其在跑台、上肢力率车等上的工作负荷。

运动时 RPE：12 ~14（Borg 分级量表）

运动时呼吸困难程度：3 ~4（Borg10 分呼吸困难量表）

THR：用 6MWT 的峰值 HR 的 60% ~80% 作为 THR——这只是其中一种计算评价步行速度的方法（到目前为止尚未验证）：

第 1 步：1mph = 26.8m/min
第 2 步：步行速度 = 26.8m/min
第 3 步：67m/min/26.8 = 2.5mph
或
第 1 步：将英尺转换为英里，分钟转换为小时
第 2 步：他 6min 的步行距离是 901 英尺
第 3 步：X 英尺 ×10/5280 英尺（1min） = mph

CES 案例分析Ⅳ

CES 案例分析Ⅳ的多选题答案

1 - F，以上都是
2 - E，A 和 C
3 - B，社会认知理论
4 - D，挑战困难的目标
5 - C，目标要有挑战性

CES 案例分析Ⅳ的讨论题答案

1. 阻碍和影响运动依从性的因素如下：

（1）时间管理：全职工作和照顾小孩使运动者的时间紧张而零散。不连续的体力活动（如步行）可以减小时间压力，而且这类体力活动可以在多种环境下完成，因而可以与每

天的时间安排匹配。

（2）疲劳/疼痛：FMS 患者常常会出现身体多个部位疼痛、过度疲劳和晨僵，还会出现睡眠障碍伴慢性软组织不适，这些都会造成一些运动方式和运动强度无法实现，可考虑使用低强度、短时间的运动以减少疲劳和疼痛反应，并提醒患者运动中可能出现不适，出现疼痛时应停止运动或变换运动模式。

（3）抑郁/动机：根据 FMS 的主要症状和 Kimberly 目前的生活需求，出现体力活动动机明显下降是很正常的。此外，FMS 患者与基本健康的人相比抑郁的发生率也比较高。

2. 选择 Kimberly 喜欢并且容易掌握的运动方式可能能够帮助解决她目前存在的一些运动障碍，可用一些小的运动装备（好的运动鞋、计步器或心率表监测）来保障运动项目的有效性。此外，由于 Kimberly 的时间安排要求较多，短时间、间歇性的运动可能更适合她。建议她的孩子跟她一起运动（一起骑车）能加强其社会支持，这是已经证实的能有效增加依从性的方法。

3. 健康管理团队应该与患者一起进行目标设定以确定现实可行的目标、执行时间表、周期性测试，并在必要时强调目标的实现情况。设定目标并获得患者的签字认可，CES 同时给予公开的运动前说明通常能加强目标设定计划的有效性。此外，应设定短期和长期目标并进行规律的评估以便在适当时使用一些新的策略。

CES 案例分析Ⅴ（1）

CES 案例分析Ⅴ（1）判断题和多选题答案

1—错误。

一个病人的健康信息应该只与那些参与本案的人分享，且其有明确知道的必要。你应该质疑这位妇女阅读这个患者记录的必要性。

如果你需要将一个患者的健康信息给一个不直接参与患者护理的人，你必须从患者处取得这样做的书面许可。如果患者因为精神的或者身体健康状况的原因不能给予许可，你必须取得患者的法定代理人的授权。

患者的家庭成员和亲密的朋友，与那些有法定授权能替患者作决定的人不同，没有书面许可不能查看病人的信息。甚至生活在一些州的未成年人，比如维吉尼亚州和华盛顿州，当他们接受性传播疾病治疗或希望开始生育控制时对他们的父母有隐私权和保密权。要确保你清楚你所在州关于对他人健康信息发布的法律要求。

2—D。跟客人说很抱歉，未经患者书面同意，你不能泄露任何患者的相关信息。

未经患者的书面许可你不能与任何人分享个人健康信息。在某些情况下，比如法定报告，根据联邦法律，不需要患者同意就可以报告他们的健康信息。

- 举例来说，如果患者或者员工接触到传染性疾病，比如艾滋病毒或结核病，你的组织将这些健康信息报告给国家卫生部门之前不需要取得个人的许可。
- 法定报告的其他例子还包括：不良行为的情况报告。

3—错误。

联邦法律要求组织在患者被诊断或暴露于肺结核时报告国家卫生部门。不遵守 HIPAA 法规将会被采取民事和刑事处罚。

HIPAA 法规在全美国设定关于隐私和保密的最低要求，但如果你所在州的隐私法、专业标准或者你的组织规章和规程比 HIPAA 法规严格，你必须遵循更严格的规定。

4—D。250000 美元和 10 年监禁的刑事处罚

故意违反隐私和保密法的人将被美国司法部起诉，受到高达 250000 美元和 10 年监禁的处罚。

违法处罚

违法种类	处罚种类	处罚
违反 HIPAA 法规的组织	民事	• 每次 100 美元 • 每年最多 25000 美元 • 如果发生了违规行为，组织使用合理的手段来保护患者的健康信息，如果是在违规发生后 30 天之内纠正问题，开始在 30 天之内，不受民事处罚。
医护人员违反 HIPAA 法规故意分享或泄露患者健康信息	刑事	• 50000 美元 • 最高一年监禁
个人出售、传播或者使用患者健康信息伤害患者或取得利益	刑事	• 高达 250000 美元罚款 • 10 年监禁

摘自：http：//www. hhs. gov/ocr/privacy/hipaa/understanding/summary/index. html.

HIPAA 法规要求医疗机构（如医院和诊所），制定政策和程序，以防止非法使用或泄露健康信息。您的组织也需要向您提供关于它的隐私、保密政策和程序的教育培训，必须确保你阅读并了解组织的政策，以防止不小心违反这些重要的规则。在与你提供服务的患者建立信任关系的时候，保证隐私和保密是非常重要的，因此，不要与任何没有权限的人讨论病人的健康信息。

- 在公共场合，如走廊和自助餐厅，不要讨论病人的信息。
- 如果你不确定你能提供什么信息，在向其他人提供这些信息前联系你的主管或经理。

员工跟患者一样，他们的就业信息也有隐私和保密权。如果你接到询问另一个员工就业状况的电话，把电话转接到你们的人力资源人员。

5—B。不回答任何问题，把电话转接到人力资源部门。

人力资源部门能够很好的处理这类电话，避免违反保密规定。

6—C。告诉你的朋友，同她谈论患者的病情将会违反法律。

你应该告诉你的朋友为什么这是一种违反患者隐私和保密权的行为，并且拒绝这种

要求。

7—C。只有医院直接参与照顾该员工的人在按需所知的前提下才能查看医疗记录。

来源：

（1）医疗保险通用和责任法案 1996

http：//www. hhs. gov/ocr/privacy/

（2）医疗补助和医疗服务中心。

https：//www. cms. gov/hipaageninfo/

CES 案例分析Ⅴ（2）

CES 案例分析Ⅴ（2）判断题和多选题答案

1—错误。

暴露控制计划的目的是消除或减少医护人员在工作场所暴露于血源性病原体的风险，而不是辐射。

2—错误。

美国职业安全和卫生署要求健康护理机构建立暴露控制计划，以消除或减少血源性病原体暴露的风险。

个人防护用品

如果你处于血源性病原体暴露的风险中，你的健康护理机构需要免费为你提供个人防护用品。这一要求是美国职业安全和卫生署对所有可能接触血液、体液或其它有害物质的健康管理人员强制执行的。

在正常的使用条件和使用时间内，这些个人防护用品可以防止血液和其它传染性物质通过你的工作服、便服、内衣；皮肤、眼睛、口腔和其他粘膜传播。

个人防护用品的穿戴顺序是有效保护的重要前提。适当的移除和处理个人防护用品的顺序同样很重要。对于这些方法的具体细节，请参阅疾病预防控制中心（CDC）的说明：

http：//www. cdc. gov/ncidod/dhqp/pdf/ppe/ppeposter1322. pdf

个人防护用品包括下面这些：

- 长袍
- 面罩或面具
- 实验室大衣
- 护眼
- 手套
- 口罩
- 急救袋
- 袖珍罩及其他通风装置

CES 案例分析V（3）

CES 案例分析V（3）多选题答案

1—A。标准的防护措施包括：处理血液或体液时使用手套防止暴露于血源性病原体，与病人接触后应洗手。

2—A。血源性病原体是血液携带的能引起疾病的病菌。

3—C。乙型肝炎病毒、丙型肝炎病毒、艾滋病毒是血源性病原体。

4—D。在给患者换床上用品时意外的针刺伤可能引起意外暴露事件。

5—D。将用过或污染的针头和锐器放在耐刺穿的容器里是工作实践中一个有效的控制例子。

6—C。美国职业安全和卫生署要求健康护理机构在制定关于安全防护决策的过程中应包括那些非管理层的、但对直接病人医疗护理负有责任的员工。

7—A。健康护理机构的暴露控制计划必须写明暴露于血源性病原体的风险。

8—B。标准防护措施应用于每一个接触到的患者。

9—D。暴露控制计划的目的是消除或减少健康护理人员暴露于血源性病原体的风险。

10—A。血源性病原体是指当血液或体液通过损伤的皮肤或粘膜接触时在被感染的人和未被感染的人之间传播的病原体。

资源：职业安全与健康管理。血源性病原体标准 29 CFR 1910. 1030. 1992。

ECG 案例分析答案与解析

CES. ECG（1）

CES. ECG（1）的简答题

1. 心率大约是 70bpm
2. 心律规则
3. 心房纤颤

CES. ECG（1）的多选题

1－B，华法林

2－D，以上都不是

3－A，RPE

教学要点：华法林常用于预防房颤患者发生房颤和治疗由于心房不规则收缩产生的血

栓，其重要性是确保患者正在接受抗凝治疗。首次发生房颤的患者在进行心脏康复前应先咨询医生。在这种由于诱发“房踢”而没有获得 $\dot{V}O_2peak$ 的情况下，患者仍然可以通过训练提高体适能，虽然 HR 仍然随运动强度的增加而增加，但由于存在心律失常，用 HR 控制运动强度的方法并不可靠。在此种心率失常时测量房颤心率，心率周期需要在 6－10s 的条带上进行计数。

CES. ECG（2）

CES. ECG （2） 的简答题

1. 窦性心律
2. 室性二联律

CES. ECG （2） 的多选题

1－A，继续监测
2－D，以上都是

教学要点：室性二联律是一种稳定且不需要终生治疗的心律失常，此症患者可能有或没有“跳跃性搏动”的感觉。此外，对于初次发生心律失常的患者，应告知其咨询医生，但并非是停止运动的指征。尽管情感因素或兴奋剂（如：咖啡因）可以引起心率增加或异位搏动，但一些患者可能存在规律的频发室性心率且没有任何诱因，但无论如何，对首次发病的患者临床医生都应在考虑继发原因之前排除未按医嘱服药的原因。

CES. ECG（3）

CES. ECG （3） 的简答题

1. 98bpm
2. 规则
3. 窦性心律伴左室高电压（LVH）和 LBBB

CES. ECG （3） 的多选题和判断题

1－D，联系咨询医生确认测试安排
2－是。

教学要点：LVH 和 LBBB 都可以掩盖在标准 12 导联 ECG 中可以看到的典型心肌缺血改变，因此，有 ECG 监测的症状限制性运动负荷试验通常仅在不能诊断缺血时才不使用。然而，首次发生的 LBBB 伴有心绞痛时则提示急性冠状动脉事件。在不存在心绞痛时，首次发生的 LBBB 应向医生报告以确定其可能的原因。

CES. ECG（4）

CES. ECG（4）的简答题

1. 176bpm
2. 规则
3. 窦性心动过速

CES. ECG（4）的多选题

1－B，室上性心动过速（SVT）
2－D，β 受体阻滞剂
3－B，否

教学要点：题述 ECG 中的 HR 反应对 Bruce 方案第Ⅳ级中的测试者而言是正常的，尽管其 HR 已接近其年龄预测最大心率，但年龄预测最大 HR 百分比并不是终止测试的标准。如果这个 ECG 是在安静时候采集的，则是异常的，可能是 SVT，不是从窦房结（SA）发出的冲动。不过，由于这是运动中正常的 HR 反应，如果该受试者正在服用降压药，则不太可能是 β 受体阻滞剂，因为这种药能降低心脏对运动的变时性反应。

CES. ECG（5）

CES. ECG（5）的简答题

1. 115bpm
2. 不规则
3. 窦性心动过速伴 PVC 和室性三联律

CES. ECG（5）的多选题

1－B
2－A，多病灶

教学要点：孤立的室性三联律虽然有很大的可能发展为室性心动过速，但其本身并不危险，因此，尽管需要注意此孤立的室性三联律，但根据 ASCM 的 GETP 并不是停止测试的指征，即使这些是多病灶的 PVC，心室不同部位发出的冲动并不会改变此指导方针。但出现超过一个的室性三联律时，则是终止运动负荷测试的相对指征。

CES. ECG（6）

CES. ECG （6） 的简答题

1. 78bpm
2. 规则
3. 窦性心律右束支传导阻滞（RBBB）

CES. ECG （6） 的多选题

1－D，该运动员在参加比赛前可能需要进行其它评估

教学要点：RBBB 在运动员中并不少见，如果其心脏没有潜在的器质性病变，大多数运动员可以继续参加比赛。

CES. ECG（7）

CES. ECG （7） 的简答题

1. 50bpm
2. 不规则
3. 窦性心动过缓伴 1 度 AV 传导阻滞和 PVC

CES. ECG （7） 的判断题和多选题

1－错。

2－C，此为正常表现，对测试不会有任何影响

教学要点：1 度 AV 传导阻滞在健康人中并没有临床意义，尚未发现 1 度 AV 传导阻滞的患者有发展为更严重的需要植入起搏器的 AV 分离的风险。心动过缓是迷走神经作用（即副交感神经影响）的结果，在耐力项目运动员中常见。孤立的 PVC 也没有临床意义。

CES. ECG（8）

CES. ECG （8） 的简答题

1. 83bpm
2. 规则
3. 窦性心律伴室性起搏心律（注意 QRS 波前的起搏器波）

CES. ECG （8） 的多选题

1 – C，3 度 AV 传导阻滞

2 – C，如果存在缺血，在起搏器放电的影响下仅靠 ECG 无法进行判断

教学要点：在正常心脏起搏点（即窦房结）不能正常去极化时需要安装起搏器，比如在病态窦房结综合征或完全性 AV 传导阻滞（即 3 度传导阻滞）。由于此 ECG 是室性起搏的，其原因不太可能是病态窦房结综合征，否则在 P 波前也应该有一个起搏波。类似于 LVH 和 LBBB，室性起搏器可以掩盖由缺血引起的 ECG 改变。

CES. ECG（9）

CES. ECG （9） 的简答题

1. 120bpm
2. 规则
3. 窦性心动过速伴前壁和侧壁导联 ST 段压低 2mm

CES. ECG （9） 的多选题

1 – A，硝酸甘油

2 – D，A 和 C

教学要点：这是一个典型的心肌缺血引起的 ST 压低示例，ECG 显示在前壁导联（II、III 和 aVF 导联）和侧壁导联（V_4、V_5、V_6 导联）ST 段压低 2mm。尽管左侧胸部压榨性疼痛并发射到左臂是许多人典型的心绞痛症状，但下颌部和肩胛骨间疼痛、消化不良似感觉或仅仅极度地 SOB 也都可以看作是心绞痛。如果停止运动和休息不能缓解心绞痛，则选择的药物应该是硝酸甘油，通常舌下含服可以加快其吸收。硝酸甘油缓解心绞痛症状的机制是使血管扩张从而降低心脏的前负荷。

CES. ECG（10）

CES. ECG （10） 的简答题

1. bpm
2. 规则
3. 室性心动过速

CES. ECG （10） 的多选题

1－D，以上都对

2－D，低 CO

教学要点：室性心动过速是一种致命的心律失常，也是终止运动负荷测试的指征。当患者失去意识并无法触及脉搏时，应立即进行除颤。虽然同时观察到暂时的改变导致的 QRS 波增宽伴有心率相关的束支传导阻滞，临床医生仍然要先消除室性心动过速，因为它会引起严重的并发症。

第八章　CES 工作任务分析

注意：CES 认证考生的复习内容应包括第一部分 ACSM 认证的私人教练（CPT）和第二部分 ACSM 认证的健康体适能专家（HFS）中的知识、技能和能力（KSAs）

领域 I：患者/客户评价

A. 确定和获取必要的医生转诊书和医疗记录，以对潜在的参与者进行评价

知识或技能	解释/举例	资源
知识：按照法律要求的程序签署知情同意书	• 参与者和（或）监护人能够进行语言表达并能回答问题 • 若参与者是未成年人，必须由其法定监护人签署知情同意书 • 知情同意的各组成部分（如目的、风险、参与者的责任、自由退出的权利等） • 目的：相关法律，内容，管理	ACSM's Guidelines for Exercise Testing and Prescription（GETP），9th edition • 第三章
知识：参加项目所必需的信息和文件 知识：获取参加项目所需的医生转诊书和医疗记录的程序 知识：通过现有文件获取参与者医疗史的程序	• 美国心脏协会（AHA）/美国运动医学学会（ACSM）健康/体适能机构运动前筛查问卷，体力活准备问卷（PAR-Q），医疗史，知情同意书 • 医生转诊书和医疗记录必须视为机密信息 • 了解获得医疗记录的政策和程序，了解医疗保险通用性和责任法案	ACSM's Guidelines for Exercise Testing and Prescription（GETP），9th edition • 第二章 ACSM's Guidelines for Exercise Testing and Prescription（GETP），9th edition • 第三章
技能：评估参与者的医生转诊书和医疗记录以确定其参与项目时的状态	• 根据医疗记录/医生转诊书评估转诊是否恰当并进行危险分层	ACSM's Guidelines for Exercise Testing and Prescription（GETP），9th edition • 第二章

B. 进行运动前健康筛查，包括回顾参与者的医疗史和其认知、需求和目标，以及项目的潜在益处和其他必需的测试及其数据

知识或技能	解释/举例	资源
知识：心血管、肺部和代谢系统的解剖结构和生理机能 知识：心血管、肺部和代谢性疾病的病理、临床进展、诊断试验和医疗方案/程序 知识：评估参与者的期望和目标建立的指导技术 知识：心血管、肺部和代谢性疾病的常用药物 知识：静坐少动（包括卧床休息）的不利影响以及消除这些影响的方法 知识：运动的正常生理反应 知识：不同病理（如：心血管、肺部和代谢性疾病）状态下与运动相关的异常反应/症状和体征 知识：人体测量及其结果解释 知识：正常 12 导联和遥测心电图的解释 知识：异常心电图的解释（如心律失常、血栓、心肌缺血、心肌梗死）的解释 知识：正常心音和呼吸音，异常心音和呼吸音 知识：参与者医疗史的相关内容（如：他们参与项目以来的所有症状，对不适/疼痛的描述，骨关节问题等） 知识：测量社会心理健康状况的有效工具 知识：各种行为评估工具（如 SF-36、健康相关的生活质量问卷，慢性呼吸道疾病调查问卷）以及工具的使用策略 知识：急性和慢性病有关心理问题（如：焦虑，抑郁，社会隔离，自杀意念） 知识：以参与者为中心的目标设定	• 理解安静时和运动时心血管、肺部和代谢系统的解剖结构和生理机能 • 理解诊断试验和医疗方案/程序为什么能评估疾病的临床进展和（或）运动效果 • 设立可达到的目标并克服潜在障碍的指导技术 • 理解休息时和运动时药物对心血管、肺部和代谢性疾病的作用 • 理解卧床休息和静坐少动对机体各系统（如：心血管、肺部和肌肉系统）的不良影响 • 各种体力活动所需的代谢当量（MET）；手臂和腿部的血流动力学差异；单位时间耗氧量（VO_2）；心肌耗氧量；神经肌肉、血管和代谢的适应性；肌肉肥大 • 知晓心血管、肺部和代谢性疾病病人运动的绝对和相对禁忌症、异常反应/症状和体征 • 身高、体重、胸围和身体成分测量值，如：皮褶厚度和身体质量指数（BMI），理解 BMI 和体脂百分比之间的差异 • 知道心电图导联放置的解剖标志，识别/减少干扰，识别正常安静心电图和运动心电图的变化并知道/识别危险的心律失常 • 理解正常和异常心音及呼吸音的临床描述和听诊音 • 可能改变运动测试选择和/或运动处方的问题（如：膝关节骨性关节炎、陈旧性损伤。或外科手术会限制负重活动） • 人格五因素模型，跨理论模型，精神疾病诊断与统计手册（DSM），心境障碍种类，焦虑障碍亚型	ACSM's Resource Manual for Guidelines for Exercise Testing and Prescription, 7th edition • 第三章 ACSM's Resource Manual for Guidelines for Exercise Testing and Prescription, 7th edition • 第六到八章和第二十四到二十六章 ACSM's Resource Manual for Guidelines for Exercise Testing and Prescription, 7th edition • 第四十五章 ACSM's Guidelines for Exercise Testing and Prescription (GETP), 9th edition • Appendix A ACSM's Resource Manual for Guidelines for Exercise Testing and Prescription, 7th edition • 第五章 ACSM's Resource Manual for Guidelines for Exercise Testing and Prescription, 7th edition • 第三章 ACSM's Exercise Management for Persons with Chronic Diseases and Disabilities, 3rd edition • 第六到二十六章 ACSM's Resource Manual for Guidelines for Exercise Testing and Prescription, 7th edition • 第十八章 ACSM's Resource Manual for Guidelines for Exercise Testing and Prescription, 7th edition • 第二十九章 ACSM's Resource Manual for Guidelines for Exercise Testing and Prescription, 7th edition • 第二十四章 ACSM's Resource Manual for Guidelines for Exercise Testing and Prescription, 7th edition • 第十一章 ACSM's Resource Manual for Guidelines for Exercise Testing and Prescription, 7th edition • 第十六、十七章

知识或技能	解释/举例	资源
知识：功能性运动测试和诊断性运动测试方法，包括症状限制最大和次大强度运动有氧测试 知识：运动测试的适应症和禁忌症 知识：正常和异常（即症状/体征）的运动测试终止点 知识：肌肉力量/耐力、柔韧性的测试和解释 知识：目前公布的心血管、肺部和代谢性疾病的治疗指南，如：美国心脏病学会（ACC）/美国心脏协会（AHA）联合指南，慢性阻塞性肺疾病的全球倡议（GOLD），美国糖尿病学会（ADA）指南	• 知晓健康相关生活质量评估工具和它们的目标人群、使用策略以及结果对项目参与者造成的影响 • 知道这些情况对运动的依从性和动机有何影响；社会支持团体；转诊给其他卫生保健专业人士 • 设定具有针对性、可测量性和挑战性，但可实现的目标，如：具有针对性的、可测量的、可达到的、可行的和限时的（SMART）目标 • 具备运动测试模式、测试计划、疾病诊断、严重程度和预后、功能性测试和重返工作岗位的测试的相关知识 • 对终止运动测试的绝对和相对指征的临床理解 • 运动测试终止点的正常生理（达到目标心率）指标和异常生理指标（即症状/体征）的临床理解 • 1RM 卧推和卧蹬测试，俯卧撑测试，仰卧蜷腹测试，YMCA 台阶试验，坐位体前屈和单关节活动度测试 • 多个国家科学/医学指南和立场声明的临床理解、应用及融合	ACSM's Resource Manual for Guidelines for Exercise Testing and Prescription，7th edition • 第十六、十七章 ACSM's Resource Manual for Guidelines for Exercise Testing and Prescription，7th edition • 第十六、十七章 ACSM's Resource Manual for Guidelines for Exercise Testing and Prescription，7th edition • 第四十六章 ACSM's Guidelines for Exercise Testing and Prescription（GETP），9th edition • 第五章 ACSM's Guidelines for Exercise Testing and Prescription（GETP），9th edition • 第三和第五章 "Exercise Standards for Testing and Training：A Statement for Health Care Professionals from the American Heart Association" ACSM's Guidelines for Exercise Testing and Prescription（GETP），9th edition • 第四章 ACSM's Guidelines for Exercise Testing and Prescription（GETP），9th edition • 第四章

知识或技能	解释/举例	资源
技能：常见心肺异常的听诊方法 技能：基线摄氧量评估过程中的数据收集 技能：对基线摄氧量评估过程中所收集的信息进行评价和解释 技能：根据基线摄氧量评估过程中收集的信息制定一套运动方案 技能：健康人群和疾病人群运动测试方案的选择、应用和监测	• 评估动脉搏动和杂音、肺气肿、心力衰竭、心脏杂音，等 • 适当地获取不同患者信息的技巧，这种信息可能影响患者的参与状态 • 解释递增负荷测试的血压和心率反应，解释心电图、氧饱和度以及气体交换和通气反应 • 根据目标、限制条件和患者的能力确定有氧运动、肌肉力量和耐力以及柔韧性训练的实施频率、强度、时间类型、总量和进度（FITT－VP 原则） • 确定对个体安全有效的测试方案；了解测试步骤并能够有效地进行解释；知道终止测试的标准	ACSM's Resource Manual for Guidelines for Exercise Testing and Prescription，7th edition • 第二十四、二十五章 ACSM's Guidelines for Exercise Testing and Prescription（GETP），9th edition • 第六章 ACSM's Guidelines for Exercise Testing and Prescription（GETP），9th edition • 第六章 ACSM's Guidelines for Exercise Testing and Prescription（GETP）， 9th edition • 第四、五章 ACSM's Resource Manual for Guidelines for Exercise Testing and Prescription，7th edition • 第二十四、二十五章 ACSM's Guidelines for Exercise Testing and Prescription（GETP），9th edition • 第六章 ACSM's Guidelines for Exercise Testing and Prescription（GETP），9th edition • 第六章 ACSM's Guidelines for Exercise Testing and Prescription（GETP），9th edition • 第四、五章 ACSM's Resource Manual for Guidelines for Exercise Testing and Prescription，7th edition • 第二十一到二十三章
技能：健康人群和疾病人群肌肉力量、肌肉耐力和柔韧性评估 技能：安静心电图和运动心电图的患者准备和电极应用	• 进行 1RM 卧推和卧蹬测试，俯卧撑测试，仰卧蜷腹测试，YMCA 卧推测试，坐位体前屈（躯干柔韧性）测试，单关节活动度测试 • 练习找到心电图导联放置的解剖标志；擦干皮肤、标志处擦拭酒精并备皮（如有必要）	ACSM's Guidelines for Exercise Testing and Prescription（GETP），9th edition • 第四章 ACSM's Resource Manual for Guidelines for Exercise Testing and Prescription，7th edition • 第二十九章

C. 评估参与者的风险，保证参与预防性或康复性运动项目的安全性，确定监控/监督水平

知识或技能	解释/举例	资源
知识：运动生理学实用理论 知识：心血管、肺部和代谢性疾病的病理、临床进程、诊断测试和医疗方案/程序 知识：美国运动医学学会（ACSM）运动前筛查方法 知识：使用 ACSM、美国心脏协会（AHA）和美国心肺康复协会（AACVPR）的危险分层标准对参与者进行危险因素（即心血管、肺部和代谢性的）分析，以确定运动监督水平 知识：运动测试的适应症和禁忌症 知识：功能性运动测试和诊断性运动测试的测试方法，包括症状限制性最大和次大强度运动测试 知识：解释异常心电图（如：心律失常、栓塞、心肌缺血、心肌梗死） 知识：运动测试的正常和异常（症状/体征）终止点 知识：肌肉力量/耐力和柔韧性的测试及解释 知识：心血管、肺部和代谢性疾病的常用药物	• 理解机体对运动产生的急、慢性反应和适应性改变，包括心肺反应，代谢反应、神经肌肉反应和肌肉疲劳 • 理解评估疾病状态的必要临床信息、临床进展指征和可能的治疗方法 • 理解自我筛查、危险分层和基于危险分层的运动测试建议 • 理解自我筛查、危险分层、运动测试建议以及基于危险分层的医务监督水平 • 理解影响运动测试管理决策的心血管、肺部和代谢因素 • 知晓运动测试模式、测试方案、疾病诊断、疾病的严重程度和预后、功能性测试和重返工作岗位前的测试的各种参数 • 能够识别安静时和运动时的异常情况，包括但不限于束支传导阻滞，窦性心动过缓、心动过速，窦性停搏，心房纤颤、扑动，室性心动过速，ST 段压低和抬高，室性早搏和房性期前收缩	ACSM's Resource Manual for Guidelines for Exercise Testing and Prescription, 7th edition • 第三章 ACSM's Resource Manual for Guidelines for Exercise Testing and Prescription, 7th edition • 第六到八章和第二十四到二十六章 ACSM's Guidelines for Exercise Testing and Prescription（GETP）, 9th edition • 第二章 ACSM's Guidelines for Exercise Testing and Prescription（GETP）, 9th edition • 第二章 ACSM's Guidelines for Exercise Testing and Prescription（GETP）, 9th edition • 第二、三、五章 ACSM's Guidelines for Exercise Testing and Prescription（GETP）, 9th edition • 第五章 ACSM's Resource Manual for Guidelines for Exercise Testing and Prescription, 7th edition • 第二十九章 ACSM's Guidelines for Exercise Testing and Prescription（GETP）, 9th edition • 第五章

知识或技能	解释/举例	资源
知识：目前公布的心血管、肺部和代谢性疾病治疗指南，如：美国心脏病学会（ACC）/AHA 联合指南，慢性阻塞性肺部疾病全球倡议（GOLD），美国糖尿病协会（ADA）指南	• 运动测试终止的绝对指征和相对指征的临床理解 • 评估肌肉力量/耐力和柔韧性的 1RM 卧推和卧蹬测试，俯卧撑测试，仰卧蜷腹测试，YMCA 卧推测试，坐位体侧屈（躯干柔韧性）测试和单关节活动度测试的相关知识 • 理解安静时和运动时药物对心血管、肺部和代谢疾病的作用和副作用 • 多个国家科学/医学指南和立场声明的临床解释、应用及结合	ACSM's Guidelines for Exercise Testing and Prescription（GETP），9th edition • 第四章 ACSM's Guidelines for Exercise Testing and Prescription（GETP），9th edition • 附录 A
技能：使用现有指南（ACSM、AHA 以及非正式指南）进行危险分层 技能：为基本健康的参与者和患有慢性疾病的参与者选择、执行并监督运动测试 技能：解释心电图和运动测试结果	• 在运动测试前确定危险分层以评估需要医务监督的个体 • 理解并会实施对个体安全有效的测试方案；知道测试程序并能够向个体进行有效的解释，知道测试的终止标准和数据收集 • 掌握安静时正常心电图、运动期间心电图的正常改变和异常变化的临床意义，知道危险的心律失常和运动终止标准	ACSM's Guidelines for Exercise Testing and Prescription（GETP），9th edition • 第二章 ACSM's Resource Manual for Guidelines for Exercise Testing and Prescription，7th edition • 第十章 ACSM's Guidelines for Exercise Testing and Prescription（GETP），9th edition • 第四、五章 ACSM's Resource Manual for Guidelines for Exercise Testing and Prescription，7th edition • 第二十一到二十三章 ACSM's Resource Manual for Guidelines for Exercise Testing and Prescription，7th edition • 第二十九章

领域Ⅱ：运动处方

A. 应用所有有用的信息（如临床和生理状况、目标和行为评价）制定适宜的运动处方

知识和技能	解释/举例	资源
知识：运动生理学应用理论 知识：心肺耐力、肌肉适能/抗阻训练和柔韧性训练运动处方的制定原则：的频率、强度、时间和方式（FITT） 知识：心血管、肺部和代谢性疾病的病理特征、临床进展、诊断试验和治疗方案/程序 知识：静坐少动（包括卧床休息）的不利影响以及消除这些影响的方法 知识：运动的正常生理反应 知识：不同疾病（如：心血管、肺部和代谢病）的运动相关异常反应/症状和体征 知识：测量社会心理健康状况的有效工具 知识：功能性运动测试和诊断性运动测试的方法，包括症状限制性最大和次大强度运动测试 知识：运动测试的正常和异常（即症状和体征）终止点 知识：肌肉力量/耐力和柔韧性测试的评价和解释 知识：心血管、肺部和代谢性疾病的常用药物以及药物对运动处方的影响 知识：基本为健康的参与者和患有心血管、肺部和/或代谢性疾病的参与者的运动原则（处方、进度/维持和监督） 知识：促使基本健康的参与者与患有心血管、肺部和（或）代谢性疾病的参与者达到预期运动效果的适宜运动模式、运动量和运动强度 知识：代谢计算的应用 知识：目标发展战略	• 理解运动对机体造成的急、慢性反应和适应性改变，包括心肺反应，代谢反应、神经肌肉反应以及肌肉疲劳 • 掌握 FITT - VP 原则以及如何利用每项原则实现预期的运动量和运动反应 • 理解诊断性测试和医疗方案/程序是如何评价疾病的临床进展和（或）运动效果的 • 理解卧床休息和静坐少动对机体各系统（如：心血管、呼吸和运动系统）的不良影响 • 各种体力活动所需的代谢当量（MET）；手臂和腿部的血流动力学差异；单位时间耗氧量（VO_2）；心肌耗氧量；神经肌肉、血管和代谢的适应性；肌肉肥大 • 知晓心血管、肺部和代谢性疾病的绝对和相对运动禁忌症、异常反应/症状和体征 • 人格五因素模型，跨理论模型，精神疾病诊断与统计手册（DSM），心境障碍种类，焦虑障碍亚型 • 知晓运动测试模式、测试方案、疾病诊断、疾病的严重程度和预后、功能性测试和重返工作岗位前测试的各种参数 • 运动测试终止的绝对指征和相对指征的临床理解。 1RM 卧推和卧蹬测试，俯卧撑测试，仰卧蜷腹测试，YMCA 卧推测试，坐位体前屈（躯干柔韧性）测试，单关节活动度测试 • 理解安静时和运动时药物对心血管、肺部及代谢性疾病的作用和副作用	ACSM's Resource Manual for Guidelines for Exercise Testing and Prescription，7th edition • 第三章 ACSM's Guidelines for Exercise Testing and Prescription（GETP），9th edition • 第七章 ACSM's Resource Manual for Guidelines for Exercise Testing and Prescription，7th edition • 第六到八章和第二十四到二十六章 ACSM's Resource Manual for Guidelines for Exercise Testing and Prescription，7th edition • 第五章 ACSM's Resource Manual for Guidelines for Exercise Testing and Prescription，7th edition • 第三章 ACSM's Guidelines for Exercise Testing and Prescription（GETP），9th edition • 第二章 ACSM's Resource Manual for Guidelines for Exercise Testing and Prescription，7th edition • 第十六、十七章 ACSM's Guidelines for Exercise Testing and Prescription（GETP），9th edition • 第五章 ACSM's Guidelines for Exercise Testing and Prescription（GETP），9th edition • 第五章 ACSM's Guidelines for Exercise Testing and Prescription（GETP），9th edition • 第四章 ACSM's Guidelines for Exercise Testing and Prescription（GETP），9th edition • 附录 A ACSM's Guidelines for Exercise Testing and Prescription（GETP），9th edition • 第七~十章

知识和技能	解释/举例	资源
知识：行为评估工具及其使用策略（如：SF－36，健康相关生活质量量表，慢性呼吸道疾病调查问卷） 知识：急性和慢性病有关心理问题（如：焦虑、抑郁、社会隔离和自杀意念）	• 知晓 FITT－VP 原则和一次运动训练的基本组成：热身、拉伸、训练阶段（或者相关体育锻炼）和整理活动 • 设计的运动计划要体现个体化（初学者与高级训练者）和个体目标；设计的运动计划能帮助管理慢性疾病高血压、糖尿病、血脂异常、肥胖、哮喘、慢性阻塞性肺疾病（COPD），等等 • 了解如何使用 VO_2 计算步行、跑步、骑车、曲臂摆动和跳舞的运动强度 • 设定的目标具有针对性、可测量性和挑战性，同时现实可行。即：具有针对性的、可测量性的、可达到的、可行的和限时（SMART）的目标 • 健康相关生活质量量表的应用、目标人群、使用策略和对运动处方的影响 • 了解这些情况如何影响参与运动项目的依从性和动机；社会团体支持；转介给其他健康管理专业人士	ACSM's Guidelines for Exercise Testing and Prescription（GETP），9th edition • 第七～十章 ACSM's Metabolic Calculations Handbook ACSM's Resource Manual for Guidelines for Exercise Testing and Prescription，7th edition • 第四十六章 ACSM's Resource Manual for Guidelines for Exercise Testing and Prescription，7th edition • 第十六、十七章 ACSM's Resource Manual for Guidelines for Exercise Testing and Prescription，7th edition • 第十六、十七章
技能：对功能性和诊断性运动测试进行解释并应用到运动处方中 技能：对肌肉力量/耐力测试进行解释，并应用到运动处方中 技能：根据参与者的临床状况制定运动处方	• 根据患者的功能能力、危险分层和已知疾病/风险因素为其设计安全有效的运动计划并实施 • 根据患者的功能能力、危险分层和已知疾病/危险因素为其设计安全有效的抗阻训练计划 • 根据患者的临床状况为其制定一个安全的、对目前的危险因素管理和疾病治疗有效的运动计划	ACSM's Resource Manual for Guidelines for Exercise Testing and Prescription，7th edition • 第二十三到二十六章和第三十七到四十一章 ACSM's Guidelines for Exercise Testing and Prescription（GETP），9th edition • 第四章和第七～十章 ACSM's Guidelines for Exercise Testing and Prescription（GETP），9th edition • 第九和十章

B. 和参与者一起讨论运动处方和运动计划，包括家庭运动、依从性、参与者的期望和目标

知识和技能	解释/举例	资源
知识：运动生理学应用理论 知识：运动的正常生理反应 知识：与不同疾病（如：心血管、肺部和代谢性疾病）相关的运动异常反应/症状和体征 知识：人体测量及其结果解释 知识：以患者为中心的目标设定 知识：基本健康的参与者与患有心血管、肺部和/或代谢性疾病的参与者的运动原则（处方、进度/维持和监督）。 知识：心肺耐力、肌肉适能/抗阻训练和柔韧性训练运动处方的制定原则：频率、强度、时间和方式（FITT） 知识：促进基本健康的参与者和患有心血管、肺部和代谢性疾病的参与者达到运动效果的适宜运动模式、运动量和运动强度 知识：代谢计算的应用 知识：目标发展策略 知识：适合为客户提供运动处方相关教育的语言表达 知识：实施参与者能掌握的安全有效的运动处方的指导技术 知识：与运动相关的日常活动的时间（如用药时间、饮食时间、胰岛素/血糖监测时间）。 知识：提高特定疾病病人运动耐受力的策略和工具（如：呼吸技巧、胰岛素泵的使用和调整，预防性硝酸甘油的使用） 知识：提高运动依从性和坚持性的教育策略	• 理解运动对机体造成的急、慢性反应和适应性改变，包括心肺反应，代谢反应、神经肌肉反应以及肌肉疲劳 • 各种体力活动所需的代谢当量（MET）；手臂和腿部的血流动力学差异；单位时间耗氧量（VO_2）；心肌耗氧量；神经肌肉、血管和代谢的适应性；肌肉肥大 • 知晓心血管、肺部和代谢性疾病的绝对和相对运动禁忌症、异常反应/症状和体征 • 身体质量指数（BMI）、胸围和皮褶厚度的测量值；水下称重法，双能 X 线法，生物电阻抗法以及它们的临床意义 • 设定的目标具有针对性、可测量性和挑战性，同时现实可行，即：具有针对性的、可测量性的、可达到的、可行的和限时（SMART）的目标） • 知晓 FITT - VP 原则和一次运动训练的基本组成：热身、拉伸、训练阶段（或者相关体育锻炼）和整理活动 • 理解 FITT 原则，理解如何控制运动处方对心肺耐力、肌肉适能/抗阻和柔韧性训练产生的所有影响 • 设计的运动项目要体现个体化（初学者与高级训练者）以及个体目标；设计的运动计划能帮助管理慢性疾病：高血压、糖尿病、血脂异常、肥胖、哮喘、慢性阻塞性肺疾病（COPD）等等 • 具备通过计算步行、跑步、骑车、曲臂摆动和跳舞的 VO_2/MET 来设计基于患者运动能力的运动计划的知识 • 设定具有针对性、可测量、虽有挑战性但现实可行的目标（即：SMART 目标）	ACSM's Resource Manual for Guidelines for Exercise Testing and Prescription, 7th edition • 第三章 ACSM's Resource Manual for Guidelines for Exercise Testing and Prescription, 7th edition • 第三章 ACSM's Guidelines for Exercise Testing and Prescription（GETP）, 9th edition • 第二章 ACSM's Guidelines for Exercise Testing and Prescription（GETP）, 9th edition • 第四章 ACSM's Resource Manual for Guidelines for Exercise Testing and Prescription, 7th edition • 第四十六章 ACSM's Guidelines for Exercise Testing and Prescription（GETP）, 9th edition • 第七～十章 ACSM's Guidelines for Exercise Testing and Prescription（GETP）, 9th edition • 第七章 "Pulmonary Rehabilitation: Joint ACCP/AACVPR Evidence - Based Guidelines"（9） ACSM's Guidelines for Exercise Testing and Prescription（GETP）, 9th edition • 第七～十章 ACSM's Metabolic Calculations Handbook ACSM's Resource Manual for Guidelines for Exercise Testing and Prescription, 7th edition • 第四十六章 ACSM's Guidelines for Exercise Testing and Prescription（GETP）, 9th edition 附录 A ACSM's Resource Manual for Guidelines for Exercise Testing and Prescription, 7th edition • 第十九、四十章

知识和技能	解释/举例	资源
知识：影响运动依从性的常见障碍（如：身体障碍、心理障碍、环境障碍和人口统计学障碍），解决这些障碍的策略 知识：评价参与者期望和目标的技巧 知识：减少危险因素的项目和可替代的社区资源（如：膳食咨询、体重管理/减肥中心，戒烟，压力管理，物理治疗/护理）	• 在实践的基础上教育个体的能力。使用通俗语言，避免专业术语（如：用“胸部”代替“胸大肌”） • 通过各种方法（如：口头、视频和书面的）与参与者进行沟通；有效的运动处方实施的适宜技巧、理论基础和合理解释 • 与饮食和血糖（能量储备）相关的最佳运动时间，药物的峰值时间以及峰值时间对运动表现、胰岛素使用/注射部位、晚间锻炼和低血糖风险的影响 • 能够对适宜策略做出反应/给出建议，以最大限度地确保运动的安全性和效果，并尽可能减少任何不良反应 • 教育患者特定的运动给其带来的益处；设置满足患者要求的运动项目；以患者为中心的方法要考虑患者的优先选择权、危险因素和社会心理状况 • 形成以患者为中心的策略以克服运动障碍。 • 设定具有针对性、可测量、虽有挑战性但现实可行的目标（如：SMART 目标） • 熟悉有助于改善心脏、肺部和代谢健康的各种干预方案和服务	ACSM's Resource Manual for Guidelines for Exercise Testing and Prescription，7th edition • 第四十六章 ACSM's Resource Manual for Guidelines for Exercise Testing and Prescription，7th edition • 第三十五章
技能：与具有不同教育背景的参与者沟通 技能：有效地表达运动处方和运动技术 技能：为了达到患者的目标，应用各种方法以充分提高患者的依从性和坚持性	• 采用患者能够理解接受的方式实施沟通 • 向患者描述/解释运动计划，使其能够明白他们正在做什么以及为什么要这样做 • 考虑个人因素、行为因素、兴趣、社会支持、环境因素、适宜的安排，等等	ACSM's Resource Manual for Guidelines for Exercise Testing and Prescription，7th edition • 第四十七章 ACSM's Resource Manual for Guidelines for Exercise Testing and Prescription，7th edition • 第四十七章 ACSM's Resource Manual for Guidelines for Exercise Testing and Prescription，7th edition • 第四十五章

C. 指导参与者安全有效地应用运动方式、运动计划、症状报告和风险管理

知识或技能	解释/举例	资源
知识：运动生理学实用理论 知识：运动的正常生理反应 知识：不同疾病（如：心血管、肺部和代谢性疾病）的运动相关异常反应/症状和体征 知识：与运动相关的日常活动时间（如：用药时间、饮食时间、胰岛素/血糖监测时间） 知识：心血管、肺部和代谢性疾病的常用药物 知识：解释运动处方相关术语 知识：各种运动设备/模式的操作方法 知识：运动中适当的生物力学技术（如：步态评估，适当的负重形式） 知识：肌肉力量/耐力和柔韧性训练模式以及安全应用和指导 知识：测量心肺耐力的工具（如心率/脉搏，血压，血氧饱和度、主观疲劳感觉、呼吸困难量表和疼痛量表） 知识：运动训练的组织原理和应用	• 理解运动对机体造成的急性、慢性反应和适应性改变，包括心肺反应，代谢反应、神经肌肉反应以及肌肉疲劳 • 各种体力活动所需的代谢当量（MET）；手臂和腿部的血流动力学差异；单位时间耗氧量（VO_2）；心肌耗氧量；神经肌肉、血管和代谢的适应性；肌肉肥大 • 知晓心血管、肺部和代谢性疾病的绝对和相对运动禁忌症、异常反应/症状和体征 • 与饮食和血糖（能量储备水平）相关的最佳运动时间，药物的峰值时间以及峰值时间对运动表现、胰岛素使用/注射部位、晚间锻炼和低血糖风险的影响 • 理解安静时和运动时药物对心血管、肺部和代谢性疾病的作用和副作用 • 在实践基础上教育个体的能力。使用通俗语言，避免专业术语（如：用“胸部”代替“胸大肌”） • 熟悉设备的设置和调整并演示正确的使用技巧；知道各种不同运动方式的常见错误 • 知晓有氧训练和抗阻训练方式正确的解剖学知识 • 熟悉大量抗阻训练和伸展运动以及它们的正确动作和常见错误 • 了解如何使用和解释这些工具；知道测量值与运动能力之间的关系（如：运动时血糖位过低或过高的运动） • 热身，伸展运动，锻炼调整，整理活动	ACSM's Resource Manual for Guidelines for Exercise Testing and Prescription，7th edition • 第三章 ACSM's Resource Manual for Guidelines for Exercise Testing and Prescription，7th edition • 第三章 ACSM's Guidelines for Exercise Testing and Prescription（GETP），9th edition • 第二章 ACSM's Guidelines for Exercise Testing and Prescription（GETP），9th edition • 第十章 • 附录 A ACSM's Guidelines for Exercise Testing and Prescription（GETP），9th edition（6） • 附录 A ACSM's Resource Manual for Guidelines for Exercise Testing and Prescription，7th edition • 第三十八到四十章 ACSM's Resource Manual for Guidelines for Exercise Testing and Prescription，7th edition • 第二章 Essentials of Strength Training and Conditioning，3rd edition • 第十三、十四章 ACSM's Guidelines for Exercise Testing and Prescription（GETP），9th edition • 第四、五、十章 ACSM's Guidelines for Exercise Testing and Prescription（GETP），9th edition • 第七章
技能：参与者的观察评估 技能：与具有不同教育背景的参与者沟通 技能：与参与者沟通组织适宜的运动训练计划	• 具备评估患者运动技能、姿势、动作和平衡力等方面的能力 • 采用患者能够理解接受的方式与患者沟通 • 向患者描述/解释运动计划，使其能够明白他们正在做什么以及为什么要这样做	ACSM's Resource Manual for Guidelines for Exercise Testing and Prescription，7th edition • 第四十七章 ACSM's Resource Manual for Guidelines for Exercise Testing and Prescription，7th edition • 第四十七章

领域Ⅲ：计划实施与随访

A. 实施计划（如运动处方、教育、咨询和目标）

知识与技能	解释/举例	资源
知识：与不同疾病（如心血管、肺部和代谢性疾病）相关的运动异常反应/症状和体征 知识：解释正常 12 导联心电图及遥测心电图；解释异常 12 导联心电图及遥测心电图 知识：心肺耐力、肌肉适能/抗阻运动和柔韧性运动处方的频率、强度、时间和方式（FITT－VP 原则） 知识：基本健康的参与者和患有心血管、肺部和（或）代谢疾病的参与者的运动进度/保持及监督 知识：针对特定疾病提高运动耐受力的策略和工具（如：呼吸技巧、胰岛素泵的使用和调整、预防性硝酸甘油的使用） 知识：改善运动适应性和坚持性的指导策略 知识：最大限度地提高运动依从性的策略（例如：克服障碍、价值重申、目标设定） 知识：各种健身器材/动作的操作方法 知识：运动所需的适当生物力学技术（如：步态、负重方式）	• 掌握心血管、肺部和代谢性疾病患者运动的绝对和相对禁忌症、异常反应/症状体征 • 确定并鉴别正常安静心电图（ECG）、运动期间心电图的正常改变和异常变化，鉴别各种心律失常 • FITT－VP 原则的临床理解；知道如何根据参与者的疾病状况、进展/缓解、维持和监督执行 FITT－VP 原则 • 理解并掌握参与者的疾病状态（心血管、肺部和（或）代谢性疾病）对运动进度/保持和监督的影响 • 能够回应/推荐适当的策略，以最大限度地提高运动的安全性和效果，并尽量减少不良反应 • 教育患者特定运动对其产生的益处；制订满足患者需求的运动计划；以患者为中心的方案要考虑患者的优先选择、危险因素及其心理状态 • 建立以患者为中心的策略来克服运动障碍；与患者制订具体的、可测量的、可达到的、现实习性的限时性（SMART）目标；考虑对患者而言，什么才是最重要的	ACSM's Guidelines for Exercise Testing and Prescription（GETP），9th edition • 第二章 "Position Stand：Exercise and Hypertension" （4）ACSM's Resource Manual for Guidelines for Exercise Testing and Prescription，7th edition • 第二十九章 ACSM's Guidelines for Exercise Testing and Prescription（GETP），9th edition • 第七章 ACSM's Guidelines for Exercise Testing and Prescription（GETP），9th edition • 第七、十章 ACSM's Resource Manual for Guidelines for Exercise Testing and Prescription，7th edition • 第十九、四十章 ACSM's Resource Manual for Guidelines for Exercise Testing and Prescription，7th edition • 第四十六章 ACSM's Resource Manual for Guidelines for Exercise Testing and Prescription，7th edition • 第三十八到四十章 ACSM's Resource Manual for Guidelines for Exercise Testing and Prescription，7th edition • 第二章

知识与技能	解释/举例	资源
知识：临床上测量心肺耐力（如：心率、血氧饱和度和主观评价）的工具 知识：运动训练的组织原则及其应用 知识：心血管、肺部和代谢性疾病的常用药物 知识：运动项目的监测（如：遥测技术，血氧饱和度） 知识：肌肉力量/耐力和柔韧性训练的原则及其应用 知识：评估参与者教育目标的方法 知识：提高咨询技巧，以优化参与者的疾病管理水平，降低风险，实现目标	• 熟悉设备的设置和调整；演示适当的技术；知道不同锻炼方式的常见错误 • 有氧训练和抗阻训练的解剖学知识 • 了解如何使用和解释这些工具，知道测量值与运动能力（如运动时的血糖值过低或过高）的关系 • 热身、伸展、锻炼调整、整理活动 • 了解安静时和运动时药物对心血管、肺部和代谢性疾病的作用和副作用 • 各种运动检测工具/技术的临床理解，特别注意个别患者的安全参数 • 了解各种抗阻和伸展运动，包括正确的技术、身体姿势、参与的肌肉/关节和常见错误 • 理解和掌握评估参与者教育目标/需求的各种方法（如：问卷、调查、测试） • 建立友好关系，表达兴趣和同情心，主动倾听，随后提供信息和建议	ACSM's Guidelines for Exercise Testing and Prescription（GETP），9th edition • 第四、五、十章 ACSM's Guidelines for Exercise Testing and Prescription（GETP），9th edition • 第七章 ACSM's Guidelines for Exercise Testing and Prescription（GETP），9th edition • 附录 A ACSM's Resource Manual for Guidelines for Exercise Testing and Prescription，7th edition • 第二十九章 ACSM's Guidelines for Exercise Testing and Prescription（GETP），9th edition • 第九、十章 ACSM's Guidelines for Exercise Testing and Prescription（GETP），9th edition • 第七章 Essentials of Strength Training and Conditioning，3rd edition • 第十三、十四章 ACSM's Resource Manual for Guidelines for Exercise Testing and Prescription，7th edition • 第四十六章
技能：对参与者进行用药及疗效方面的教育 技能：代谢计算的应用 技能：进行运动处方和相关运动技巧的沟通 技能：观察参与者在运动计划理解及运动表现方面的问题 技能：肌肉力量/肌肉耐力训练	• 向患者提供药物的作用方式、药效以及服药依从性方面的知识；用法律条文与患者交流 • 了解如何计算步行、跑步、骑车和跳舞的 VO_2/MET 值以根据患者的能力（如：MET 水平）制定运动计划 • 向患者描述/解释运动计划，使患者明白他们在做什么以及为什么要这样做 • 收集患者的反馈信息，确保其明白在做什么以及如何做；进行随访观察，必要时进行反复教育 • 知晓各种抗阻和伸展运动：运用正确的技术、身体姿势；熟悉参与的肌肉/关节和常见错误	ACSM's Guidelines for Exercise Testing and Prescription（GETP），9th edition • 附录 A ACSM's Metabolic Calculations Handbook（3） ACSM's Resource Manual for Guidelines for Exercise Testing and Prescription，7th edition • 第四十七章 ACSM's Guidelines for Exercise Testing and Prescription（GETP），9th edition • 第七章 Essentials of Strength Training and Conditioning，3rd edition • 第十三、十四章

B. 继续评估参与者的反馈信息、临床症状和体征、运动耐受力，并向参与者提供关于运动、参与的一般程序和临床进展等方面的反馈

知识与技能	解释/举例	资源
知识：心血管、肺部和代谢性病的病理、临床进展、诊断试验和治疗的方案/程序 知识：与不同疾病（即心血管、肺、代谢病）相关的正常与异常运动反应、症状和体征 知识：解释正常12导联心电图及遥测心电图；解释异常12导联心电图及遥测心电图 知识：正常和异常的心肺听诊音 知识：在项目参与过程中有必要对参与者医疗史的组成部分进行筛选 知识：采用合适的运动方式、运动量和运动强度，促进健康参与人群和心血管、肺部及代谢性疾病人群达到预期效果 知识：急、慢性病有关心理问题（如：抑郁、社会隔离、自杀意念） 知识：与运动有关的日常活动时间（如：用药时间、进餐时间、胰岛素/血糖监测时间） 知识：药物治疗或药物剂量不足对运动及运动进度的影响 知识：向参与者提供运动、总体参与情况和临床进展反馈信息的方法	• 理解如何用诊断试验和治疗方案/程序评估疾病的临床进展和（或）运动效果 • 掌握心血管、肺部和代谢性疾疾患者运动的绝对和相对禁忌症、异常反应/症状和体征 • 了解心电图（ECG）导联放置的解剖位置和识别/减少人为影响因素的技能 • 识别正常安静心电图和运动心电图的改变；了解/识别危险的心律失常 • 了解正常心音、呼吸音和异常心音、呼吸音的临床描述和听诊声音 • 掌握并解释为参与项目制订的运动筛查工具，如：体力活动调查问卷（PARQ）、美国心脏协会（AHA）/美国运动医学学会（ACSM）健康/体适能筛查问卷和个人医疗史 • 针对不同个体（初学者和高级训练者）、个体目标和期望结果设计运动计划；设计的运动计划的帮助管理慢性疾病高血压、糖尿病、血脂异常、肥胖、哮喘、慢性阻塞性肺疾病（COPD）等 • 了解这些情况如何影响运动的依从性和动机；社会支持团体和转诊给其他医疗保健专业人员 • 与饮食和血糖（能量储备水平）相关的最佳运动时间，药物峰值时间及其对运动表现、胰岛素使用/注射部位、晚上锻炼以及低血糖风险的影响 • 了解药物剂量不足的风险和对运动的可能影响 • 根据患者的反馈信息对运动计划做必要的调整（如：增加运动方式），以达到最佳效果	Guidelines for Cardiac Rehabilitation and Secondary Prevention Programs, 4th edition • 第九章 ACSM's Guidelines for Exercise Testing and Prescription（GETP），9th edition • 第二章 ACSM's Resource Manual for Guidelines for Exercise Testing and Prescription, 7th edition • 第二十九章 ACSM's Resource Manual for Guidelines for Exercise Testing and Prescription, 7th edition • 第二十四章 ACSM's Guidelines for Exercise Testing and Prescription（GETP），9th edition • 第二章 ACSM's Guidelines for Exercise Testing and Prescription（GETP），9th edition • 第七～十章 ACSM's Resource Manual for Guidelines for Exercise Testing and Prescription, 7th edition • 第十六、十七章 ACSM's Guidelines for Exercise Testing and Prescription（GETP），9th edition • 第十章 • 附录 A ACSM's Guidelines for Exercise Testing and Prescription（GETP），9th edition • 附录 A ACSM's Resource Manual for Guidelines for Exercise Testing and Prescription, 7th edition • 第四十六章

知识与技能	解释/举例	资源
技能：常见心血管异常和肺部异常的听诊方法 技能：评估正常和异常的运动反应 技能：根据参与者的症状和体征、反馈以及运动反应调整运动计划 技能：运动技术、目标、临床监测和临床进展的沟通技巧 技能：临床评估工具的应用和解释（如：遥测技术、血氧饱和度 RPE 量表）	• 评价动脉脉搏和杂音、肺气肿、心力衰竭、心脏杂音，等 • 辨别心血管、肺部和/或代谢性疾病的九大症状体征；识别正常的运动反应（如：心率、血压、呼吸、外周疲劳，等） • 根据反馈对患者的运动计划进行必要的调整（如：减少或增加运动强度、运动持续时间），以保证最佳效果并保障安全 • 用适宜的方式告知患者正确的运动技术、切实可行的目标设定以及如何评估进度 • 理解与运动能力相关的测量工具的运用（如：运动血糖值过低或过高，基于 RPE 的运动强度）	ACSM's Resource Manual for Guidelines for Exercise Testing and Prescription，7th edition • 第二十四、二十五章 ACSM's Resource Manual for Guidelines for Exercise Testing and Prescription，7th edition • 第三章 ACSM's Guidelines for Exercise Testing and Prescription（GETP），9th edition • 第二章 ACSM's Resource Manual for Guidelines for Exercise Testing and Prescription，7th edition • 第四十六章 ACSM's Resource Manual for Guidelines for Exercise Testing and Prescription，7th edition • 第四十六、四十七章 ACSM's Resource Manual for Guidelines for Exercise Testing and Prescription，7th edition • 第二十九章 ACSM's Guidelines for Exercise Testing and Prescription（GETP），9th edition • 第九、十章

C. 根据参与者的进度和反馈，重新评价和更新计划（如：运动、教育和客户目标）

知识与技能	解释/举例	资源
知识：利用现有资料确定参与者医疗史的技巧 知识：运动的正常生理反应 知识：与不同疾病病理（心血管、肺部和代谢性疾病）有关的运动异常反应/症状和体征	• 体力活动和危险分层的自我筛查及专业筛查 • 了解运动的正常反应（如：心率、血压、呼吸、外周疲劳，等） • 掌握心血管、肺部和代谢性疾病患者运动的绝对和相对禁忌症、异常反应/症状体征	ACSM's Guidelines for Exercise Testing and Prescription（GETP），9th edition • 第二章 ACSM's Resource Manual for Guidelines for Exercise Testing and Prescription，7th edition • 第三章

知识与技能	解释/举例	资源
知识：参与者的教育目标、行为目标以及实现这些目标的方法 知识：帮助参与者实现目标的咨询技巧 知识：基本健康的参与者和患有心血管、肺部和（或）代谢性疾病的参与者的运动进度/保持和监督 知识：采用适宜的运动方式、运动量和运动强度，促进健康参与者和患有心血管、肺部及代谢性疾病的参与者达到预期效果 知识：最大程度地提高运动依从性的策略（如：克服障碍、价值重申、目标设定） 知识：减少危险因素的方案和可替代的社区资源（如：饮食咨询/减肥中心、戒烟、物理治疗/护理） 知识：运动所需的生物力学技术（如：步态、负重方式） 知识：运动计划的临床监测（如：遥测计划、血氧饱和度、运动强度调整） 知识：心血管、肺部和代谢性疾病的常用药物 知识：肌肉力量/耐力和柔韧性训练的应用与指导	• 主动倾听，用开放性问题提问，明确并总结患者的观点 • 建立良好关系，表达兴趣和同情心，主动倾听，提供信息和建议；帮助设定明确的、可测量的、可达到的、可行的并有限时性（SMART）的目标 • 根据健康状况、运动能力和运动目标适当加快运动进度；有进步的同时需监测不利影响；知道增加运动依从性的建议 • 针对不同个体（初学者和高级练习者）、个体目标和期望结果设计运动计划，通过设计的计划帮助管理慢性疾病高血压、糖尿病、血脂异常、肥胖、哮喘、慢性阻塞性肺疾病（COPD）等。 • 发展以患者为中心的策略以克服运动障碍；与患者一起制定 SMART 目标；考虑对病人而言什么是最重要的 • 熟悉各种改善心脏、肺和代谢健康状况的方法 • 掌握有氧训练和抗阻训练的正确解剖学基础 • 掌握各种运动监测工具/技术的临床运用，以建立注重个体安全参数的运动计划 • 了解安静时和运动时，药物对心血管、肺部和代谢性疾病的正常和异常影响 • 对于各种抗阻训练和拉伸运动：了解正确的技术、身体姿势、涉及的肌肉/关节以及常见错误 • 根据反馈信息和运动反应，对患者的运动计划做必要的调整，以保证最佳效果并保障安全（如：减少或增加运动强度、运动持续时间）	ACSM's Guidelines for Exercise Testing and Prescription（GETP），9th edition • 第二章 ACSM's Resource Manual for Guidelines for Exercise Testing and Prescription，7th edition • 第四十六章 ACSM's Resource Manual for Guidelines for Exercise Testing and Prescription，7th edition • 第四十六章 ACSM's Guidelines for Exercise Testing and Prescription（GETP），9th edition • 第七、十章 ACSM's Guidelines for Exercise Testing and Prescription（GETP），9th edition • 第七、十章 ACSM's Resource Manual for Guidelines for Exercise Testing and Prescription，7th edition • 第四十六章 ACSM's Resource Manual for Guidelines for Exercise Testing and Prescription，7th edition • 第三十五、四十八章 ACSM's Resource Manual for Guidelines for Exercise Testing and Prescription，7th edition • 第二章 ACSM's Resource Manual for Guidelines for Exercise Testing and Prescription，7th edition • 第二十九章 ACSM's Guidelines for Exercise Testing and Prescription（GETP），9th edition • 第九、十章 "Resistance Exercise Update in Individuals With and Without Cardiovascular Disease：2007 Update：A Scientific Statement from the American Heart Association" ACSM's Guidelines for Exercise Testing and Prescription（GETP），9th edition • 附录 A

知识与技能	解释/举例	资源
知识：为了实现临床改变和参与目标而改进运动处方 知识：退出项目后参与者可使用的社区资源	• 协助患者从康复状态向健康行为持续改变状态的顺利转变（如：参加健身俱乐部、社会支持团体）	ACSM's Guidelines for Exercise Testing and Prescription（GETP），9th edition • 第七章 Essentials of Strength Training and Conditioning, 3rd edition • 第十三、十四章 ACSM's Resource Manual for Guidelines for Exercise Testing and Prescription，7th edition • 第三十八到四十一章
技能：根据参与者的症状和体征、反馈信息及运动反应修改运动计划 技能：运用代谢计算方法和临床资料调整运动处方 技能：观察参与者在运动计划的理解及运动表现方面的问题 技能：运动技巧、目标、临床监测和进度的交流沟通 技能：临床评估工具的应用和解释（如：遥测技术、血氧饱和度、RPE 量表	• 根据患者的运动耐受力、兴趣和他们对项目的适应/反应修改运动计划 • 调整运动处方（如：适宜的运动方式和强度）以满足患者所需的能量消耗，例如：目前的代谢当量（MET）水平 • 与患者交谈并收集患者的反馈信息，以确保他们了解程序、了解正确的运动技术和项目进展；用患者能理解的方式进行运动原则（如：FITT－VP）、正确的运动技术和运动目标指导；监测有用的临床数据（如心电图、血压） • 用适宜的方式告知患者正确的运动技术、切实可行的目标设定以及如何评估进度 • 理解与运动能力相关的测量工具的实际运用（如：运动血糖值过低或过高，基于 RPE 的运动强度）	ACSM's Guidelines for Exercise Testing and Prescription（GETP），9th edition • 第七、十章 "Compendium of Physical Activities: An Update of Activity Codes and MET intensities" ACSM's Resource Manual for Guidelines for Exercise Testing and Prescription，7th edition • 第四十八章 ACSM's Resource Manual for Guidelines for Exercise Testing and Prescription，7th edition • 第二十九章 ACSM's Guidelines for Exercise Testing and Prescription（GETP），9th edition • 第九、十章

D. 书面记录参与者的进度和临床状况

知识与技能	解释/举例	资源
知识：利用现有资料获知参与者医疗史 知识：心血管、肺部和代谢性疾病的病理、诊断试验以及医疗管理方案和程序 知识：心血管、肺部和代谢性疾病的常用药物 知识：医疗保险通用和责任法案（HIPAA）的相关文件规定 知识：医疗文件记录（如病情记录、SOAP 记录）	• 体力活动和危险分层的自我筛查及专业筛查 • 理解如何通过诊断性测试和治疗方案/程序评估疾病的临床进程 • 了解安静时和运动时药物对身体器官的影响；了解药物对心血管、肺部和代谢性疾病的作用和副作用 • 促使消费者在医疗保健行业具有健康保险、保健资料的隐私保护、规范化记账和保险索赔处理等方面的权利 • 了解如何记录在评估、测试、训练以及目标设定过程中所收集的全部数据资料。了解 SOAP 记录：主观资料、客观资料、评价情况和计划	ACSM's Guidelines for Exercise Testing and Prescription（GETP），9th edition • 第二章 ACSM's Resource Manual for Guidelines for Exercise Testing and Prescription，7th edition • 第六～八章和第二十四～二十六章 ACSM's Guidelines for Exercise Testing and Prescription（GETP），9th edition • 附录 A Drugs for the Heart，6th edition ACSM's Resource Manual for Guidelines for Exercise Testing and Prescription，7th edition • 第十章
技能：应用医学文件和法律知识 技能：把参与者的运动过程、结果和临床问题进行总结并记录在适当的医疗记录中	• 合同法、知情同意书、侵权行为法、过失、渎职、行为准则（如实施同行评审、报告事故、及时传达关键信息） • 记录运动执行过程中的细节（方式、强度、持续时间）、出现的任何问题、异常反应或重大发现	ACSM's Resource Manual for Guidelines for Exercise Testing and Prescription，7th edition • 第十章

领域Ⅳ：组织和咨询

A. 教育参与者关于有氧运动、力量和柔韧性训练计划的实施和进展

知识和技能	解释/举例	资源
知识：与不同疾病（即心血管、肺部、代谢性疾病）有关的运动生理反应、症状和体征 知识：基本健康的参与者和患有心血管、肺部和（或）代谢性疾病的参与者的运动原则（如：前所述的处方，进度/保持和监督） 知识：基本健康的参与者和患有心血管、肺部和（或）代谢性疾病的参与者的运动进度、保持和监督	• 帮助患者理解心血管、肺部和代谢性疾病的异常反应/症状和体征 • 解释 FITT－VP 原则和一次运动训练的基本组成：热身、拉伸、训练阶段（或者相关体育锻炼）和整理活动；不同临床人群的特殊锻炼注意事项 • FITT－VP 原则的理解和使用；不同患病群体运动处方的基本组成	ACSM's Guidelines for Exercise Testing and Prescription（GETP），9th edition • 第二章 ACSM's Guidelines for Exercise Testing and Prescription（GETP），9th edition • 第七～十章 ACSM's Guidelines for Exercise Testing and Prescription（GETP），9th edition • 第四、五、十章
知识：运动耐受力的临床测量工具（如：心率、RPE 量表） 知识：肌肉力量/耐力和柔韧性训练方式的指导与应用 知识：运动方式及相关设备的操作 知识：适宜的生物力学技术（如：步态评估、抗阻训练形式） 知识：指导参与者参加运动项目和取得进度的适当方法 知识：与运动相关的日常活动时间（如：用药时间、饮食时间和胰岛素/血糖监测时间） 知识：针对特定疾病提高运动耐受力的策略和工具（如：呼吸技术、胰岛素泵的使用、预防性硝酸甘油） 知识：提高运动适应性和坚持性的行为策略	• 知晓怎样运用和解释这些工具；了解测量值与运动耐受力之间的关系（如：运动血糖值过低或过高） • 掌握大量的抗阻训练和伸展动作以及这些动作的适当应用和常见错误 • 演示各种运动器材/方式的适当设置、调整、技巧和常见错误 • 解释与有氧运动和抗阻训练方式相关的正确解剖学知识 • 具备教育患者关于运动益处的技巧； 讨论运动项目是如何满足患者需求的；以患者为中心的方法要考虑患者的优先选择、危险因素和心理状态；使用患者可以理解的词语 • 与饮食和血糖（能量消耗水平）相关的最佳运动时间和药物峰值时间以及峰值时间对运动表现、胰岛素使用/注射部位、晚间锻炼和低血糖风险的影响	ACSM's Resource Manual for Guidelines for Exercise Testing and Prescription，7th edition • 第二十九章 ACSM's Guidelines for Exercise Testing and Prescription（GETP），9th edition • 第九、十章 Essentials of Strength Training and Conditioning，3rd edition • 第十三、十四章 Essentials of Strength Training and Conditioning，3rd edition • 第十四章 ACSM's Resource Manual for Guidelines for Exercise Testing and Prescription，7th edition • 第二章 ACSM's Guidelines for Exercise Testing and Prescription（GETP），9th edition • 第十章 • 附录 A ACSM's Resource Manual for Guidelines for Exercise Testing and Prescription，7th edition

知识和技能	解释/举例	资源
知识：影响运动依从性的障碍及消除障碍的相关策略（如：身体的、心理的和环境的）	• 解释特定疾病的辅助治疗技术如何提高运动耐受力（如：呼吸再训练，胰岛素泵的使用和调整，预防性硝酸甘油） • 理解和实施促进运动适应性和坚持性的行为策略（如：咨询、教育、日程安排） • 发展以患者为中心的策略来克服运动障碍的知识和技能	• 第十九、四十章 ACSM's Resource Manual for Guidelines for Exercise Testing and Prescription，7th edition • 第三十七章 ACSM's Resource Manual for Guidelines for Exercise Testing and Prescription，7th edition • 第四十六章 Pollock's Textbook of Cardiovascular Disease and Rehabilitation
技能：运动技术、运动处方和运动进度的沟通 技能：评估参与者的症状、生物力学技术和运动的努力程度	• 向患者描述/解释运动项目，使他们明白自己在做什么以及为什么这样做（如：正确的技术、FITT－VP原则，如何及何时发展进度）；使用患者能够理解的词语 • 从锻炼、正常动作和步态及主观/客观监测值（如：主观疲劳感觉、心率）中发现不良症状	ACSM's Resource Manual for Guidelines for Exercise Testing and Prescription，7th edition • 第四十七章 ACSM's Resource Manual for Guidelines for Exercise Testing and Prescription，7th edition • 第二章 ACSM's Guidelines for Exercise Testing and Prescription（GETP），9th edition • 第四章

B. 根据参与者的病史、需求和目标提供疾病管理和减少危险因素等方面的教育

知识和技能	解释/举例	资源
知识：根据参与者的病史、需求和目标制定教育计划 知识：教育参与者减少危险因素的方法 知识：已公布的减少心血管、肺部和代谢性疾病风险因素的国家标准 知识：减少危险因素的项目和社区替代资源（例如，膳食咨询/减肥中心、戒烟、物理治疗/护理） 知识：提高参与者依从性以减少危险因素 知识：目标发展策略	• 以患者为中心的咨询教育方法；建立良好关系、主动倾听、体现兴趣、识别将要发生变化的阶段并为他们提供及时适当的教育 • 实施患者教育的各种方法的理解和执行（例如：视频、讲义、咨询），评估和指导参与者减少危险因素的方法 • 知晓减少心血管、肺部和代谢性疾病危险因素的国际标准；知道标准的目标人群、运用策略以及结果对项目参与的可能影响 • 熟悉各种改善心血管、肺病和代谢性疾病的方法	ACSM's Resource Manual for Guidelines for Exercise Testing and Prescription，7th edition • 第四十六章 ACSM's Guidelines for Exercise Testing and Prescription（GETP），9th edition • 第三、十章 ACSM's Resource Manual for Guidelines for Exercise Testing and Prescription，7th edition • 第三十八章 ACSM's Resource Manual for Guidelines for Exercise Testing and Prescription，7th edition

知识和技能	解释/举例	资源
知识：咨询技巧（心理咨询） 知识：测量心理健康状况的有效工具（例如：SF－36，strait－trait anxiety 量表，贝克抑郁量表） 知识：急性病和慢性病的相关心理问题（如：焦虑、抑郁、社会隔离、自杀意念） 知识：结果的评价方法，例如，美国心肺康复协会（AACVPR）结果评价模型	• 识别可能导致健康行为反复改变的“高风险”情况（例如：假日、恶劣天气）；推荐替代运动，在适当的时候转诊给其他医疗保健专业人士 • 设立具有针对性、可测量性、挑战性但切实可行的目标，如：针对性、可测量、可达到、现实可行和限时性（SMART）的目标 • 理解健康行为咨询的关键部分：主动倾听、体现同情心、用开放性问题提问、建立良好关系，知道变化的阶段等 • 知晓健康相关生活质量、目标人群、运用策略以及结果对项目参与的可能影响等方面的知识 • 理解这些情况如何影响运动依从性和动机；社会支持团体和转诊给其他医疗保健专业人士 • 理解康复项目的核心组成部分以及评估/结果的各个组成成分	• 第四十六章 ACSM's Resource Manual for Guidelines for Exercise Testing and Prescription，7th edition • 第四十六章 ACSM's Resource Manual for Guidelines for Exercise Testing and Prescription，7th edition • 第四十六章 ACSM's Resource Manual for Guidelines for Exercise Testing and Prescription，7th edition • 第十六、十七章 ACSM's Resource Manual for Guidelines for Exercise Testing and Prescription，7th edition • 第十六、十七章 ACSM's Resource Manual for Guidelines for Exercise Testing and Prescription，7th edition • 第四十八章
技能：与具有不同背景的参与者进行交流沟通 技能：参与者结果参数的选择	• 了解如何用患者能够理解的方式与患者进行交流沟通 • 知晓恰当的结果参数的选择。选择与患者相关且显著的结果（如：安静血压值低于 120/80mmHg）	ACSM's Resource Manual for Guidelines for Exercise Testing and Prescription，7th edition • 第四十七章 ACSM's Resource Manual for Guidelines for Exercise Testing and Prescription，7th edition • 第四十六章

C. 结合有效的激励手段、交流技巧和行为策略，为参与的持久保持性和效果创造一个积极的环境

知识和技能	解释/举例	资源
知识：当前的行为促进理论（如：健康信念模型，跨理论模型） 知识：提高运动适应性和保持性的行为策略及指导方法 知识：营造一个积极的沟通环境 知识：参与者动机教育和行为策略教育的方法 知识：影响运动依从性的障碍（如：身体的、心理的和环境方面的） 知识：退出项目后可供参与者使用的社区资源	• 理解引起变化的阶段、变化的过程和变化需要的动机准备 • 选择适当行为策略的知识和技能（如：对特定患者进行运动益处方面的教育）；发展满足患者需求的运动项目；以患者为中心的方法要考虑患者的优先选择权、危险因素和社会心理状态 • 为患者提供社会支持、奖励/激励的沟通策略的知识和应用；发现使患者感觉愉悦的活动或环境（如：分组运动） • 具备动机和行为策略实施等教育方法和知识（如：咨询、教育、日程安排） • 确定潜在障碍以保持运动一致性并为克服障碍提供策略；发展以患者为中心的策略以克服运动障碍 • 协助患者从康复状态向健康行为持续改变状态的顺利转变（如：参加健身俱乐部、社会支持团体）	ACSM's Resource Manual for Guidelines for Exercise Testing and Prescription，7th edition • 第四十四章 ACSM's Resource Manual for Guidelines for Exercise Testing and Prescription，7th edition • 第十七、四十六章 Behavior Modification：What It Is and How To Do It，9th edition • xvii，p. 462 ACSM's Resource Manual for Guidelines for Exercise Testing and Prescription，7th edition • Chapter 45 ACSM's Resource Manual for Guidelines for Exercise Testing and Prescription，7th edition • 第四十五章 ACSM's Resource Manual for Guidelines for Exercise Testing and Prescription，7th edition • 第四十四～四十六章 ACSM's Resource Manual for Guidelines for Exercise Testing and Prescription，7th edition • 第四十六章

D. 咨询健康管理人士并与其合作，解决临床问题，提供优化参与效果的推荐

知识和技能	解释/举例	资源
知识：心血管、肺部和代谢性疾病的病理、临床进展、诊断试验、用药方案和治疗程序 知识：利用现有资料确定参与者医疗史的技巧 知识：心血管、肺部和代谢性疾病的常用药物 知识：运动耐受力的临床测量工具（如：心率、RPE 量表） 知识：减少危险因素的项目和可替代的社区资源（如膳食咨询/减肥中心、戒烟、物理治疗/护理） 知识：与急性病和慢性病有关的心理问题（如：焦虑、抑郁、自杀意念） 知识：衡量社会心理健康状况的评估工具 知识：公认的的转诊方法 知识：退出项目后参与者可使用的社区资源	• 理解运动如何影响心血管、肺部和代谢性疾病；理解诊断性测试和医疗方案/程序是如何评价疾病的临床进展和（或）运动效果的 • 体力活动的自我筛查和专业筛查；危险分层 • 了解安静时和运动时药物对身体器官的影响，及其对心血、肺部和代谢性疾病的作用及副作用 • 了解如何使用和解释这些工具；知道测量结果与运动耐受力之间的关系（如：运动血糖值过低或过高） • 熟悉各种改善心血管、肺部和代谢性疾病的方法 • 这些情况如何影响运动的持久性和动机；社会支持团体；转诊给其他医疗保健专业人士 • 人格五因素模型，跨理论模型，精神障碍诊断与统计手册（DSM），心境障碍类别，焦虑障碍亚型 • 辨识各种需要转诊给其他医疗保健专业人士的疾病问题并识别这种疾病的症状和体征；知道转诊给谁以及由谁提供合适的专业建议；了解转诊计划，包括文件和有关工作人员 • 协助患者从康复状态向健康行为持续改变状态的顺利转变（如：参加健身俱乐部、社会支持团体）	ACSM's Resource Manual for Guidelines for Exercise Testing and Prescription，7th edition • 第六～八章和第二十四～二十六章 ACSM's Guidelines for Exercise Testing and Prescription（GETP），9th edition • 第四十六章 ACSM's Guidelines for Exercise Testing and Prescription GETP），9th edition • 附录 A ACSM's Guidelines for Exercise Testing and Prescription（GETP），9th edition • 第三十五章 ACSM's Resource Manual for Guidelines for Exercise Testing and Prescription，7th edition • 第十六、十七章 ACSM's Resource Manual for Guidelines for Exercise Testing and Prescription，7th edition • 第十六、十七章 ACSM's Resource Manual for Guidelines for Exercise Testing and Prescription，7th edition • 第九、二十七章 ACSM's Resource Manual for Guidelines for Exercise Testing and Prescription，7th edition • 第四十六章
技能：协同决策 技能：解释社会心理评估工具	• 练习与患者共同做决定；决策理论、决策权衡 • 练习根据评估工具（DSM－IV）得出的结果确定患者的心理状态并予以理解；必要时进行适宜的转诊	ACSM's Resource Manual for Guidelines for Exercise Testing and Prescription，7th edition • 第四十四、四十六章 ACSM's Resource Manual for Guidelines for Exercise Testing and Prescription，7th edition • 第十六、十七章

领域Ⅴ：法律和职业方面的考虑

A. 根据已建立的设施和行业标准与指南中的日常检查程序评估运动环境，使风险最小化和安全最大化

知识和技能	解释/举例	资源
知识：政府和行业标准及指南。例如：美国心肺康复协会（AACVPR），医疗保险通用性和责任法案（HIPAA），职业安全与卫生管理局（OHSA） 知识：运动设备的操作、校准和维护	• 确保人员和设施都遵循适当的说明，以最大限度地减少风险、提高安全性 • 掌握如何维护设备，能够识别设备问题（如需要校准的跑台），懂得如何解决问题或联系专业人员解决问题	ACSM's Resource Manual for Guidelines for Exercise Testing and Prescription，7th edition • 第十章 ACSM's Resource Manual for Guidelines for Exercise Testing and Prescription，7th edition • 第二十～二十九章

B. 定期检查急救设备、演练紧急情况处理程序（例如救护车、高级心脏生命支持程序和急救医疗系统的激活）

知识和技能	解释/举例	资源
知识：紧急情况处理标准。如：美国心脏协会（AHA）标准 知识：激活急救医疗系统的地方和公用程序 知识：急救医疗设备的检查标准	• 心肺复苏术（CPR），自动体外除颤仪（AED），高级心脏生命支持（ACLS），启动急救医疗服务（EMS）系统，协助代码组，基本急救知识，恰当的文件记录 • 启动紧急应答的公共政策和程序（即代码组，EMS，等等） • 对急救设备进行定期检查，确保其正常运行的知识和技能	ACSM's Resource Manual for Guidelines for Exercise Testing and Prescription，7th edition • 第十九章 ACSM's Resource Manual for Guidelines for Exercise Testing and Prescription，7th edition • 第十九章 ACSM's Resource Manual for Guidelines for Exercise Testing and Prescription，7th edition • 第十九章
技能：基础生命支持程序的应用和体外用除颤仪的使用	• 获得并持有 CPR/AED 资格证书，参加突发事件和非突发事件的应急演练	ACSM's Resource Manual for Guidelines for Exercise Testing and Prescription，7th edition • 第十九章

C. 告知参与者安全运动程序、自我监控和相关症状，提高其意识和责任感，使风险最小化

知识和技能	解释/举例	资源
知识：运动不耐受的症状和体征 知识：与运动相关的日常活动时间（例如：给药时间、饮食时间、胰岛素/血糖监测时间） 知识：心血管、肺部和代谢性疾病的常用药物 知识：确保参与者安全地进行自我监控和症状管理的沟通技巧 知识：运动禁忌和高风险运动，以及使风险最小化的适宜运动形式	• 心血管、肺部和代谢性疾病患者运动的绝对禁忌症和相对禁忌症知识，以及运动的异常反应/症状和体征 • 与饮食和血糖（能量水平）相关的最佳运动时间，药物峰值时间以及峰值时间对运动表现、胰岛素使用/注射部位推荐、晚间锻炼和低血糖风险的影响 • 知晓安静时和运动时药物对心血管、肺部和代谢性疾病的作用及副作用 • 采用患者能理解接受的方式（如通俗语言）进行患者教育；征求患者的反馈意见，确保他们能掌握自我监控方法 • 知晓常见运动错误及如何纠正错误；识别高风险运动并提供其他更安全的替代运动	ACSM's Guidelines for Exercise Testing and Prescription（GETP），9th edition • 第五章 ACSM's Guidelines for Exercise Testing and Prescription（GETP），9th edition • 第十章 • 附录 A ACSM's Guidelines for Exercise Testing and Prescription（GETP），9th edition • 第十章 • 附录 A Essentials of Strength Training and Conditioning，3rd edition • 第十四章
技能：运动的指导和改进，以减少运动损伤	• 教会参与者适宜的运动技术、身体姿势和总体上安全有效的运动训练模式；必要时演示替代运动项目，确保参与项目的安全性	Essentials of Strength Training and Conditioning，3rd edition • 第十三、十四章

D. 遵守《医疗保险通用性和责任法案（HIPAA）》的法律和行业公认的职业道德、伦理和商业准则，保守机密，优化安全性并减少责任风险

知识和技能	解释/举例	资源
知识：HIPAA 法律涉及的文件和患者隐私保护条例（如书面和电子医疗记录） 知识：知情同意书的应用和局限性 知识：高级管理和康复计划说明 知识：专业岗位职责以及承担的责任和行为过失的相关含义	• 教育机构法规和联邦法案关于 HIPAA 及患者隐私保护的相关知识 • 传达关于测试/运动、风险和参与权的知识 • 生前遗嘱、个体管理 • 遵循同行评审指南，持有专业资格证书，了解执业范围，指导患者，记录服务，报告事故以及维护设备	ACSM's Resource Manual for Guidelines for Exercise Testing and Prescription，7th edition • 第十章 ACSM's Resource Manual for Guidelines for Exercise Testing and Prescription，7th edition • 第十章 ACSM's Resource Manual for Guidelines for Exercise Testing and Prescription，7th edition • 第十章

E. 参加健康生活方式实践，拥有促进项目的正面形象

知识和技能	解释/举例	资源
知识：健康信息、教育和促进技术的常见资源	• 熟悉各种对患者进行健康教育的信息和专业组织的可靠资源，如：美国心脏协会（AHA）	ACSM's Resource Manual for Guidelines for Exercise Testing and Prescription，7th edition • 第四十七章
技能：健康生活方式实践和演习	• 进行宣讲；积极进行规律锻炼；健康饮食；树立榜样	

F. 选择并参加继续教育项目，以便提高基础知识和技能、使效果最大化并提升在领域中的专业性

知识和技能	解释/举例	资源
知识：持有专业资格证书所需的继续教育机会 知识：全面质量管理（TQM）和持续质量改进（CQI）的概念及其在个人专业发展中的应用	• 知道持有专业资格证书所应具备的条件，如：应有多少继续教育学分（CESs）；专注于当前专业发展/发展领域的实践 • 通过继续教育持续改进知识素养和技能质量	• ACSM's Web site Especially see Certification section

第九章　CES 试题

注意：CES 认证考生还应复习第一部分（CPT）和第二部分（HFS）的考试内容。

说明：此部分题目中，每个选择题或填空选择题后面都有相应的答案，请选择一个最佳的答案。

1. 在急诊情况下，下面哪一种治疗可通过增加内源性儿茶酚胺来增加心脏和脑部血流？

A：利多卡因（Lidocaine）　　B：吸氧（Oxygen）

C：阿托品（Atropine）　　D：肾上腺素（Epinephrine）

2. 一个重 80kg 的年轻男性，用 45mL/kg/min 的强度每次运动 30min，每周 5 次，要减掉 10lb（4.53kg）体重需要多长时间（假设摄入的食物能量不变）？

A：9 周　　B：11 周　　C：13 周　　D：15 周

3. 下面哪种技术可用于诊断冠状动脉疾病或评估室壁运动异常、射血分数和心输出量？

A：心电图　　B：放射性核素显像　　C：超声心动图　　D：心肺功能测试

4. 对心脏移植患者而言，下面哪一种运动处方适用于刚开始运动时？

A：高强度、短时间、小肌群参与、高频率

B：高强度、长时间、小肌群参与、高频率

C：中等强度、中等时间、大肌群参与、6 天/周

D：低强度、中等时间、大肌群参与、3 天/周

5. 糖尿病患者应根据运动指南的建议进行运动以避免不必要的风险。下列选项中哪一项不应作为推荐？

A：避免在参与运动的肌肉中注射胰岛素

B：运动时要有同伴陪同

C：只能在环境温度和湿度适宜的条件下进行运动

D：在胰岛素作用高峰期避免运动

6. 下面哪一种由过敏（如：粉尘、花粉）引起的、并以支气管狭窄、呼吸困难、咳嗽为特征，甚至出现缺氧或高碳酸血症的肺部问题是可以逆转的？

A：肺气肿　　B：支气管炎　　C：哮喘　　D：肺血管疾病

7. 由希氏束的异位起搏点引起的室上性异位心律属于：

A：室性心律失常　B：交界性心律失常　C：房室传导阻滞　D：室性早搏

8. 下面有关 GXT 的禁忌症，说法准确的是？

A：有危险因素的个体参加运动测试的风险大于测试本身及其结果带来的益处时不应进行运动测试

B：有绝对禁忌症的个体在情况稳定之前不应进行运动测试

C：有相对禁忌症的个体，如果运动测试带来的益处大于其风险时可进行测试

D：以上所有说法均正确

9. 心脏的正常冲动来源于窦房结并传导至心房，引起心房去极化，这一过程在心电图（ECG）上表现为：

A：P 波　　B：QRS 波　　C：ST 段　　D：T 波

10. 对静坐少动的个体而言，减少 20% ~30% 的全因死亡率可通过每日能量消耗为多少的体力活动实现？

A：50 ~80kcal/天　B：80 ~100kcal/天　C：150 ~200kcal/天 D：>400kcal/天

11. 已证明运动可以减少冠状动脉疾病患者的死亡率，有关其机制说法不恰当的是？

A：运动可影响其它危险因素　　B：减少心肌需氧量

C：减少血小板凝聚　　D：减轻内皮介导的血管收缩效应

12. 有关长期减重的策略哪一项是不恰当的？

A：饮食改变　　B：增加体力活动

C：快速减重　　D：改变饮食和体力活动

13. 对于其他治疗无效的多发性血管病变患者哪种治疗策略是最常见的？

A：经皮腔内冠状动脉成形术（PTCA）　　B：冠状动脉支架

C：冠状动脉搭桥手术（CABG）　　D：药物治疗

14. 下列哪一项最好地描述了植入全自动心脏起搏除颤器（AICD）患者的运动时注意事项？

A：AICD 患者在运动中需要进行密切监测，控制心率（HR）在起搏心率的 10 次或 10 次以下

B：AICD 患者不会出现异常起搏，因为大部分 AICD 患者起搏心率都设在 300bpm

C：AICD 患者可以在进行高强度运动前关掉 AICD 以避免异常起搏的发生

D：AICD 患者运动时心率可以在起搏心率以上，但必须有同步 ECG 监测

15. 健康、未经过专业训练的个体有一个无氧阈，大约是最大摄氧量（$\dot{V}O_2max$）的百分之多少？

A：25%　　B：55%　　C：75%　　D：95%

16. 以下哪种药物能通过降低心肌需氧量改善心肌缺血，并用于治疗典型和变异性心绞痛，但对心肌梗死后的死亡率没有明显影响？

A：β 肾上腺素能拮抗剂　　B：烟酸

C：阿司匹林　　D：硝酸盐

17. 一个 35 岁女性患者找运动专家评估她的能量消耗。她的体重是 110lb，用 50rpm 的转速和 2.5kp 的阻力，持续蹬功率车 60min，她的能量消耗值是？

A：250kcal　　B：510kcal　　C：770kcal　　D：1700kcal

18. 心脏康复中心的康复医生让一个 50 岁的老年人进行康复前 ECG 检查，运动专家进行 ECG 检查时发现仪器错误信息，提示胸 4 导联处存在异物，为了避开此异物，运动专家需要检查下面哪个导联的位置以加强信号连接？

A：胸骨左缘第 4 肋间　　B：胸骨右缘第 4 肋间

C：腋中线第 5 肋间　　D：锁骨中线第 5 肋间

19. 以下哪个心脏的指标会与运动负荷成线性上升关系，直到达到大约 50% 有氧能力的水平才会接近最大值，之后非常缓慢地上升？

A：每搏输出量　　B：心率　　C：心输出量　　D：心脏收缩压

20. 一个 55 岁的心脏康复患者刚结束他的假期，其主诉为：血压升高、有轻度胸痛、呼吸困难并有呼吸音，口咽部干燥灼热。根据这些信息，运动专家可以猜测出病人之前暴露于哪种环境之中？

A：极寒环境　　B：极热环境　　C：高原环境　　D：高湿度环境

21. 以下哪一个不是心脏或代谢性疾病的主要症状和体征？

A：脚踝水肿　　B：跛行　　C：端坐呼吸　　D：支气管炎

22. 下列哪一项能最好地描述由长时间冠状动脉堵塞导致的不可逆性心肌坏死？

A：血栓形成　　B：缺血　　C：梗死　　D：溶栓

23. 运动专业人士监测心脏康复患者的 ECG，观察到运动过程中 QT 间期缩短且 ST 段压低，可以怀疑该患者正在服用下面哪一种药物？

A：β 受体阻滞剂　　B：钙离子通道阻滞剂　　C：钾　　D：洋地黄

24. 运动专业人士正在指导一位 3 周前进行了 CABG 的 60 岁患者进行心脏康复，以下哪一项不正确？

A：该患者应该避免上半身抗阻训练，因为胸骨和下肢的伤口需要 4 ~ 6 个月的时间恢复

B：临床医生应该观察切口周围是否有感染或不适

C：应该监测该患者的胸痛、眩晕和心律失常

D：该患者在康复早期应该避免高强度运动

25. 下列哪一项不是冠状动脉疾病的不可变危险因素？

A：年龄增加　　B：男性　　C：家族史　　D：吸烟

26. 5 天/周、50% ~85% 最大摄氧量、每次 45min 的有氧运动处方对下列哪一个血脂指标的影响最明显？

A：脂蛋白（a） B：甘油三酯（TG）

C：总胆固醇 D：低密度脂蛋白（LDL）胆固醇

27. 运动专业人士为一个 65 岁的患者进行运动测试前危险分层，该患者存在端坐呼吸，在轻微用力时有呼吸困难，每天两包烟，身体质量指数（BMI）为 32kg/m^2。根据这些信息，该患者的危险分层属于哪一级？

A：无风险 B：低危 C：中危 D：高危

28. 在监测心脏康复患者的 ECG 时，观察到 PR 间期逐渐延长直到一个 QRS 波脱落，这属于哪种 AV 传导阻滞？

A：1 度 B：莫氏 I 型 C：莫氏 II 型 D：3 度

29. 在 ECG 上寻找心肌缺血和/或损伤的证据时，应该重点关注 ECG 的什么波段？

A：Q 波 B：PR 间期 C：ST 段 D：T 波

30. 下列哪一项不是肥胖且导致男性冠状动脉疾病风险增加的分类标准？

A：BMI≥30kg/m^2 B：腰臀比 >0.95

C：体脂 >25% D：腰围 >35in（约 89cm）

31. 在 ECG 中，特定导联同时存在 ST 段改变（压低和/或抬高）和明显的 Q 波提示：

A：急性心肌梗塞 B：左心室高压

C：右束支传导阻滞 D：室壁瘤

32. 在跑台上以速度 3.5mph、坡度 10% 步行的耗氧量是：

A：18.17mL/kg · min B：27.96 mL/kg · min

C：29.76mL/kg · min D：31.28mL/kg · min

33. 下面哪一个人在参加较大强度运动项目之前不需要医生的评估？

A：男性 >50 岁，危险因素 <2 个 B：女性 <50 岁，危险因素 <2 个

C：男性 <40 岁，2 个危险因素 D：女性 <50 岁，有已确诊的疾病

34. 对没有明显运动禁忌症且运动能对其相关危险因素带来明显健康和医学益处的个体，为了保证运动测试和训练过程中的安全，临床运动专家必须准备的事情不包括：

A：解释运动测试和运动过程中可能出现的风险

B：进行预防性测试

C：演练急救过程

D：注意损伤或紧急医疗情况

35. 虽然临床运动康复项目认证是一个相对比较新的概念，但它涉及到很多已经存在的运动项目组成部分，下面哪一项不是临床运动康复项目认证的重要组成部分？

A：方法和流程手册 B：项目的健康指标和测试质控

C：工作人员认证和/或许可证 D：账单中附上保险代码

36. 体力活动或用力时诱发的胸、颈、肩部或上肢的灼烧、压榨、沉重或挤压感是以下哪种问题的特征？

A：心绞痛 B：主动脉瘤

C：运动诱发的哮喘 D：动脉粥样硬化

37. 在进行递增运动负荷试验前，以下哪种情况不需要进行健康筛查？

A：诊断疾病

B：评估运动测试或训练的禁忌症

C：判断是否需要转介到有医务监督的运动项目

D：评估有氧能力

38. 对心脏骤停后恢复呼吸和脉搏跳动的患者，下面哪一项是适宜的紧急措施？

A：继续进行运动测试以判断患者为什么会出现这种情况

B：让患者保持恢复姿势并将头偏向一侧以避免气道阻塞

C：让患者保持舒服的坐姿

D：开始进行第 I 阶段的心脏康复

39. 一个 200lb 重的患者在跑台上以 4.0mph 的速度和 5% 的坡度进行锻炼，其最大 HR 是 150bpm，对应的血压是 150/90mmHg、呼吸商是 1.0，估算其绝对能量消耗为：

A：1.07L/min　　B：2.17L/min　　C：4.28L/min　　D：8.56L/min

40. 诊断冠状动脉疾病信度和效度最差的方法是：

A：冠状动脉造影　B：超声心动图　　C：心电图　　D：放射性核素显像

41. 气流抗阻训练（flow - resistive training，一种呼吸再训练方法）对肺部疾病患者的影响是：

A：通过逐渐变窄的气道进行有效呼吸　　B：配合日常生活活动时的呼吸

C：增强呼吸肌耐力和力量　　D：提高通气阈

42. 以下哪一项是冠状动脉疾病的不可变危险因素？

A：吸烟　　B：血脂异常　　C：家族史　　D：高血压

43. 下列哪一项不属于主要支出？

A：维修　　B：员工工资　　C：购买运动设备　　D：家具和配件

44. 下面哪一项是最厚的中层动脉壁，主要由平滑肌细胞组成，负责血管的收缩和舒张？

A：内皮　　B：内膜　　C：中膜　　D：外膜

45. 哪一个 ECG 导联放置于胸骨左缘第 4 肋间？

A：V_1　　B：V_2　　C：V_3　　D：V_4

46. 体重 70kg 的男性用 2.0 代谢当量（MET）的强度进行 5min 的准备活动，然后用 9MET 的强度在跑步机上跑步 20min、8MET 的强度骑车 20min，最后用 2.5MET 的强度进行 5min 的整理活动，他完成所有运动的总能量消耗是：

A：162kcal　　B：868kcal　　C：444kacal　　D：1256kcal

47. 患者在炎热或潮湿环境中进行运动，应该如何修改运动处方？

A：增加强度，延长时间　　B：降低强度，延长时间

C：降低强度，缩短时间　　D：增加强度，缩短时间

48. 下面有关急救方案的描述正确的是：

A：急救方案不需要写下来，因为每个人都能理解

B：由于每个人都知道自己在急救过程中的责任，不需要将员工的职责一一列出

C：必须记录所有急救事项的日期、时间、行动、人员和结果

D：由于员工清楚知道其责任，无需再演练急救过程

49. 下面哪种情况不认为是不能参加规律运动（身体训练）的骨关节问题？

A：骨关节炎　B：类风湿性关节炎　C：骨质疏松　D：多发性硬化

50. 气管和支气管炎症、水肿，粘液腺肥大引起气道狭窄，动脉血氧饱和度下降引起肺动、静脉平滑肌血管收缩，持续的血管收缩进而寻致肺血管血压增高是下面哪种疾病的特征？

A：肺气肿　B：支气管炎　C：肺动脉高压　D：哮喘

51. 对于任何希望参加运动的高危患者而言，下面哪一种安排是认真考虑后再执行的？

A：省略准备和整理活动

B：增加准备活动的强度，降低整理活动的强度

C：降低准备活动的强度，增加整理活动的强度

D：延长准备和整理活动时间

52. 下面哪一项不是室性心动过速的特征？

A：QRS 波增宽（≥120ms）

B：AV 分离（P 波和 QRS 波之间没有关系）

C：心房率达到 250 ~ 350bpm

D：3 次或 3 次以上连续室性心律达 100bpm

53. 用于训练肌肉耐力的运动强度是：

A：10% ~40% 1-RM　B：20% ~40% 1-RM

C：40% ~60% 1-RM　D：60% ~80% 1-RM

54. 哪种 AV 传导阻滞发生时，PR 间期逐渐延长至超过 0. 20s，直到 1 个 P 波脱落？

A：1 度　B：2 度，I 型　C：2 度，II 型　D：3 度

55. 哪种心肌梗塞会在 ECG V_1 和 V_2 导联出现 Q 波并伴随 R 波异常？

A：前壁心梗　B：局限性陈旧心梗　C：后壁心梗　D：高侧壁心梗

56. 高风险冠状动脉疾病患者的适宜 LDL 控制目标是：

A：<120mg/dL　B：>100mg/dL　C：<70mg/dL　D：100 ~ 120mg/dL

57. 下面哪一种递增运动负荷试验方案不适用于静坐少动人群？

A：Cooper 12min 测试　B：台阶测试

C：跑台测试　D：功率车测试

58. 有关充血性心力衰竭患者的说法正确的是？

A：工作负荷可能不能超过 5MET

B：准备和整理活动应控制在 5min 内

C：患者的运动能力很难提高

D：环境适应对运动耐受力的提高具有很大影响

59. 下列哪一类人群可通过规律的肌肉力量和耐力训练获得最大的健康益处？

A：绝经后女性　　B：<14 岁的运动员　　C：脑卒中幸存者　　D：成年高血压患者

60. 下面哪一种情况的 ECG 中会出现 QRS 间期超过 0.11s，P 波存在时在 QRS 波前出现？

A：AV 传导延迟　　B：心脏功能正常　　C：室上性传导异常　D：急性心肌梗塞

61. 临床运动负荷试验中心脏骤停的发生率是：

A：1/10000　　B：1/2500　　C：1.4/10000　　D：几乎没有

62. 在“行为改变模型”中，哪一阶段推荐使用多种资源来强调改变的亘要性？

A：前意向阶段　　B：意向阶段　　C：准备阶段　　D：行动阶段

63. 作为控制和逆转动脉粥样硬化的有效策略，应该降低：

A：LDL 胆固醇　　B：高密度脂蛋白（HDL）胆固醇

C：TG　　D：血小板

64. 下面哪种药物不会影响运动中的 HR 反应？

A：血管紧张素转换酶（ACE）抑制剂和血管紧张素 II 阻滞剂

B：钙离子通道阻滞剂

C：甲状腺疾病治疗药物

D：β 受体阻滞剂

65. 下面哪一个跑台方案适用于间歇性跛行患者？

A：Bruce 方案　　B：改良 Åstrand 方案

C：Naughton 方案　　D：Balke 和 Ware 方案

66. 药物可直接影响运动中的 ECG 反应并导致假阳性测试结果，以下最可能产生这种影响的药物是：

A：利多卡因（Lidocaine）　　B：普萘洛尔（Propranolol，心得安）

C：洋地黄（Digitalis，地高辛）　　D：利血平（Reserpine）

67. 与之前没有服用药物时进行的递增运动负荷试验的数据相比，服用心得安（普萘洛尔，Propranolol）会对同一次大强度运动产生的反应是：

A：心率血压乘积（RPP）增大　　B：QRS 间期延长

C：HR 下降　　D：ST 段压低更明显

68. 两个人，一个体重 50kg，另一个体重 80kg，最大摄氧量均为 52mL/kg/min，两人同时在跑台上用 2.5mph 的速度和 12% 的坡度进行锻炼，哪个变量大概相同？

A：MET　　B：每分钟能量消耗

C：摄氧量脉搏比（O_2/HR）　　D：摄氧量（L/min）

69. 假阴性测试结果会影响运动测试的诊断价值，假阴性结果的发生率与下面哪一项无关？

A：负荷水平不够　　B：单一血管冠状动脉疾病

C：ECG 监测导联数不够　　D：缺少代谢数据（$\dot{V}O_2max$）

70. 血压测量时听到的声音是由什么产生的？

A：二尖瓣关闭　　B：主动脉和肺动脉瓣关闭

C：心室收缩　　D：血流冲击

71. 下列哪项不是运动负荷试验的终止指征？

A：ST 段压低超过 3min　　B：收缩压超过 200mmHg

C：室性心动过速　　D：晕厥

72. 2001 全国委员会教育计划（NCEP）指南指出的健康成年人理想血脂范围不正确的是：

A：LDL 胆固醇水平 <100mg/dL　　B：总胆固醇水平 <200mg/dL

C：HDL 胆固醇水平≥40mg/dL　　D：TG 水平≤200mg/dL

73. 在预设的工作负荷（如 4MET）下，经过耐力训练的冠状动脉疾病患者的心肌耗氧量下降，这可通过如下哪一项得到证明？

A：收缩射血期延长　　B：主观疲劳感觉（RPE）

C：心率　　D：全身耗氧量

74. 给动脉粥样硬化患者制定运动处方时，下列哪一项是正确的？

A：心肌梗塞后患者训练时的 HR 会因服用 α 受体阻滞剂而改变

B：外周动脉疾病患者运动时应控制下肢疼痛等级在 3 级水平（4 级量表）并间歇休息

C：大多数不能参加门诊运动项目（YMCA）的稳定性心绞痛患者可以在中度心绞痛水平（2 +）上安全地运动

D：在住院项目的早期阶段（心脏事件后的 1 ~ 3 天），体力活动应严格控制在中等强度（3 ~ 5MET）

75. 研究发现，体力活动最少的人群不包括下列哪种？

A：肥胖人群　　B：老年人

C：教育水平低的人群　　D：中产以上人群

76. ST 段抬高不会发生在下列哪种情形下？

A：冠状动脉痉挛　　B：室壁瘤　　C：急性心肌梗塞　　D：心内膜下缺血

77. 有关健康成年人的每搏输出量下列说法错误的是：

A：前负荷增大会使每搏输出量增加

B：动脉血压增高和心室泵血阻力增大会使每搏输出量下降

C：运动中，每搏输出量增加至最大能力的 50% ~ 60%，之后心输出量的增加主要由 HR 增加引起

D：每搏输出量等于舒张末期血容量与收缩末期血容量之比

78. 长期训练会引起心血管的适应，在同样的次大强度测试时，这种适应会引起哪一项降低？

A：每搏输出量　　B：HR　　C：心输出量　　D：动静脉氧差

79. 严重心绞痛患者成功进行 CABG 术后，RPE 最大承受程度的增加提示：

A：心肌需氧量减少　　B：次大强度运动下心输出量增加

C：冠状动脉最大血流量增加　　D：心肌摄氧能力增强

80. 以下哪种情况下运输到心肌的氧气不会增加?
A：严重的冠状动脉疾病　　B：HR 增加
C：冠状动脉血流增加　　D：心输出量增加
81. 在测试中增加负荷时不希望发生下列哪种情况?
A：摄氧量增加　　B：外周阻力增加
C：心输出量增加　　D：平均动脉压增加
82. 下列哪项跟运动引起的心肌缺血无关?
A：心绞痛　　B：ST 段压低　　C：左室功能受损　　D：RPP 下降
83. 在安静时，相同的体重和年龄下，静坐少动的男性与生活活跃的男性相比会有：
A：较高的血压　　B：较高的代谢率
C：较高的心输出量　　D：较低的每搏输出量
84. 心肌耗氧量与 RPP 高度相关，哪个变量可用于确定 RPP?
A：收缩压和每搏输出量　　B：平均动脉压和 HR
C：收缩压和 HR　　D：脉压和 HR
85. 下列哪一项是判断缺血阈的最好指标?
A：HR　　B：血压　　C：摄氧量　　D：RPP
86. 健康人长期参加体力活动，如跑步、骑车和游泳，在最大强度运动下不会引起下面哪种适应性改变?
A：在特定肌肉量下氧化能力增加　　B：静脉回流增加
C：HR 增加　　D：使运动中肌肉的血流量增加
87. 决定心肌耗氧量的主要因素是：
A：收缩能力　　B：HR　　C：心肌内压力　　D：以上都是
88. 下面哪一个肌群主要负责膝关节伸的动作?
A：股二头肌　　B：肱二头肌　　C：股四头肌　　D：腓肠肌
89. 在有氧运动中，下面哪种反应是不正常的?
A：收缩压增高　　B：脉压增高　　C：平均动脉压增加　D：舒张压增加
90. 下列哪项有关血压与抗阻运动的说法是正确的?
A：即使是仅有轻度心血管疾病的患者也不应该进行抗阻运动
B：在肌肉进行等长收缩时血压升高最明显
C：抗阻运动中血压升高与动用的肌肉量无直接关系
D：一般来说，在最大抗阻运动过程中血压的增高幅度比在最大有氧运动过程中大
91. 下列有关老年人骨关节炎的说法中错误的是?
A：运动训练可改善功能　　B：骨关节炎是老年人的常见病
C：运动训练可延缓骨关节炎的发展　　D：运动训练并不会使疼痛加重
92. 长期运动训练对血脂的主要影响是：
A：TG 下降、HDL 升高　　B：总胆固醇和 LDL 下降
C：HDL 下降、LDL 升高　　D：总胆固醇和 HDL 升高

93. 下列有关冠状动脉疾病外科治疗的说法正常的是？

A：冠状动脉支架比 PTCA 的血管重建率低

B：动脉粥样硬化斑块切除术是进行 PTCA 必要条件

C：静脉移植的预后明显优于动脉移植

D：激光血管成形术的长期预后尚不清楚，也因此很少被使用

94. 正在服用 β 受体阻滞剂的心脏病患者进行运动测试时可以看到：

A：ST 段压低，因为 β 受体阻滞剂会使安静 ECG 的 ST 段压低

B：与未服药时进行运动测试相比，心绞痛疼痛阈值升高

C：与未服药时进行运动测试相比，HR 或血压没有改变

D：与未服药时进行运动测试相比，血压不变或轻度增高

95. 如果一个人处于行为改变阶段的“行动阶段”，则其行动是：

A：进行规律的体力活动不足 6 个月　　B：开始参加体力活动但不规律

C：在接下来的 6 个月准备开始运动　　D：进行规律的体力活动超过 6 个月

96. 在终止递增运动负荷试验后，12 导 ECG 测试应该安排在：

A：运动后即刻，然后每 1 ~2min 测试一次，持续 5min 或直到运动产生的改变恢复到基线状态为止

B：运动后即刻，然后在运动测试后第 2min、5min 进行测试

C：仅运动后即刻

D：仅在恢复期出现任何症状或体征时进行测试并记录

97. 帮助判断安静和运动时射血分数最好的测试是：

A：血管造影　　B：铊负荷试验

C：单光子发射型计算机断层扫描试验

D：多门控采集（MUGA）（血池影像）研究

98. 下列哪一项不属于急救计划的一部分？

A：计划中应列出每个工作人员的工作表，这样在急救中他们就能清楚自己的职责

B：计划必须写下来

C：计划中应该把每个专门行动写清楚

D：计划中的工作人员应该进行准备和培训

99. CABG 术后第 2 天的住院病人进行康复时使用的治疗行为不恰当的是：

A：控制在能承受的范围内恢复自理活动，进行关节活动范围（ROM）内的肢体活动，并进行小负荷抗阻活动

B：上半身的活动仅限于坐在床边用 5lb 的负荷进行屈臂、直臂水平内收和肩部推举活动

C：从仰卧活动逐渐发展到坐位、甚至站位活动

D：监测重要症状、体征、RPE、疲劳情况和皮肤颜色，并在治疗后评估活动耐受能力的前、中、后进行心电图监测

100. 下列有关保密的说法不正确的是：

A：所有的记录必须由项目主管来保存，并锁好

B：需要看数据的人都必须能看到数据

C：数据在销毁前应该记录在文件中并保存至少 1 年

D：需要对敏感信息（如患者的名字）进行保护

CES 试题答案与解析

1－D，肾上腺素

肾上腺素是一种内源性儿茶酚胺，可以通过提高主动脉舒张压并优先向颈内动脉输送血液来改善心脏和大脑的血流。利多卡因是一种抗心律失常药，可以降低心室肌自律性的同时提高纤颤阈。支持性吸氧可以保证足够的动脉氧含量，而且可以很大程度地加强组织利用氧的能力。阿托品是一种副交感神经阻滞剂，可用于治疗缓慢性心律失常。

2－C，13 周

计算步骤如下：

（1）将 O_2max 的相对值（mL/kg/min）乘以其体重以转换为 O_2max 的绝对值

（2）该年前男性的体重为 80kg，因此

绝对 O_2max = 相对 O_2max × 体重 = 45 mL/kg/min × 80kg = 3600mL/min

（3）将 mL/min 除以 1000 转换为 L/min

3600 mL/min ÷ 1000 = 3.60L/min

（4）将 L/min 乘以 5.0 转换为 kcal/min

3.60L/min × 5.0 = 18.0kcal/min

（5）用运动总时间（约 30min × 5 次/周 = 150min）乘以 18.0kcal/min 得到总能量消耗

18.0kcal/min × 150min = 2700kcal/wk

（6）除以 3500 得到每周脂肪重量

2700kcal/wk ÷ 3500kcal/lb = 0.7714lb/wk

（7）用 10lb 除以 0.7714 得到其减重 10lb 所需要的周数

10lb ÷ 0.7714 = 12.96 周，约 13.0 周

3－C，超声心动图

在冠状动脉疾病的诊断中，心电图、放射性核素显像和超声心动图都是常规检查或与其他检查一起完成，但超声心动图可以用声波评估室壁运动异常、射血分数、收缩和舒张功能、以及心输出量，其它冠状动脉疾病的重要诊断方法还有冠脉血管造影。

4－C，中等强度、中等时间、大肌群参与、6 天/周

心脏移植患者运动时应将 RPE 控制在 11～16（中等强度）之间而不用 HR 来描述，运动时间包括了延长的准备和整理活动，此外还可以进行适当的抗阻运动。

5－C，只能在环境温度和湿度适宜的条件下进行运动

糖尿病患者运动前的注意事项包括：穿适宜的鞋袜、适当饮水、常规监测血糖水平、

佩戴患者身份证明、避免在参与运动的肌肉中注射胰岛素、运动时要有同伴陪同、在胰岛素作用高峰期避免运动，此外没有其它理由不能让糖尿病患者进行运动。

6 – C，哮喘

支气管炎是肺部主要气道的感染，可以是急性或慢性的。急性支气管炎的特征是咳嗽，可以有痰也可以没痰，持续几天或几周；慢性支气管炎是一种慢性阻塞性肺部疾病，其特征是咳痰，每年持续3个月或3个月以上，至少持续两年。肺气肿是一种能引起呼吸困难的长期、渐进性的肺部疾病，肺气肿也是一种阻塞性肺部疾病，由于肺泡周围组织的破坏使肺泡在呼吸过程中不能保持其功能形态。肺血管疾病是一类影响肺部血压循环的功能紊乱，包括肺动脉高压和肺水肿。

7 – B，交界性心律失常

交界性心律失常是一种由位于希氏束的自动起搏点引起的室上性异位心率。室性心律失常可以是室性早搏（PVC，即一侧心室先去极化）传导至另一个心室或心室纤维，通常由心室多个位置的缺血心室细胞同时放电触发。房室传导阻滞的产生是由于室上冲动在房室结中传导受阻。室性早搏是由心室提前去极化引起的。

8 – D，以上说法均正确

所有有关运动测试的禁忌症说法都是正确的。

9 – A，P 波

心脏冲动的来源从窦房结传导至两个心房引起心房收缩在ECG上显示为P波。心房复极通常在ECG上看不见，因为被心室波掩盖了。心室去极化在ECG上显示为QRS波，心室复极化在ECG上显示为ST段、T波，有时还有U波。

10 – C，150 ~200kcal/天

每天150 ~200kcal的体力活动最低能量消耗可以带来20% ~30%全因死亡率的显著下降，这也应该作为静坐少动人群开始运动时的目标。

11 – D，减轻内皮介导的血管收缩效应

运动引起冠状动脉疾病死亡率下降的机制包括其对危险因素的影响、减少安静和最大工作负荷时心肌的需氧量（可提高缺血阈和心绞痛阈），减少血小板凝聚，增强内皮介导的血管收缩效应。

12 – C，快速减重

快速减重是在日常饮食下开始的头两周女性减重3lb/wk（约1.36kg/wk），男性减重3 ~5lb/wk（约1.36 ~2.27kg/wk）。长期保持快速减重通常比较困难，一项研究报道3 ~5年内会全部反弹。改变饮食和运动一般与长期保持体重有关。

13 – C，CABG 手术

CABG手术通常用于生存预后差或对药物治疗、支架或PTCA无效的患者。这类患者包括心绞痛、冠状动脉左主干狭窄、多血管病变和左室功能紊乱。

14 – A，AICD 患者在运动中需要进行密切监测，控制心率（HR）在起搏心率的10次或10次以下

AICD患者长期坚持运动会带来很多益处，但要注意运动前的注意事项，包括HR监测并了解 AICD 的起搏心率，患者的起搏心率是预先设定的且每个患者都不一样。

15 – B，55%

无氧阈多用个体 O_2max 的百分数表示，例如：在跑台测试时，如果 O_2max 对应在 6mph 的速度上，血乳酸浓度在安静状态的基础上迅速上升可在 3mph 的速度时观察到，此时无氧阈为 50% O_2max。在训练有素的运动员中，无氧阈多在 70% ~80% O_2max；对未经训练的个体而言，无氧阈多在 50% ~60% O_2max，这是因为其对规律的有氧运动还未产生适应（如：线粒体和毛细血管密度增加）。

16 – D，硝酸盐

硝酸盐能使外周静脉血管扩张，从而降低前负荷，减少心肌需氧量，缓解心肌缺血，硝酸盐不会减少心梗后的死亡风险。β 肾上腺素能拮抗剂通过降低心肌需氧来减少心肌缺血，且能显著降低心梗患者的 5 年死亡率（20% ~35%）。烟酸能通过阻止肝脏分泌脂蛋白而降低低密度脂蛋白。阿司匹林能减少血小板凝聚。

17 – B，510 卡

计算步骤如下：

（1）选用 ACSM 的下肢功率车公式。

（2）写下已知数并转换为适当的单位：

110lb/2.2 = 50kg

50rpm × 6m = 300m/min

2.5kp = 2.4kg

骑车 60min

（3）写下 ACSM 下肢功率车公式：

下肢功率车耗氧量（mL/kg/min）=（1.8 × 功率/体重）+3.5 +3.5（mL/kg/min）

（4）计算功率：

功率（kg · m/min）= 2.5kg × 300m/min = 750 kg · m/min

（5）将已知数值代入变量：

下肢功率车耗氧量（mL/kg/min）=（1.8 × 750/50）+3.5 +3.5 = 34 mL/kg/min

（6）为求出她消耗了多少卡路里，我们要把其耗氧量转化为相对值：

绝对 O_2max = 相对 O_2max × 体重 = 34 mL/kg/min × 50kg = 1700mL/min

（7）将 mL/min 除以 1000 转换为 L/min

1700mL/min/1000 = 1.7L/min

（8）用其绝对 O_2max 值乘以常数 5.0 以计算其 1min 消耗的卡路里：

1.7L/min × 5.0 = 8.5kcal/min

（9）最后将其每分钟消耗的卡路里乘以其骑车的时间：

8.5kcal/min × 60min = 510kcal

18 – D，锁骨中线第 5 肋间

V_4 的正确解剖位置是锁骨中线第 5 肋间。胸前导联 V1 和 V2 的位置在第 4 肋间胸骨右、左缘。胸前导联没有在腋中线第 5 肋间的。

19 – A，每搏输出量

在运动中，每搏输出量随功率增加而呈线性上升，直到达到大约50%有氧能力的水平才会接近最大值，之后非常缓慢地上升。在运动中，因为舒张末期容量增大和肌纤维机械收缩能力增强可使左心室收缩力量增强。

20 – A，极寒环境

暴露于冷环境可引起血管收缩（高血压反应）；使心绞痛患者胸痛阈值降低，可在安静时发生心绞痛（变异型心绞痛）；并能引起哮喘、常规脱水以及口咽部干燥灼热。

21 – D，支气管炎

脚踝水肿是心衰的特征表现，而肢体的非对称性水肿常常是由静脉血栓或淋巴管堵塞引起的。间歇性跛行是由供血不足引起的，是一种下肢的疼痛、痉挛甚至有时是灼烧痛，通常发生在运动中，休息可缓解。端坐呼吸的特征是必须坐直或直立时才能顺畅呼吸，也是心衰的一种症状。支气管炎是一种肺部疾病，其特征是气管和支气管的感染和水肿，支气管炎的典型症状包括慢性咳嗽、咳痰和呼吸困难。

22 – C，梗死

血栓形成是一些可引起心肌梗塞的特定的斑块。缺血是供应心肌的血流不足。溶栓（溶栓治疗）用特殊的斑块溶解药物在急性心梗中使用以恢复血流并控制心肌坏死。心肌梗塞是由长时间冠状动脉堵塞引起的一种心肌不可逆性坏死。

23 – D，洋地黄

洋地黄用于治疗心衰和特定的心律失常。QT 间期缩短且 ST 段压低是洋地黄对 ECG 的特征性影响。

24 – A，该患者应该避免上半身抗阻训练，因为胸骨和下肢的伤口需要 4 ~6 个月的时间恢复

一般推荐在 8 ~12 周内避免上半身用力，而不是在 2 ~4 个月内。其它注意事项都是正确的。

25 – D，吸烟

年龄、性别和冠状动脉疾病的家族史都是不可控制的危险因素。吸烟是可以改变或彻底戒掉的。

26 – B，甘油三酯

甘油三酯是唯一一个已证明可以直接受到运动影响的指标。没有证据支持脂蛋白（a）可以通过运动得到改善。LDL 胆固醇和总胆固醇受到饮食的影响，并能在运动相关的减重中得到间接的控制。

27 – D，高危

低危个体是没有症状并不超过 1 个危险因素的 45 岁以下的男性和 55 岁以下的女性。中危个体是那些≥45 岁的男性和≥55 岁的女性或有 2 个或 2 个以上危险因素的个体。高危个体是那些有 1 个或 1 个以上症状和体征或已确诊心血管、肺部或代谢性疾病的个体。

28 – B，莫氏 I 型

2 度 AV 传导阻滞分为两个亚型：莫氏 I 型和莫氏 II 型。莫氏 I 型也叫文氏现象，此种情况下，冲动在 AV 交界处的传导越来越慢，导致 PR 间期逐渐延长直到一个 P 波后面的 QRS 波脱落，这表明 AV 交界没能将心房的冲突传导至心室。此次 QRS 波脱落使 AV 结得到恢复，因此接下来的 P 波后面跟随一个正常或略短的 PR 间期。

29 – C，ST 段

ST 段是心肌缺血和损伤的敏感指标。Q 波是 QRS 波群中 R 波前的一个负向波，病理性 Q 波代表陈旧透壁性心梗。PR 间期是窦房结发出电冲动传导至心室引起心室电活动开始前的一段时间。T 波代表心室复极化。

30 – D，腰围 >35in（89cm）

肥胖和冠状动脉疾病诊断和分类由于技术不同并不一致。BMI≥30kg/m^2、腰臀比 >0.95 和体脂 >25% 都是男性肥胖的客观测量标准，腰围 >35in（89cm）是女性专用标准。

31 – A，急性心肌梗塞

ECG 是一个判断心律和传导异常、房室扩张、缺血和梗死的良好工具。在 ECG 记录中，ST 段抬高伴随 R 波被 Q 波替代是急性心肌梗塞的表现。

32 – C，29.76mL/kg · min

计算步骤如下：

（1）选择 ACSM 步行公式

（2）写下已知数并转换为适当的单位：

3.5mph ×26.8 =93.8m/min

10% 坡度 =0.10

（3）写下 ACSM 步行公式：

步行耗氧量（mL/kg/min） = （0.1 ×93.8） + （1.8 ×93.8 ×0.1） +3.5mL/kg/min =29.76mL/kg/min

33 – B，女性 <50 岁，危险因素 <2 个

参加较大强度运动前健康筛查的目的是判断客户是否需要进行医学检查以确定其是否存在疾病和运动测试或训练的禁忌症，或是否推荐参加有医务监督的运动项目。少于两个冠状动脉疾病危险因素的 40 岁以下男性和 50 岁以下女性在开始较大强度运动前不需要医生的评估。

34 – C，演练急救过程

在医学紧急事件中必须制定、演练和执行急救计划。临床工作人员必须了解运动和运动测试相关风险，能够执行预防措施，并具备处理损伤和紧急医疗情况的知识。

35 – D，公告中附上保险代码

虽然临床运动康复项目认证是一个新概念，但它涉及到很多已经存在的运动项目组成部分，如：清晰有条理的任务说明；明确的健康指标测试方法流程图；先进、可行、适当的方法和流程手册，等等。康复项目认证是相对财务运作（如计费方式和保险代码的使用）而言是一种项目质量认证。

36 – A，心绞痛

心绞痛是一种心肌缺血引起的疼痛。疼痛通常发生在胸部、颈部、面颊部、肩部或手臂，可由身体负荷或心理压力诱发，休息或去除压力后缓解。心绞痛分为典型型和变异型心绞痛。

37 – D，评估有氧能力

参加递增运动负荷试验或运动项目前进行健康筛查的总体目标是获得能够保障安全的基本信息。因此，健康筛查可以帮助判断是否存在疾病、使个体能够考虑可能的运动测试和训练禁忌症、并帮助判断是否需要推荐其参加有医务监督的运动项目。

38 – B，让患者保持恢复姿势并将头偏向一侧以避免气道阻塞

对心脏骤停后恢复呼吸和脉搏跳动的患者的恰当反应是立即呼叫急诊系统；让患者保持恢复姿势并将头偏向一侧以避免气道阻塞；然后待在患者身边继续监测其生命体征。

39 – B，2. 17L/min

计算步骤如下：

（1）选择 ACSM 步行公式

（2）写下已知数并转换为适当的单位：

5% 坡度 = 0. 05

4. 0mph = 107. 2m/min

200lb = 90. 91kg

（3）写下 ACSM 步行公式：

步行能量消耗（mL/kg/min）=（0. 1 × 速度）+（1. 8 × 速度 × 坡度）+ 3. 5（mL/kg/min）

（4）代入已知数：

O_2 =（0. 1 ×107. 2）+（1. 8 ×107. 2 ×0. 05）+3. 5 =23. 87mL/kg/min

O_2 =23. 87 ×90. 91kg/1000 =2. 17L/min

40 – C，心电图

心电图是所有这些测试中信度和效度最差的。用冠脉造影直接观察冠状动脉是信度和效度最高的方法。放射性核素显像和超声心动图的信、效度差不多。

41 – A，通过逐渐变窄的气道进行有效呼吸

气流抗阻训练包括通过一个逐渐变窄的气道或开口进行呼吸。节奏呼吸可以使呼吸能够配合日常生活中的体力活动。呼吸肌训练能增强呼吸肌的耐力和力量。通气阈是运动中通气的一个阈值点，可反映乳酸合成和分解的平衡。

42 – C，家族史

早发冠心病的不可变危险因素包括：年龄、性别（男性）和家族史。可改变的危险因素包括：高血压、血脂异常、吸烟、糖尿病、超重或肥胖，以及体力活动。

43 – B，员工工资

员工工资不是主要支出，但是一种可变成本组成。主要支出主要用于大规模采购，如：维修、扩大、家具和配件。

44 – C，中膜

中膜包括了大部分的平滑肌细胞以保持动脉的紧张度。内皮由一层单层细胞组成，在血液和血管壁之间形成一个致密的屏障以防止血栓形成、帮助血管舒张并防止内膜平滑肌细胞增生。内膜是血管壁最内层的非常薄的一层组织，主要由结缔组织和一些平滑肌细胞组成。外膜是血管壁的最外层，有结缔组织、成纤维细胞和少量平滑肌细胞组成。外膜有许多血管可为中膜和内膜供应氧和其它营养素。

45 – B，V_2

V_2 导联位于胸骨左缘第 4 肋间，V_1 导联位于胸骨右缘第 4 肋间。V_3 导联位于 V_2 和 V_4 导联连线的中点。V_4 导联位于锁骨中线第五肋间。

46 – C，444kcal

（1）计算每种活动的 MET 水平：

准备活动 = 2. 0MET × 5min = 10MET

跑台 = 9. 0MET × 20min = 180MET

骑车 = 8. 0MET × 20min = 160MET

整理活动 = 2. 50MET × 5min = 12. 5MET

（2）计算所有活动的总 MET 值：

总 MET = 10 + 180 + 160 + 12. 5 = 362. 5MET

转换为 mL/kg/min = 362. 5 × 3. 5 = 1268. 75mL/kg/min（1MET = 3. 5mL/kg/min）

（3）总耗氧量 L/min = 1268. 75 × 体重 kg/1000 = 1268. 75 × 70/1000 = 88. 81L/min

总能量消耗 kcal = 88. 81 × 5 = 444kcal（1L 氧耗 = 5kcal 能量）

47 – C，降低强度，缩短时间

高温环境或湿度较大会增加热相关功能紊乱的风险，包括：热痉挛、热休克、脱水、热衰竭和中暑。在这类环境中，运动处方应调整为开始时降低强度、缩短时间以便适应环境。

48 – C，必须记录所有急救事项的日期、时间、行动、人员和结果

急救方案必须写下来并在测试和运动场地张贴。方案应包括每个员工的具体职责、需要的设备和与急救单位的联系方式。必须记录所有急救事项的日期、时间、行动、人员和结果。急救方案应预先进行演练，所有的工作人员，包括非临床工作人员，都应该进行急救培训。

49 – D，多发性硬化

骨关节炎是一种退行性关节疾病，通常开始于关节软骨。风湿性关节炎是一种累及关节和器官炎症。骨质疏松是骨密度下降。多发性硬化是一种慢性炎症，伴随中枢神经系统脱髓鞘。

50 – B，支气管炎

支气管炎的症状和体征包括：慢性咳嗽、粘液痰，以及累及大气管的粘液腺增生。气道壁产生胶原蛋白修复，导致气道进一步狭窄，气道阻力的增加使肺通气下降，血流灌注增加导致通气 – 灌注比失调，动脉血氧饱和度下降，进而引起肺动脉高压。肺气肿的常见临床症状是呼吸困难或咳嗽、早起痰多、低氧血症并发展为肺源性心脏病，肺气肿主要是肺实质和小气道的异常。哮喘是一种短暂发作的可逆的疾病，其特征是对多种刺激产生强烈的气道反应，导致广泛的可逆性气道狭窄。肺动脉高压是平均肺动脉压安静时 > 25mmHg 或运动时 > 30mmHg。

51 – D，延长准备和整理活动时间

准备活动有预防价值，可减少缺血性 ST 段压低的发生，改善突然用力引起的暂时性左室功能紊乱，并控制室性心律失常。整理活动提供了一个逐步从运动中恢复的过程，使 HR 和血压恢复到接近安静水平、保持静脉回流、预防运动后低血压并帮助身体散热。

52 – C，心房率达到 250 ~ 350bpm

室性心动过速的特征是 3 次或 3 次以上连续室性心律达 100bpm 或更快、QRS 波增宽（≥120ms）、AV 分离（P 波和 QRS 波之间没有关系）且 QRS 波不存在束支阻滞的波形。心房扑动的特征是扑动波率达到 250 ~ 350bom。

53 – C，40% ~60% 1-RM

快速力量可在较大的阻力或负重（80% ~ 100% 1-RM）以及较少的重复次数（6 ~ 8reps）训练下获得。力量耐劳训练则要使用较低的负重（40% ~60% 1-RM）和较多的重复次数，通常≥15 次。

54 – B，2 度，莫氏 I 型

2 度：莫氏 I 型（文氏）。PR 间期延长直到一个 P 波不能传导下去。

55 – C，后壁心梗

V_1 和 V_2 导联异常 Q 波在后壁心梗时会出现，是由异常的 R 波引起的。

56 – C，<70mg/dL

自从成年人治疗专家共识 III 公布以来，临床实验室对 LDL 治疗控制目标阈值产生争议。但对“极高危”人群而言，LDL < 70mg/dL 的控制目标似乎是恰当的。

57 – A，Cooper 12min 测试

场地测试的问题在于他们都有可能是最大强度测试，而且其本质是无血压和 HR 监测的测试，个体的动机水平和跑步能力也对测试结集有一定的影响。这种竭尽全力的测试可能不适用于静坐少动人群或有心血管和骨骼肌肉疾病的患者。

58 – D，环境适应对运动耐受力的提高具有很大影响。

心衰和中到重度的左室功能紊乱患者的体力提高可改善其功能能力和生活质量，并减轻症状。环境适应（骨骼肌氧化酶和线粒体体积和密度增加）与运动耐受力增加有关。

59 – A，绝经后女性

抗阻训练可降低骨质疏松、腰痛、高血压和糖尿病的风险。此外，增加肌肉力量和骨密度，加强肌腱等结缔组织，以及保持和增加瘦体重等益处都会出现。这些适应性改变对所有年龄，包括中、老年人，特别是对骨密度可能快速下降的绝经后女性都是有益的。

60 – C，室上性传导异常

室上性传导异常：QRS 波≥0.11s，QRS 波宽大但心向量不变，P 波存在或不存在，但存在时在 QRS 波前出现。

61 – B，1/2500

在运动负荷下可能会出现紧急情况，特别是在有疾病的患者进行运动时。运动测试中心脏骤停的发生率是 4/10000（1/2500）。

62 – A，前意识阶段

患者表现出对改变缺乏兴趣，促进患者度过这一阶段要用多种资源来强调改变的重要性。这可以通过宣传资料、教育课程、医生或家人沟通或其他方法来实现。

63 – A，LDL 胆固醇

已证明降低总胆固醇和 LDL 胆固醇可以有效地控制甚至逆转动脉粥样硬化，其目标是减少脂肪在损伤的血管内皮的沉积。在一级预防中，已证明降低总胆固醇和 LDL 胆固醇可以减少冠状动脉疾病的发生率和死亡率。

64 – A，ACE 抑制剂和血管紧张素 II 阻滞剂

65 – C，C，Naughton 方案

Naughton 方案适用于疾病患者，其强度的增加比较缓慢，速度也比其他常用方案（如：Bruce 方案）慢。在这种测试中，速度保持在 2mph 不变，坡度从 0% 开始，每 2min 增加一次。坡度的缓慢增加允许跛行时间根据外周动脉疾病的严重程度进行分层。

66 – C，洋地黄

洋地黄可改变 ST – T 的形态并减慢 AV 传导。洋地黄可引起特征性的 ST – T 压低，使 ST 段和 T 波重叠在一起，无法分出起始点。洋地黄中毒时可引起各种心律失常和 AV 传导阻滞。

67 – C，HR 下降

心得安是 β 受体阻滞剂，可以降低去甲肾上腺素和肾上腺素的作用并降低 HR。

68 – A，MET

MET 是一个生理学测量指标，用于表示特定体力活动的能量消耗。MET 值是用于表示体力活动强度的一个方法以对不同体重的个体进行比较。

69 – D，缺少代谢数据（$\dot{V}O_2max$）

为达到缺血阈需要足够的生理学负荷。单一血管疾病可被侧支循环代偿。需要足够的 ECG 导联数（如：12 导联）以对心脏进行全面的监测。但未测定 $\dot{V}O_2max$ 并不是产生假阴性结果的原因。

70 – D，血流冲击

测量血压时，当动脉压力增高超过袖带的压力或动脉压力下降到低于袖带压力时，血流突然涌入或中断，产生可以听见的声音（Korotkoff 音）。

71 – B，收缩压超过 200mmHg

收缩压 > 150mmHg（不是 > 200mmHg）是终止运动负荷试验的相对指征，其它三个选项都是运动负荷试验的终止指征。

72 – D，TG 水≤200mg/dL

除了 TG 水平外其它选项都是正确的，2001NCEP 指南列出的正常 TG 水平为 < 150mg/dL。

73 – C，HR

心肌耗氧量增加可通过多个变量表现出来，包括 HR 增加。在特定强度下（4MET）

HR 下降意味着心肌耗氧量下降，其它三个选项不能直接反映心肌耗氧量。

74 – B，外周动脉疾病患者运动时应控制下肢疼痛等级在 3 级水平（4 级量表）并间歇休息

推荐外周动脉疾病患者运动中疼痛等级达到 3 级水平（4 级量表），间歇休息时间以继续运动前使疼痛完全消失为准。

75 – D，中产以上人群

肥胖者和老年人由于各种身体或疾病（如：骨关节炎、虚弱）限制体力活动通常是不足的。教育水平低的人通常不会意识到规律的体力活动带来的健康和体适能益处。

76 – D，心内膜下缺血

最常见的心内膜下缺血的 ECG 改变是 ST 段压低，不是 ST 段抬高。ST 段压低表明心肌血流不足（如：缺血）。

77 – D，每搏输出量等于舒张末期血容量与收缩末期血容量之比

对健康成年人而言，每搏输出量的计算是用舒张末期血容量减去收缩末期血容量。

78 – B，HR

长期有氧运动的适应包括：活动肌肉的血流增加和静脉回心血量增加。这些适应（如：有氧适能增加）会引起在同一次大强度运动下 HR 增加。

79 – C，冠状动脉最大血流量增加

RPE 是一个可以反映心肌需氧量的指标。最大 RPE 的增加提示冠状动脉最大血流量增加。

80 – A，严重的冠状动脉疾病

严重的冠状动脉疾病由于存在阻塞会减少或限制动脉血流向心肌，导致输送到心肌的氧量减少。

81 – B，外周阻力增加

在增加有氧运动强度时，心脏和心血管系统会存在一个容量负荷，这会引起外周血管阻力减小。这个容量负荷会引起收缩压增高、舒张压不变或略微下降。摄氧量、心输出量和平均动脉压通常都会随着工作负荷的增加而增加。

82 – D，RPP 下降

RPP 是心肌承担的平均负荷（心脏需氧量），由心脏每分钟跳动的次数和其对抗的动脉血压决定（HR × 收缩压）。RPP 的下降表明心肌需氧量减少，RPP 增加与运动引起的心肌缺血有关。

83 – D，较低的每搏输出量

规律的有氧运动通常会使安静时心输出量增加。有氧适能的提高会引起安静 HR（HR_{rest}）下降，降低的 HR 使心舒张期（心室充盈期）延长，舒张末期容量增加并使心脏每次收缩的射血量增加。因此，静坐少动的男性通常比相同年龄和体重的生活活跃的男性心输出量低。

84 – C，收缩压和 HR

HR × 收缩压 = RPP。如：HR 是 80bpm，收缩压是 140mmHg，RPP = 80 × 140 = 11200.

85－D，RPP

“HR×收缩压”是一个代表心肌负荷（心肌需氧量）的指标，与单独的 HR 或血压相比，它是一个更好的缺血阈指标。摄氧量不是缺血的直接测量指标。

86－C，HR 增加

经过长期体力活动适应后 HR 在最大强度运动中并不会增加，最大强度运动中的 HR 与年龄相关。

87－D，以上都是

三个指标任意一个或三个同时增加都会增加心肌耗氧量。同样，三个指标任意一个或三个同时下降都会降低心肌耗氧量。

88－C，股四头肌

不管是近固定还是选固定，股四头肌都是主要负责膝关节伸的肌肉。此肌群分为四个头，其中三个头起于髂骨前面，一个头起于股骨体，四个头汇聚到一起通过共同的肌腱（髌韧带）附着于胫骨，该肌肉收缩引起膝关节伸。肱二头肌位于上肢，是屈肘肌肉。股二头肌和股二头肌和腓肠肌虽然都是跨国膝关节的肌肉，但其伸膝作用很小，主要负责膝关节屈和踝关节跖屈。

89－D，舒张压增加

由于血管舒张与运动引起交感神经兴奋有关，因此运动中舒张压应该保持不变，甚至轻微下降。

90－B，在肌肉进行等长收缩时血压升高最明显

在等长收缩时，恒定的（而不是随节奏变化的）收缩力量由骨骼肌纤维产生，这种收缩力使血管受压，使血流无法通过血管（血管闭塞），血管阻力增加而心脏又要用力客服该阻力，因此血压在等长收缩时是最好的。由于会发生此种心血管改变，因此要避免等长收缩，特别是已知患有心血管疾病的人。

91－C，运动训练可延缓骨关节炎的发展

几乎没有证据证明规律的运动可以延缓骨关节炎的发展。可以看到在普通人中，体力活动可产生一些益处，甚至可以提高力量、改善平衡能力和姿势，进而减小比种风险人群的跌倒风险。

92－A，TG 下降、HDL 升高

长期运动训练最明显的益处是降低 TG、升高 HDL，总胆固醇和 LDL 胆固醇的改变受饮食习惯和体重的影响更大。

93－A，冠状动脉支架比 PTCA 的血管重建率低

大约有 30%～50% 的患者在 PTCA 术后 6 个月内会再次发生血管狭窄，而支架的失败率是 25%，而且药物洗脱支架的再狭窄率是一个很低的个位数。动脉粥样硬化斑块切除术和与 PTCA 同时进行，特别是在 PTCA 导管不能通过血管时，但动脉粥样硬化斑块切除术并不是 PTCA 术前必须进行的。乳房内动脉移植明显优于大隐静脉移植（10 年生存率前者为 90%，后者 <50%）。激光血管成形术后 6 个月的再狭窄率为 25%～50%。

94－B，与未服药时进行运动测试相比，心绞痛疼痛阈值升高

β 受体阻滞剂可通过降低安静和运动时心肌需氧量提高心绞痛阈值，这是通过降低

HR 和心肌收缩力实现的。由于心输出量和外周血管阻力的下降，血压在安静和运动时也会下降。β 受体阻滞剂并不会引起 ECG 的 ST 段改变。

95－A，进行规律的体力活动不足 6 个月

行为改变阶段描述了改变或保持行为的 5 个阶段，应用在体力活动或运动中时，它们分别是前意向阶段（阶段 1）、意向阶段（阶段 2）、准备阶段（阶段 3）、行动阶段（阶段 4）和保持阶段（阶段 5）。行动阶段是指一个人开始参加体力活动或运动，达到 ACSM 当前推荐的体力活动量，但还没有持续 6 个月或以上。

96－A，运动后即刻，然后每 1～2min 测试一次，持续 5min 或直到运动产生的改变恢复到基线状态为止

12 导联 ECG 应在运动后即可进行记录。然后每 1～2min 记录一次，持续 5min 或直到运动引起的 ECG 改变恢复到基线状态为止。

97－D，MUGA（血池影像）研究

MUGA 研究可用于评估安静和运动时包括心输出量、射血分数和室壁运动在内的心脏功能。在这种测试中，将锝－99m 注射到血液中，让它附着在红细胞上，在锝的放射显像下可以直观地看到血池区域（如心室）。

98－A，计划中应列出每个工作人员的工作表，这样在急救中他们就能清楚自己的职责

列出急救中每个工作人员的职能并不是必要的。将急救计划写下来是必须的，可以让工作人员进行阅读作为训练的一部分，同时也可以作为急救行动时的指导文件。描述急救时每个工作人员的专门行动并训练他们完成行动显然是完整急救计划的一部分。

99－A，控制在能承受的范围内恢复自理活动，进行关节活动范围（ROM）内的肢体活动，并进行小负荷抗阻活动

上半身的抗阻运动或活动可引起 CABG 术后即刻的胸骨损伤，应避免进行此类运动直到胸骨和胸部切口愈合。

100－C，数据在销毁前应该记录在文件中并保存至少 1 年

并没有公认的保存数据的最短或最长时间，但清楚的是，数据必须以机密方式保存，在共享数据时可以使用。

CES 不同领域的试题分布情况

在学习过程中可使用下面的表格作为指导。需要特别注意的是，某些问题可同时用于测试多个领域的知识、技能和能力（KSAs）。

领域编号	Ⅰ	Ⅱ	Ⅲ	Ⅳ	Ⅴ
领域名称	患者/客户评估	运动处方	计划实施和随访支持	管理和咨询	法律和职业方面的考虑
题目在相关领域所占百分比	30%	30%	20%	15%	5%
问题编号	3，7，8，9，16，18，19，20，21，22，25，27，28，29，30，31，33，37，42，44，45，52，54，55，56，57，60，61，65，66，67，68，69，70，71，72	2，4，5，6，10，11，17，23，24，26，32，39，41，46，47，53，58，59，63，64，73，74，75，76，77，89，90，94，96，97	15，78，79，80，81，87，88，91，92，93，99	12，13，14，49，50，82，83，84，85，86，95	1，34，35，36，38，40，43，48，51，62，98，100

附　录

附录 A　其他 ACSM 认证教材中的参考图表和专栏

为方便大家，本附录列出了其他 ACSM 认证教材中的超过 45 张表格、插图和专栏。然而，为了大家能充分理解各种图表和专栏中的概念，强烈建议参考这些材料的原文。例如，一张插图中出现的一个概念，只有回到原文去理解上下文才能完全弄清它所表达的意思。因此，在学习文中出现的概念时，应当考虑翻阅这些插图、表格和专栏的原始资料。

《ACSM 运动测试与运动处方指南》（第九版）（GETP9）

下列插图、表格和专栏摘录自以下资源的代表性章节：

Pescatello LS，senior editor. ACSM's Guidelines for Exercise Testing and Prescription. 9th ed. Baltimore（MD）：Lippincott Williams and Wilkins；2014.

GETP9 第一章　体力活动的益处与风险

GETP9 第一章专栏

专栏 1.1　健康相关和技能相关体适能组成

健康相关体适能组成

· 心肺耐力：持续体力活动中循环和呼吸系统供氧的能力。
· 身体成分：肌肉、脂肪、骨骼和身体其他重要组分的相对含量。
· 肌肉力量：肌肉最大用力能力。
· 肌肉耐力：肌肉在无疲劳状态下连续运动的能力。
· 柔韧性：关节运动的有效范围。

技能相关体适能组成

· 灵活性：快速准确改变身体空间位置的能力。
· 协调性：应用感觉，如视觉和听觉，共同协调身体完成流畅准确的动作的能力。
· 平衡性：在静止或运动中保持平衡的能力。
· 做功能力：个体完成工作的能力或效率。
· 反应时间：受到刺激与做出反应之间的时间。
· 速度：在短时间内完成动作的能力。

（引自 The President's Council on Physical Fitness and Sports. Definitions—Health, Fitness, and Physical Activity [Internet]. Washington: President's Council on Physical Fitness and Sports; 2000 [cited 2012 Jan 7]. 11 p. Available from: http://purl. access. gpo. gov/GPO/LPS21074. Rockhill B, Willett WC, Manson JE, et al. Physical activity and mortality: a prospective study among women. Am J Public Health. 2001; 91578 –83. Available from http://www. fitness. gov/digest_ mar2000. htm）

专栏 1.2　ACSM – AHA 主要体力活动建议

· 所有 18 ~ 65 岁的健康成年人至少需要进行每周 5 d，每天 30 min 中等强度有氧体力活动，或每周 3 d，每天 20 min 较大强度的体力活动。
· 建议中等强度和较大强度相结合的运动。
· 30 min 中等强度有氧活动可分次进行，但每次至少持续 10 min 或以上。
· 每个成年人每周至少进行 2 d 维持或增加肌肉力量和耐力的运动。

基于体力活动和健康之间的量效关系，希望可以改善自己体适能、降低慢性疾病和残疾风险或预防不健康体重增加的个体可通过完成最低限度的体力活动推荐而获益。

ACSM：美国运动医学学会；AHA：美国心脏学会

（引自 Haskell WL, Lee IM, Pate RR, et al. Physical activity and public health: updated recommendation for adults from the American College of Sports Medicine and the American Heart Association. Med Sci Sports Exerc. 2007; 39 (8): 1423 – 34.）

GETP9 第二章　运动前健康筛查

GETP9 第二章插图

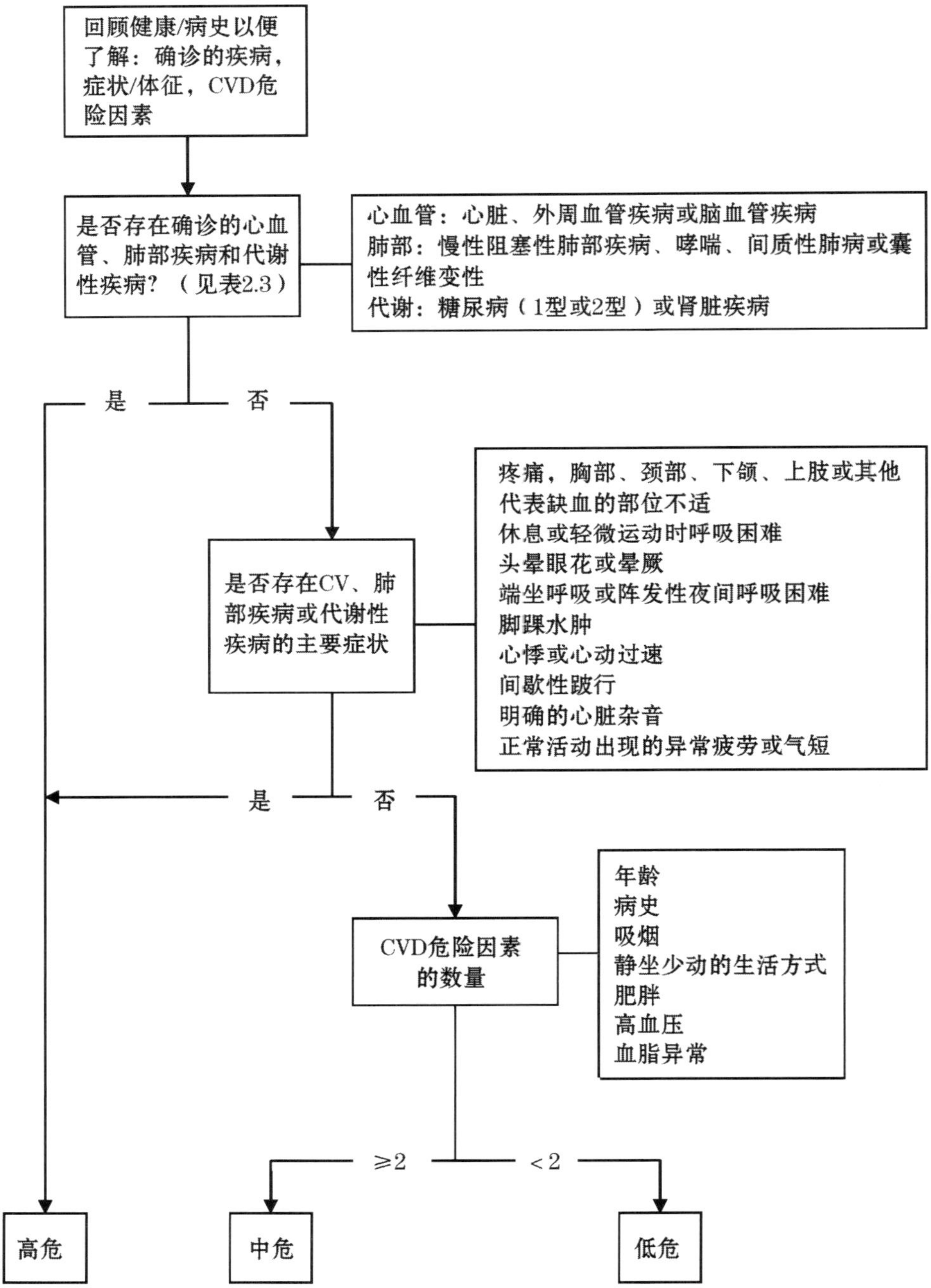

图 2.3　危险分层的流程图

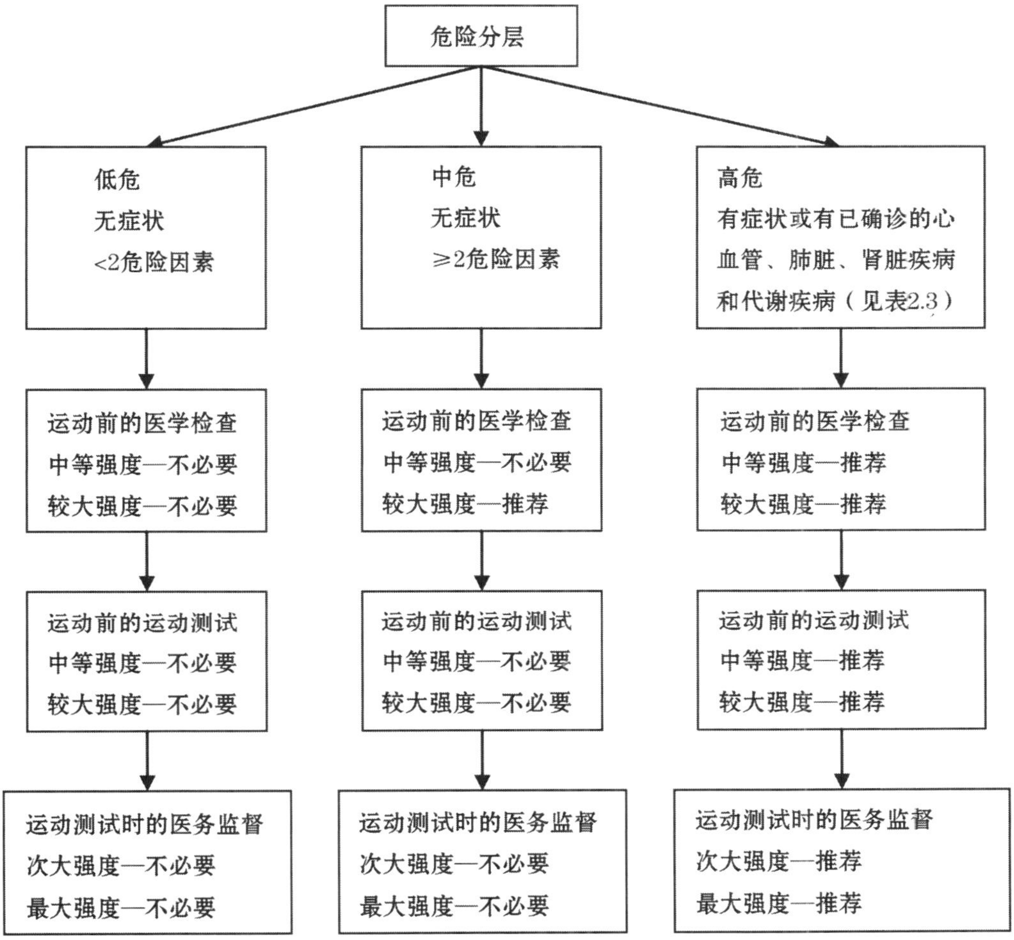

中等强度运动：40% ~60% $\dot{V}O_2R$；3 ~ <6 METs，能引起心率和呼吸增加。

较大强度运动：≥60% $\dot{V}O_2R$；≥6 METs，能引起心率和呼吸显著增加。

不必要：反映医学检查、运动测试和运动测试时的医务监督不作为运动前筛查的基本条件。但是，存在危险时或制定 Ex R_x 需要更多信息时，和/或为病人或顾客提供建议时，可以考虑将它们作为运动前筛查的基本条件。

推荐：在健康筛查的过程中，建议进行医学检查、运动测试和医务监督。

图2.4 基于危险分层的医学检查、运动测试和医务监督建议

GETP9 第二章表格

表 2.2　动脉粥样硬化性心血管疾病（CVD）的危险因素和判断标准

危险因素	判断标准
年龄	男性≥45 岁，女性≥55 岁[12]
家族史	心肌梗死、冠状血管重建、父亲或其他男性近亲属 55 岁前猝死；母亲或其他女性近亲属 65 岁前猝死
吸烟	吸烟或戒烟不足 6 个月或吸二手烟
静坐少动的生活方式	至少 3 个月没有参加每周至少 3 d，每天不少于 30 min 的中等强度体力活动（40% ~60% $\dot{V}O_2R$）[22,30]
肥胖	体重指数≥30 kg/m^2 或男性腰围 >102 cm，女性腰围 >88 cm[10]
高血压	收缩压≥140 mmHg 和/或舒张压≥90 mmHg，至少进行两次测量确定，或正在服用降压药[9]
血脂异常	LDL－C≥130 mg/dl（3.37 mmol/L），或 HDL－C＜40 mg/dl（1.04 mmol/L），或正在服用降脂药。血清总胆固醇≥ 200 mg/dl（5.18 mmol/L）[21]
糖尿病前期[a]	空腹血糖受损（IFG），即空腹血糖≥100 mg/dl（5.55 mmol/L）并且≤125 mg/dl（6.94 mmol/L）；或葡萄糖耐量受损（IGT），即口服葡萄糖耐量试验（OGTT）2 h 血糖≥140 mg/dl（7.77 mmol/L）并且 ≤199 mg/dl（11.04 mmol/L），至少进行两次测量确定[5]
负性危险因素：	判断标准
高密度脂蛋白（HDL）胆固醇[b]	≥ 60 mg/dl（1.55 mmol/L）

[a]对于不能明确或不易获得的 CVD 危险因素，应将其计为危险因素（糖尿病前期除外）。如果糖尿病前期的诊断标准缺失或不知道，那么对满足以下条件的人应将糖尿病前期记为危险因素。(1) 年龄≥45 岁，体重指数（BMI）≥25 kg/m^2；(2) 年龄＜45 岁，BMI≥25 kg/m^2，并有其他糖尿病前期人群 CVD 危险因素。然后，计算正性危险因素的数量。

[b]高 HDL 是有利因素。如果 HDL≥60 mg/dl（1.55 mmol/L），可以从正性危险因素总数中减去 1。

$\dot{V}O_2R$：储备摄氧量

引自 Roger VL. Go AS. Lioyd－Jones DM，et al. Heart Disease and Stroke Statistics—2012 Update：a report from the American Heart Association. Circulation. 2012；125（1）：e2－220；31. U. S. Preventive Services Task Force. Screening for coronary heart disease：recommendation statement. Ann Intern Med. 2004；140（7）：569－572.

表 2.3 ACSM 在运动诊断心血管疾病前进行运动测试的最新推荐

不稳定、新出现或可能出现心血管疾病症状的情况（见表 2.2）
糖尿病和下面各项中的至少一项：
年龄 >35 岁
或 2 型糖尿病超过 10 年
或 1 型糖尿病超过 15 年
或高胆固醇血症（总胆固醇≥240 mg/L）（6.62 mmol/L）
或高血压（收缩压≥140 mmHg 或舒张压≥90 mmHg）
或吸烟
或 <60 岁的近亲属中有 CAD 家族史
或微血管疾病
或外周动脉疾病
或自主神经疾病
或肾脏疾病晚期
有症状的或已经诊断的肺部疾病，包括慢性阻塞性肺部疾病（COPD）、哮喘、间质性肺疾病或囊性纤维化

ACSM：美国运动医学学会；CAD：冠状动脉疾病

GETP9 第三章　运动前评价

GETP9 第三章插图

运动测试知情同意书

1. 测试目的和说明

你将在功率车或跑台上进行运动测试，运动强度从低强度开始，根据你的体适能水平逐级递增。我们将根据疲劳体征、心率、心电图、血压变化或可能出现的症状及时终止测试。当你感到疲劳或其他不适时，可以要求停止测试，这一点很重要。

2. 可能出现的风险和不适

测试过程中可能存在某些情况，包括血压异常、头晕、心率过快、过慢或心律不齐，以及心脏病、脑卒中和死亡等罕见情况。我们会通过测试前对健康和体适能相关信息的评价和测试中的仔细观察，最大限度地降低风险。测试现场有相应的急救设备和接受过训练的专业人员以保证及时处理异常情况。

3. 参与者的责任

参与者应知道身体用力时自己的健康状况和曾经历过的心脏相关症状（如：低强度的体力活动引起的呼吸困难，胸部、颈部、下颌、后背和/或手臂等处的疼痛、压榨感、沉重感）可能影响你在运动测试中的安全性。应及时报告在努力完成运动测试的过程中出现的这些症状和其他异常感觉。你有义务提供全部病史和在试验中可能出现的症状。此外，你还要提供所有的药物治疗记录（包括非处方药），尤其是最近和当天服用的药物。

4. 预期获得的益处

运动测试结果可能有助于疾病诊断、评价药物治疗效果或者评价在低风险状态下你能从事哪种类型的体力活动。

5. 咨询

你可以提出任何有关测试步骤和结果的问题。如果你有顾虑或问题，请咨询我们，并得到进一步的解释。

6. 医疗记录的用途

像 1996 年医疗保险通用性和责任法案（HIPAA）中描述的那样，我们会尽最大努力保护在运动测试中获得的参与者的信息的权利和隐私（如：病史、测试结果）。没有受试者的书面同意，不得将相关信息透露给医生以外的任何人。在保护个人隐私的前提下，可以将测试中所获得的信息用于统计分析和科学研究。

7. 自愿参加

我同意参加运动测试，确定我的运动能力和心血管健康状况。我承诺参加这个运动测试是自愿的，如果我要求停止，测试可随时终止。

我已阅读这份知情同意书，清楚测试程序和可能出现的风险和不适，我有随时提问的机会直至获得满意答案，我愿意参加这项测试。

日期：________________ 受试者（病人）签名：________________

日期：________________ 担保人签名：________________

日期：________________ 内科医生或授权代表签名：________________

图 3.1　症状限制性运动测试的知情同意书模板

GETP9 第三章专栏

专栏3.5　运动测试的禁忌证

绝对禁忌证：

- 近期安静心电图显示有严重心肌缺血、近期心肌梗死（2 d内）或其他急性心脏事件
- 不稳定型心绞痛
- 可引起症状或血流动力学改变的未控制的心律失常
- 严重的有症状的主动脉狭窄
- 未控制的有症状的心力衰竭
- 急性肺栓塞或肺梗死
- 急性心肌炎或心包炎
- 怀疑或已知动脉瘤破裂
- 急性全身感染，伴发热、全身疼痛或淋巴结肿大

相对禁忌证[a]：

- 冠状动脉左干支狭窄
- 中度狭窄性心瓣膜病
- 电解质紊乱（如：低钾血症、低镁血症）
- 严重高血压［如收缩压>200 mmHg和（或）舒张压>110 mmHg］
- 心动过速或心动过缓
- 肥厚型心肌病或其他形式的流出道狭窄
- 运动中加重的神经肌肉、肌肉骨骼疾病和风湿性疾病
- 重度房室传导阻滞
- 室壁瘤
- 未控制的代谢性疾病（如：糖尿病、甲状腺功能亢进或粘液性水肿）
- 慢性感染性疾病（如：艾滋病）
- 精神或躯体障碍导致的运动能力显著低下

[a]若运动的益处大于风险，可暂不作为相对禁忌证。在某些情况下，这些受试者可在医务监督下运动，或采用较低强度运动，尤其是安静时无症状者。

（经许可，引自：Gibbons RJ，Balady GJ，Bricker JT，et al. Committee to Update the 1997 Exercise Testing Guidelines. ACC/AHA 2002 guideline update for exercise testing：summary article. A report of the American College of Cardiology/American Heart Association Task Force on Practice Guidelines Committee to Update the 1997 Exercise Testing Guidelines）. J Am Coll Cardiol. 2002；40（8）：1531－40.）

GETP9 第四章　健康相关体适能测试和分析

GETP9 第四章表格

表 4.4　特殊人群身体密度与体脂百分比的转换公式

人群		年龄（y）	性别	%BF	FFBd[a]（g/cm^3）
种族	非洲裔美国人	9～17	女	（5.24/Db）－4.82	1.088
		19～45	男	（4.86/Db）－4.39	1.106
		24～79	女	（4.86/Db）－4.39	1.106
	美国印第安人	18～62	男	（4.97/Db）－4.52	1.099
		18～60	女	（4.81/Db）－4.34	1.108
	日本人	18～48	男	（4.97/Db）－4.52	1.099
			女	（4.76/Db）－4.28	1.111
		61～78	男	（4.87/Db）－4.41	1.105
			女	（4.95/Db）－4.50	1.100
种族	新加坡人（华人、印度人、马来人）		男	（4.94/Db）－4.48	1.102
			女	（4.84/Db）－4.37	1.107
	高加索人	8～12	男	（5.27/Db）－4.85	1.086
			女	（5.27/Db）－4.85	1.086
		13～17	男	（5.12/Db）－4.69	1.092
			女	（5.19/Db）－4.76	1.090
		18～59	男	（4.95/Db）－4.50	1.100
			女	（4.96/Db）－4.51	1.101
		60～90	男	（4.97/Db）－4.52	1.099
			女	（5.02/Db）－4.57	1.098
	西班牙人		男	无	无
		20～40	女	（4.87/Db）－4.41	1.105
运动员	抗阻训练后	24±4	男	（5.21/Db）－4.78	1.089
		35±6	女	（4.97/Db）－4.52	1.099
	耐力训练后	21±2	男	（5.03/Db）－4.59	1.097
		21±4	女	（4.95/Db）－4.50	1.100
	各种运动	18～22	男	（5.12/Db）－4.68	1.093
		18～22	女	（4.97/Db）－4.52	1.099

表 4.4 特殊人群身体密度与体脂百分比的转换公式 续表

人群		年龄（y）	性别	%BF	FFBd[a]（g/cm³）
临床状况[b]	神经性厌食	15~44	女	(4.96/Db) -4.51	1.101
	肝硬化(Child 分级) A 级			(5.33/Db) -4.91	1.084
	B 级			(5.48/Db) -5.08	1.078
	C 级			(5.69/Db) -5.32	1.070
	肥胖	17~62	女	(4.95/Db) -4.50	1.100
	脊髓损伤（截瘫/四肢瘫）	18~73	男	(4.67/Db) -4.18	1.116
		18~73	女	(4.70/Db) -4.22	1.114

[a]FFBd：fat-free body density，去脂身体密度，参考文献中的平均报告值。

[b]缺乏充分的多因素模型评价以下几种临床状况的 FFBd 均值：冠状动脉疾病、心/肺移植、慢性阻塞性肺疾病、囊性纤维化、糖尿病、甲状腺疾病、HIV 感染/艾滋病、癌症、肾衰竭（透析）、多发性硬化及肌营养不良。

%BF：percentage of body fat，体脂百分比；Db：body density，身体密度；无：无有效数据支持该亚组人群。

（引自 Heyward VH，Wagner DR. Applied Body Composition Assessment. 2nd ed. Champaign（IL）：Human Kinetics；2004. 268 p.）

GETP9 第四章专栏

专栏 4.3　通用皮褶测量计算公式

男性

· 七点法（胸、腋中线、三头肌、肩胛下、腹部、髂前上嵴上、大腿）

身体密度 = 1.112 - 0.00043499 ×（7 处皮褶厚度之和）+ 0.00000055 ×（7 处皮褶厚度之和）^{2} - 0.00028826 × 年龄（SEE 0.008 或 ~3.5% 脂肪）

· 三点法（胸、腹、大腿）

身体密度 = 1.10938 - 0.0008267 ×（3 处皮褶厚度之和）+ 0.0000016 ×（3 处皮褶厚度之和）^{2} - 0.0002574 × 年龄（SEE 0.008 或 ~3.4% 脂肪）

· 三点法（胸、三头肌、肩胛下）

身体密度 = 1.1125025 - 0.0013125 ×（3 处皮褶厚度之和）+ 0.0000055 +（3 处皮褶厚度之和）^{2} - 0.000244 × 年龄（SEE 0.008 或 ~3.6% 脂肪）

女性

· 七点法（胸、腋中线、三头肌、肩胛下、腹部、髂前上嵴上、大腿）

身体密度 = 1.097 - 0.00046971 ×（7 处皮褶厚度之和）+ 0.00000056 ×（7 处皮褶厚度之和）^{2} - 0.00012828 × 年龄（SEE 0.008 或 ~3.8% 脂肪）

续表

专栏 4.3	通用皮褶测量计算公式

女性

- 三点法（三头肌、髂前上嵴上、大腿）

身体密度 = 1.099421 − 0.0009929 ×（3 处皮褶厚度之和）+ 0.0000023 ×（3 处皮褶厚度之和）^{2} − 0.0001392 × 年龄（SEE 0.008 或 ~3.9% 脂肪）

- 三点法（三头肌、髂前上嵴上、腹部）

身体密度 = 1.089733 − 0.0009245 ×（3 处皮褶厚度之和）+ 0.0000025 ×（3 处皮褶厚度之和）^{2} − 0.0000979 × 年龄（SEE 0.008 或 ~3.9% 脂肪）

SEE，standard error of estimate，估计标准误。

引自 Jackson AW，Pollock ML. Practical assessment of body composition. Phys Sportsmed. 1985；13：76，80，82 − 90. Pollack ML，Schmidt DH，Jackson AS. Measurement of cardiorespiratory fitness and body composi − tion in the clinical setting. Compr Ther. 1980；6（9）：12 − 27.

GETP9 第七章　运动处方的基本原则

GETP9 第七章插图

1. HRR 法

可用的数据：

HR_{rest}：70bpm

HR_{max}：180bpm

计划运动强度范围：50% ~60%

公式：靶心率（THR）=（HR_{max} − HR_{rest}）× 期望强度% + HR_{rest}

（1）计算 HRR：

HRR =（HR_{max} − HR_{rest}）

HRR =（180bpm − 70bpm）= 110bpm

图 7.1　应用多种方法制定运动处方强度的示例

HR_{max}，最大心率；HR_{rest}，安静心率；MET，代谢当量；$\dot{V}O_2$，单位时间摄氧量；$\dot{V}O_2max$ 最大摄氧量。（改编自：Thompson WR，Gordon NF，Pescatello LS，American College of Sports Medicine. ACSM's Guidelines for Exercise Testing and Prescription. 8th ed. Baltimore（MD）：Lippincott Williams & Wilkins；2010. 400 p.）

(2) 以 HRR% 确定强度

将计划运动强度换算成小数：50% =0.5，60% =0.6

% HRR = 强度 × HRR

% HRR =0.5 ×110bpm =55bpm

% HRR =0.6 ×110bpm =66bpm

(3) 确定 THR 范围

$THR = \% HRR + HR_{rest}$

计算 THR 下限：

THR =55bpm +70bpm =125bpm

计算 THR 上限：

THR =66bpm +70bpm =136bpm

THR 范围：125bpm ~136bpm

2. $\dot{V}O_2R$ 法

可用的数据：

$\dot{V}O_2max$：30 ml/（kg · min）

$\dot{V}O_{2rest}$：3.5 ml/（kg · min）

计划运动强度范围：50% ~60%

公式：靶摄氧量 =（$\dot{V}O_2max - \dot{V}O_{2rest}$）× % 期望强度 + $\dot{V}O_{2rest}$

(1) 计算 $\dot{V}O_2R$：

$\dot{V}O_2R = \dot{V}O_2max - \dot{V}O_{2rest}$

$\dot{V}O_2R$ =30 ml/（kg · min） –3.5ml/（kg · min）

$\dot{V}O_2R$ =26.5 ml/（kg · min）

(2) 将期望强度换算成小数：50% =0.5，60% =0.6

% $\dot{V}O_2R$ = 强度 × $\dot{V}O_2R$

计算% $\dot{V}O_2R$

% $\dot{V}O_2R$ =0.5 ×26.5 ml/（kg · min） =13.3 ml/（kg · min）

% $\dot{V}O_2R$ =0.6 ×26.5 ml/（kg · min） =15.9ml/（kg · min）

(3) 确定靶 $\dot{V}O_2R$ 范围：

(% $\dot{V}O_2R$) + $\dot{V}O_{2rest}$

计算靶 $\dot{V}O_2$ 下限：

靶 $\dot{V}O_2$ =13.3 ml/（kg · min） +3.5 ml/（kg · min） =16.8 ml/（kg · min）

计算靶 $\dot{V}O_2$ 上限：

靶 $\dot{V}O_2$ =15.9 ml/（kg · min） +3.5 ml/（kg · min） =19.4 ml/（kg · min）

靶 $\dot{V}O_2R$ 范围：16.8 ml/（kg · min） –19.4 ml/（kg · min）

(4) 确定 MET 范围（可选）：

1 MET =3.5 ml/（kg · min）

靶 MET = 靶 $\dot{V}O_2$ ÷（1 MET）

图 7.1 应用多种方法制定运动处方强度的示例（续）

计算 MET 范围下限：

靶 MET = 16.8 ml/（kg · min） ÷3.5 ml/（kg · min） =4.8 METs

计算 MET 范围上限：

靶 MET = 19.4 ml/（kg · min） ÷3.5 ml/（kg · min） =5.5 METs

（5）体力活动消耗的能量可以使用体力活动纲要[1,2]，或者是利用表 7.3 或其他文献[22]中的能量代谢计算公式。也可以参考下面的代谢公式计算示例。

3. % HR_{max} 法（可以使用测试或推测得出的 HR_{max}）

可用数据：45 岁男性

计划运动强度范围：70% ~80%

公式：THR = HR_{max} × 期望强度%

推测 HR_{max} 方法（无法通过测试得到 HR_{max} 时）：

HR_{max} = 220 − 年龄

HR_{max} = 220 − 45 = 175bpm

确定 THR 范围：

THR = HR_{max} × 期望强度%

将期望强度换算成小数：70% =0.7，80% =0.8

计算 THR 下限：

THR = 175bpm × 0.7 = 123bpm

计算 THR 上限：

THR = 175bpm × 0.8 = 140bpm

THR 范围：123bpm ~ 140bpm

4. % $\dot{V}O_2max$ 法（可以使用测试或推测得出的 $\dot{V}O_2max$）

可用数据：45 岁女性

推算的 $\dot{V}O_2max$：30 ml/（kg · min）

计划运动强度范围：50% ~60%

公式：$\dot{V}O_2max$ × 期望强度%

（1）确定靶 $\dot{V}O_2$ 范围：

靶 $\dot{V}O_2$ = 期望强度% × $\dot{V}O_2max$

将期望强度换算成小数：50% =0.5，60% =0.6

计算靶 $\dot{V}O_2$ 下限：

靶 $\dot{V}O_2$ =0.5 × 30 ml/（kg · min） =15 ml/（kg · min）

计算靶 $\dot{V}O_2$ 上限：

靶 $\dot{V}O_2$ =0.6 × 30 ml/（kg · min） =18 ml/（kg · min）

靶 $\dot{V}O_2$ 范围：15 ml/（kg · min） ~18 ml/（kg · min）

（2）确定 MET 范围（可选）：

1MET = 3.5 ml/（kg · min）

图 7.1 应用多种方法制定运动处方强度的示例（续）

计算 MET 范围下限：

靶 MET = 15 ml/（kg · min） ÷ 3.5 ml/（kg · min） = 4.3 METs

计算 MET 范围上限：

靶 MET = 18 ml/（kg · min） ÷ 3.5 ml/（kg · min） = 5.1 METs

（3）体力活动消耗的能量可以使用体力活动概要[1,2]，或者是利用表 7.3 或其他文献[22]中的能量代谢计算公式。也可以参考后面的代谢公式计算示例。

5. 利用代谢公式[22]（见表 7.3）确定使用跑台跑步的速度

可用数据：32 岁男性

体重：130 lb（59 kg）

身高：70 in（177.8 cm）

$\dot{V}O_2max$：54 ml/（kg · min）

计划跑台坡度：2.5%

期望强度：80%

公式：$\dot{V}O_2$ = 3.5 +（0.2 × 速度）+（0.9 × 速度 × 坡度%）

（1）确定靶 $\dot{V}O_2$

靶 $\dot{V}O_2$ = 期望强度% × $\dot{V}O_2max$

靶 $\dot{V}O_2$ = 0.80 × 54 ml/（kg · min） = 43.2 ml/（kg · min）

（2）确定跑台速度

$\dot{V}O_2$ = 3.5 +（0.2 × 速度）+（0.9 × 速度 × 坡度%）

43.2 ml/（kg · min） = 3.5 +（0.2 × 速度）+（0.9 × 速度 × 0.025）

39.7 =（0.2 × 速度）+（0.9 × 速度 × 0.025）

39.7 =（0.2 × 速度）+（0.0225 × 速度）

39.7 = 0.2225 × 速度

速度 = 178.4 半/分

跑台速度：10.7 千米/小时（6.7 mph）

6. 利用代谢公式[22]（见表 7.3） 确定使用跑台步行的坡度可用数据：54 岁男性，中等体力活动水平

体重：190 lb（86.4 kg），身高：70 in（177.8 cm）

计划跑速：2.5 mph（4 km/h；67 m/min）

计划 MET：5 METs

公式：$\dot{V}O_2$ = 3.5 +（0.1 × 速度）+（1.8 × 速度 × 坡度%）

确定靶 $\dot{V}O_2$：靶 $\dot{V}O_2$ = MET × 3.5 ml/（kg · min）

靶 $\dot{V}O_2$ = 5 × 3.5 ml/（kg · min） = 17.5 ml/（kg · min）

确定坡度

$\dot{V}O_2$ = 3.5 +（0.1 × 速度）+（1.8 × 速度）× 坡度%

17.5 ml/（kg · min） = 3.5 +（0.1 × 67m/s）+（1.8 × 67m/s × 坡度%）

图 7.1 应用多种方法制定运动处方强度的示例（续）

14 = （0.1 × 67m/s） + （1.8 × 67m/s × 坡度%）

14 = 6.7 + （120.6 × 坡度%）

7.3 = 120.6 × 坡度%

坡度% = 0.06

坡度% = 6%

7. 利用代谢公式[22]（见表 7.3）确定使用 Monarch 下肢功率车的功率负荷

可用数据：42 岁女性，体重：190 lb（86.4 kg），身高：70 in（177.8 cm）

计划 $\dot{V}O_2$：18 ml/（kg · min）

公式：$\dot{V}O_2$ = 7.0 + （1.8 × 功率）/体重

（1）计算功率车功率

$\dot{V}O_2$ = 7.0 + （1.8 × 功率）/体重

18 ml/（kg · min） = 7.0 + （1.8 × 功率）/86.4 kg

11 = （1.8 × 功率）/86.4

950.4 = 1.8 × 功率

528 = 功率；

功率 = 528 kg/m · min = 86.6 W

图 7.1　应用多种方法制定运动处方强度的示例（续）

GETP9 第七章表格

表 7－1　提高心肺耐力和抗阻运动强度的方法

	心肺耐力运动											抗阻运动
	相对强度				相对于最大运动能力MET 值的强度($\dot{V}O_2max$)			绝对强度	不同年龄的绝对强度(MET)			抗阻运动相对强度
强度	% HRR 或 % $\dot{V}O_2R$	% HRmax	% $\dot{V}O_2max$	RPE	20METs % $\dot{V}O_2max$	10METs % $\dot{V}O_2max$	5METs % $\dot{V}O_2max$	MET	青年人 (20～39y)	中年人 (40～64y)	老年人 (≥65y)	% 1-RM
低	<30	<57	<37	很轻松 (RPE≤9)	<34	<37	<44	<2	<2.4	<2.0	<1.6	<30
较低	30～<40	57～<64	37～<45	很轻松到尚且轻松 (RPE9－10)	34～<43	37～<46	<44～<52	2.0～<3	<4.8	<4.0	<3.2	30～<50
中等	40～<60	64～<76	45～<64	尚且轻松有些吃力 (RPE12－13)	43～<62	46～<64	52～<68	3.0～<6	4.8～<7.2	4.0～<6.0	3.2～<4.8	50～<70
较大	60～<90	76～<96	64～<91	有些吃力到很吃力 (RPE14－17)	62～<91	64～<91	68～<92	6.0～<8.8	7.2～<10.2	6.0～<8.5	4.8～<6.8	70～<85
大到最大	≥90	≥96	≥91	≥很吃力 (RPE≥18)	≥91	≥91	≥92	≥8.8	≥10.2	≥8.5	≥6.8	≥85

HRmax：最大心率；HRR：心率储备；MET：梅脱；RPE：主观疲劳感觉；$\dot{V}O_2max$：最大摄氧量；$\dot{V}O_2R$：储备摄氧量。

（改编自：Garber CE Blissmer B；Deschenes MR，et al. American College of Sports Medicine Position Stand. The quantity and quality of exercise for developing and maintaining cardiorespiratory；musculoskeletal，and neuromotor fitness in apparently healthy adults：guidance for prescribing exercise. *Med Sct Sports Exerc.* 2011；43（7）：1334－59.）

表 7.3 常见体力活动的能量消耗计算方法（$\dot{V}O_2max$ [ml/kg·min]）

	三部分能量消耗总和			
活动	安静部分	水平运动部分	垂直运动部分/抗重力运动部分	限制
走路	3.5	0.1×速度[a]	1.8×速度[a]×坡度[b]	速度在 1.9～3.7 mph（50～100 m/min）最准确
跑步	3.5	0.2×速度[a]	0.9×速度[a]×坡度[b]	速度 >5 mph（134 m/min）最准确
登台阶	3.5	0.2×每分登台阶次数	1.33×（1.8×台阶高度[c]×每分登台阶次数）	登台阶速度在 12～30 步/min 时最准确
下肢自行车	3.5	3.5	（1.8×功率[d]）÷体重[e]	功率在 300～1200 kg·m/min（50～200 W）之间最准确
上肢自行车	3.5		（3×功率[d]）÷体重[e]	功率在 150～750 kg·m/min（25～125 W）之间最准确

[a] 速度单位：m/min.。

[b]坡度采用百分率表达（如：10% =0.10）。

[c]台阶高度单位：m。

常用换算公式：

1 lb =0.454 kg

1 in =2.54 cm

1 ft =0.3048 m

1 mi =1.609 km

1 mph =26.8 m/min

1 kg·m/min =0.164 W

1 W =6.12 kg·m/min

1 MET =3.5 ml/（kg·min）

1 L/min =4.9kcal/min

[d]功率的单位是 kg·m/min，是由阻力（kg）×每转周长（m）×每分转数计算得出。注释：Monark 下肢功率车每转周长 6 m，Tunturi 和 BodyGuard 功率车每转周长 3 m，Monark 上肢功率车每转周长 2.4 m。

[e]体重单位：kg。

（改编自：Armstrong LE，Brubaker PH，Whaley MH，Otto RM，American College of Sports Medicine. ACSM's Guidelines for Exercise Testing and Prescription 7th ed. Baltimore（MD）：Lippincott Williams & Wilkins；2005. 366 p.）

表 7.5 证据支持的有氧运动（心肺耐力）推荐

FITT - VP	证据支持的有氧运动推荐
频率	· 中等强度运动每周不少于 5 d，或较大强度运动每周不少于 3 d，或中等强度加较大强度运动每周不少于 3 ~ 5 d。
强度	· 推荐大多数成人进行中等和（或）较大强度运动。 · 轻到中等强度运动可使非健康个体获益。
持续时间	· 推荐大多数成人进行每天 30 ~ 60 min 的中等强度运动，或 20 ~ 60 min 的较大强度运动，或中等到较大强度相结合的运动。 · 每天小于 20 min 的运动也可使静坐少动人群获益。
类型	· 推荐进行规律的有目标的、能动用主要肌肉群、表现为持续有节律性的运动。
运动量	· 推荐的运动量每周应至少 500 ~ 1,000 MET - min。 · 每天至少增加2，000步使每天的步数不少于7,000步，可以获得健康益处。 · 不能或不愿意达到推荐运动量的个体进行小运动量的运动也可获得健康益处。
模式	· 运动可以是每天一次性达到推荐的运动量，也可以是每次不少于 10 min 的运动时间的累计。 · 每次少于 10 min 的运动适用于健康状况差的病人。
进度	· 对运动的持续时间、频率和（或）强度进行调整，逐步达到运动目标。 · 循序渐进的运动方案可以促使锻炼者坚持锻炼，减少骨骼肌损伤和不良心血管事件。

（改编自：Garber CE，Blissmer B，Deschenes MR，et al. American College of Sports Medicine Position Stand. The quantity and quality of exercise for developing and maintaining cardiorespiratory，musculoskeletal，and neuromotor fitness in apparently healthy adults：guidance for prescribing exercise. *Med Sci Sports Exerc.* 2011；43（7）：1334 - 59.）

表 7.6　抗阻训练循证推荐

FITT－VP	循证推荐
频率	· 每周对每一个大肌群训练 2～3 次。
强度	· 初学者以 60%～70% 1-RM（中等到较大强度）间歇训练提高力量。 · 有经验的力量练习者以≥80% 1-RM（较大到大强度）提高力量。 · 老年人以 40%～50% 1-RM（低到较低强度）为起始强度提高力量。 · 久坐人群以 40%～50% 1-RM（低到较低强度）为起始强度可能也对力量增加有益。 · 以＜50% 1-RM（低到中等强度）增加肌肉耐力。 · 老年人以 20%～50% 1-RM 提高爆发力。
时间	· 尚无明确的时间被证明是有效的。
类型	· 推荐进行包含所有大肌群的抗阻训练。 · 推荐所有人进行多关节运动，它不仅动用超过一个大肌群，并且能针对主动肌和拮抗肌。 · 抗阻运动计划中也可包含针对主要肌群的单关节练习，通常安排在特定肌群的多关节练习之后。 · 可以使用多种体育器材和/或自身重量来完成上述运动。
重复次数	· 推荐大多数成年人以 8～12 次重复的负荷提高力量和爆发力。 · 中老年人开始练习时，以重复 10～15 次的负荷有效提高力量。 · 建议使用重复 15～20 次的负荷提高耐力。
组数	· 推荐大多数成年人以 2～4 组重复提高力量和爆发力。 · 仅 1 组练习也是有效的，尤其是对老年人和初学者。 · ≤2 组用来提高肌肉耐力。
模式	· 有效的组间休息为 2～3 min。 · 建议同一肌群练习之间应至少休息 48 h。
进度	· 推荐的进度是逐步增加阻力，和/或增加每组的重复次数，和/或增加频率。

1-RM，1 次最大负重次数。改编自：Garber CE，Blissmer B，Deschenes MR，et al. *American College of Sports Medicine Position Stand.* The quantity and quality of exercise for developing and maintaining cardiorespiratory，musculo－skeletal，and neuromotor fitness in apparently healthy adults：guidance for prescribing exercise. *Med Sci Sports Exerc.* 2011；43（7）：1334－59.

表 7.7 柔韧性练习循证推荐

FITT－VP	循证推荐
(F) 频率	· 至少每周 2～3 次，每天练习，效果最好。
(I) 强度	· 拉伸达到拉紧或轻微不适状态。
(T) 时间	· 推荐大多数人静力拉伸保持 10～30 s。 · 老年人拉伸保持 30～60 s 获益更多。 · 在进行 PNF 时，最好是先进行 3～6 s 的轻到中等强度收缩（即 20%～75% 最大随意收缩），紧接着进行 10～30 s 辅助拉伸。
(T) 类型	· 建议对所有主要肌肉肌腱单元进行一系列的柔韧性练习。 · 静力拉伸（即主动和被动拉伸）、动力拉伸、弹震拉伸以及 PNF 都是有效方法。
(V) 量	· 合理的练习量是每个柔韧性练习的总时间为 60 s。
(P) 模式	· 建议每个柔韧性练习都重复 2～4 次。 · 肌肉温度升高时进行柔韧性练习的效果最好，通过主动热身或热敷、洗澡等被动方法都可以提高肌肉温度。
进展	· 尚无最佳进展计划建议。

PNF：神经肌肉本体感觉促进法。

GETP9 第七章专栏

专栏 7.2　使用 HR、$\dot{V}O_2$、METs 计算运动强度的方法总结

- HRR 法：THR =（$HR_{max/peak}{}^{a}$ − HR_{rest}）× 期望强度% + HR_{rest}
- $\dot{V}O_2R$ 法：靶 $\dot{V}O_2R^{c}$ =（$\dot{V}O_{2max/peak}{}^{b}$ − $\dot{V}O_{2rest}$）× 期望强度% + $\dot{V}O_{2rest}$
- HR 法：靶心率 = $HR_{max/peak}{}^{a}$ × 期望强度%
- $\dot{V}O_2$ 法：靶 $\dot{V}O_2{}^{c}$ = $\dot{V}O_{2max/peak}{}^{b}$ × 期望强度%
- MET 法：靶 MET^{c} =（$\dot{V}O_{2max/peak}{}^{b}$ ÷ 3.5 ml/（kg · min））× 期望强度%

$^{a}HR_{max/peak}$是在最大强度运动负荷试验中测得的最大值，或是用“220－年龄”等其他推测公式得到的。(见表 7.2)

$^{b}\dot{V}O_{2max/peak}$是在最大强度运动负荷试验中测得的最大值，也可以通过次大强度运动负荷试验推测出最大值。$\dot{V}O_2max$ 与 $\dot{V}O_2peak$ 的区别见第四章中最大摄氧量的内容。

^{c}活动的 $\dot{V}O_2$ 和 MET 可以使用体力活动概要[1,2]或代谢公式[22]（表 7.3）计算得出。

$HR_{max/peak}$，最大心率或峰值心率；HR_{rest}，安静心率；HRR，心率储备；$\dot{V}O_2R$，摄氧量储备。

《ACSM 运动测试与运动处方指南资源手册》（第七版）（RM7）

下列插图、表格和专栏摘录自以下资源的代表性章节：

Swain P，senior editor. *ACSM's Resource Manual Guidelines for Exercise Testing and Prescription* . 7th ed. Baltimore（MD）：Lippincott Williams and Wilkins；2014.

RM7 第一章　功能解剖学

RM7 第一章插图

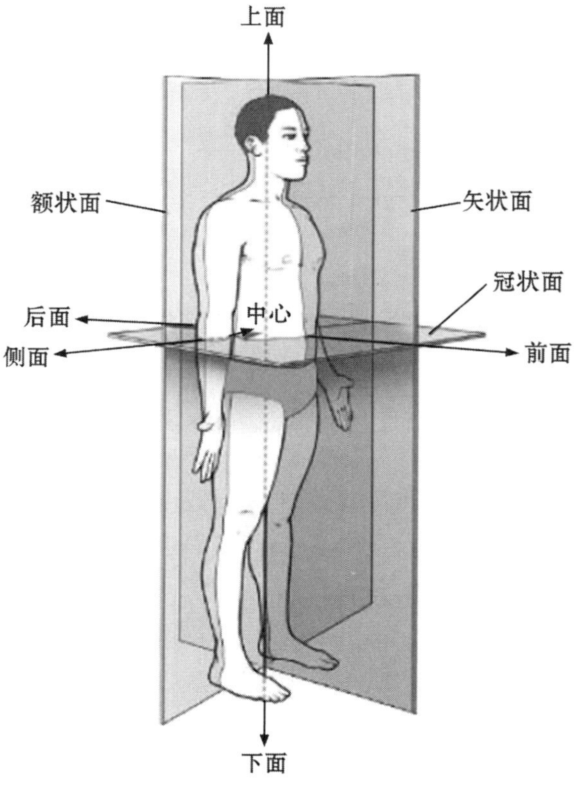

图 1.2　人体的解剖平面

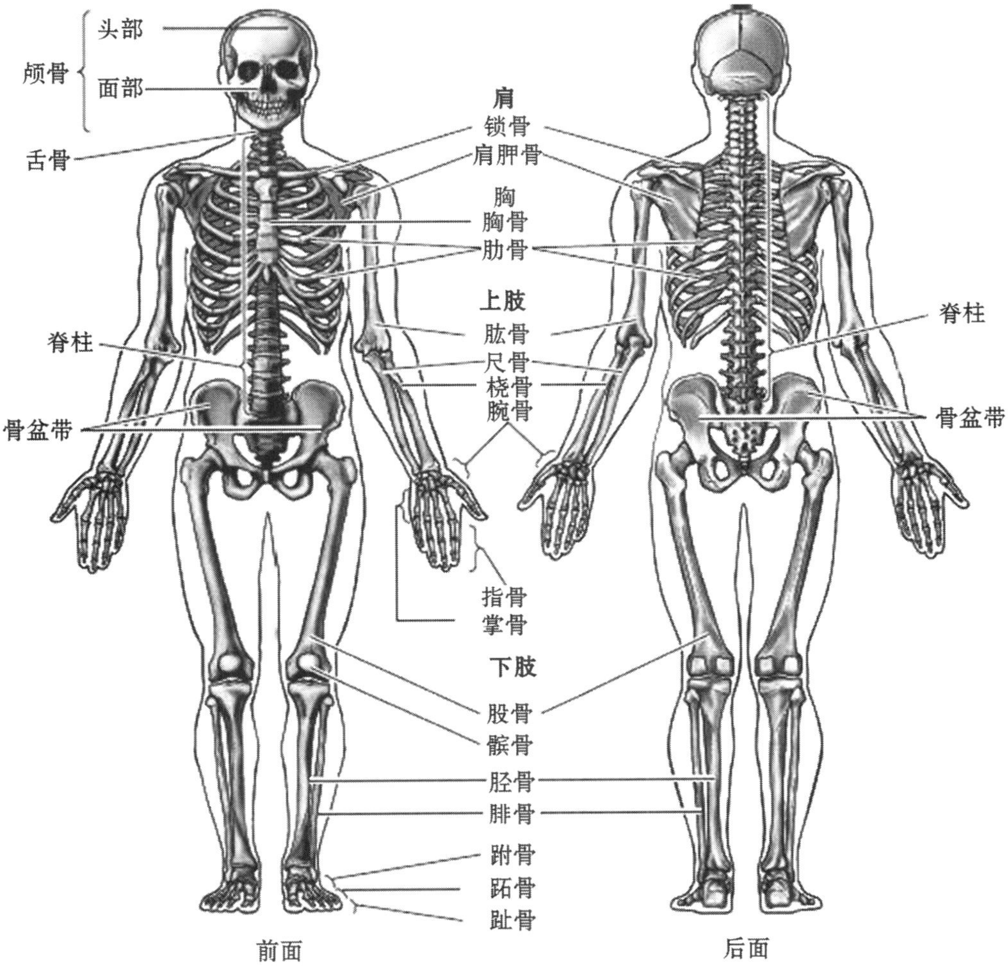

图 1.23　骨骼系统的分部

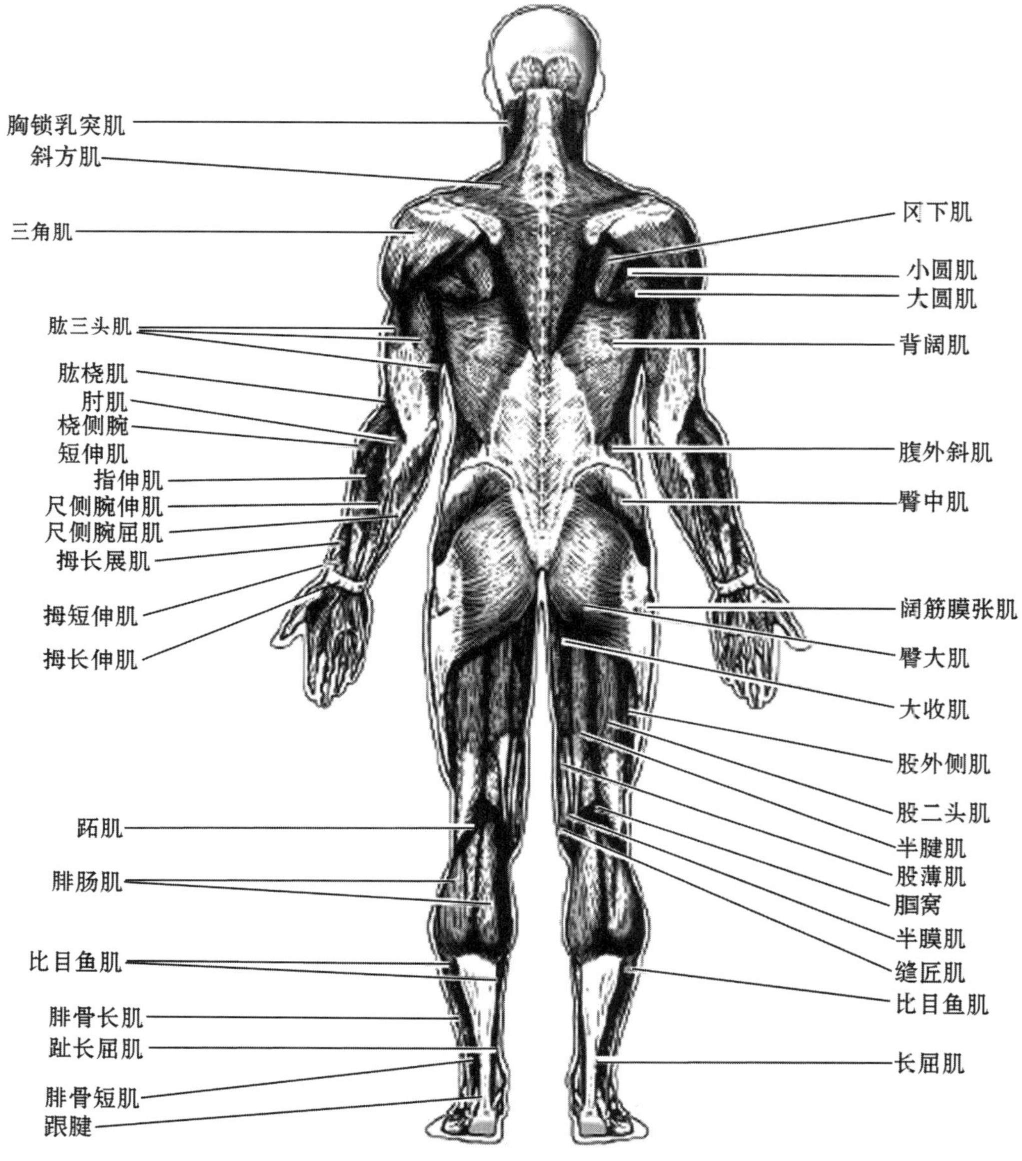

图 1.29　浅层肌肉后面观

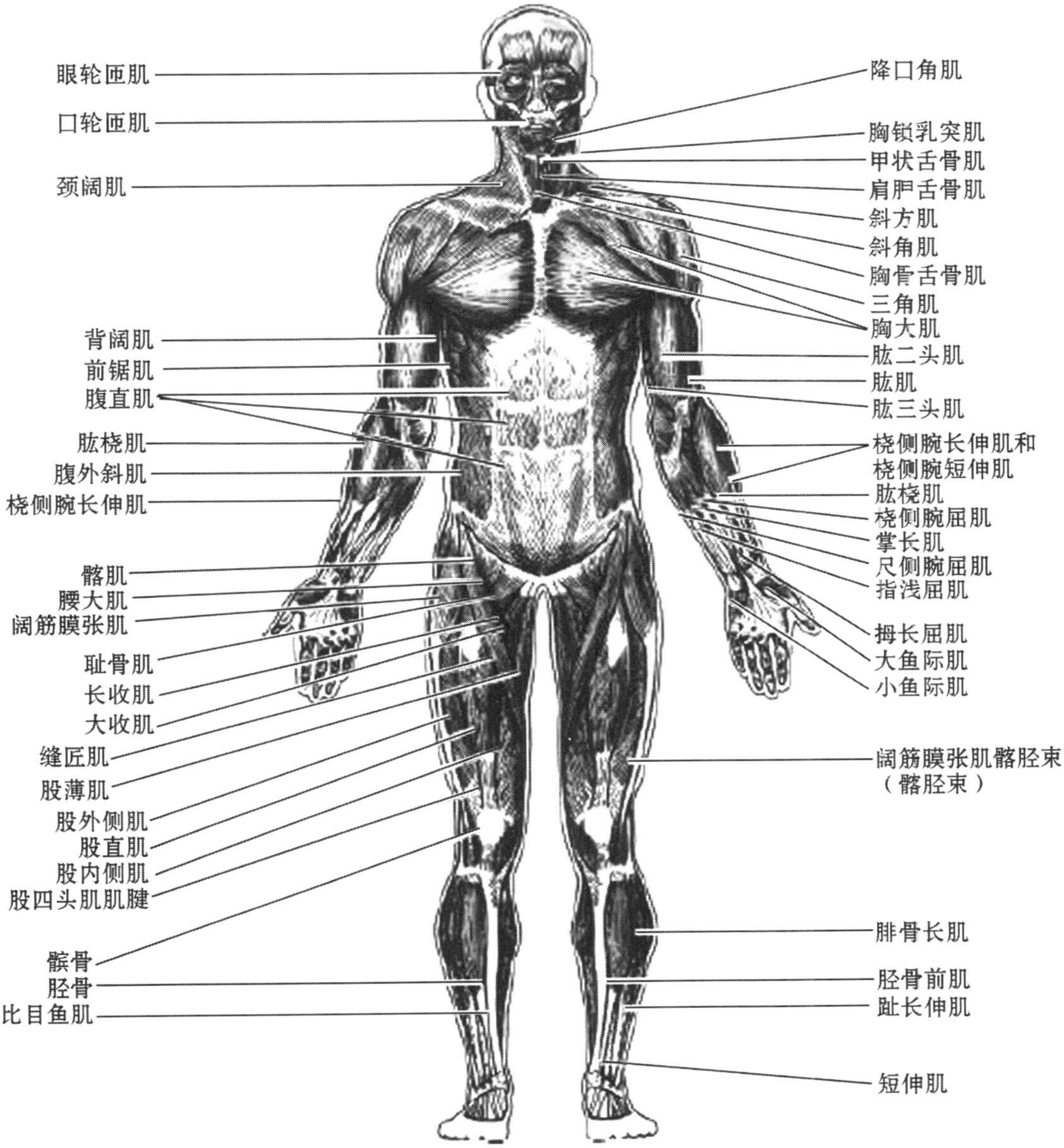

图 1. 30　浅层肌肉前面观

RM7 第三章　运动生理学

RM7 第三章表格

表 3.2　动态和静态血液动力学反应的比较

	动态（等渗）	静态（等张）
心输出量	+ + + +	+
心率	+ +	+
每搏输出量	+ +	0
外周阻力	–	+ + +
收缩压	+ + +	+ + + +
舒张压	0 –	+ + + +
平均动脉压	0 +	+ + + +
左心室做功	容量负荷	压力负荷

+，升高；–，降低；0，不变

RM7 第五章　衰老和退化对寿命的影响

RM7 第五章表格

表 5.2　增加心肺活动和/或改善心肺耐力的益处

改善心肺功能：	降低以下风险：
· 增加最大摄氧量	· 所有原因的死亡率
· 增加最大心输出量（Q）和每搏输出量（SV）	· 冠状动脉疾病
· 增加骨骼肌毛细血管密度	· 癌症（结肠癌，可能还有乳腺癌和前列腺癌）
· 增加线粒体密度	· 高血压
· 提高乳酸阈	· 非胰岛素依赖型糖尿病
· 在固定的次级量运动中降低心率和血压	· 骨质疏松
· 在固定的次级量运动中降低心肌耗氧量	· 焦虑
· 在固定的次级量运动中降低每分通气量	· 抑郁症

表 5.2 增加心肺活动和/或改善心肺耐力的益处 续表

提高免疫功能 增加葡萄糖耐量和胰岛素敏感度	改善血脂： · 降低甘油三酯 · 增加高密度脂蛋白胆固醇 · 降低餐后血脂
改善工作、娱乐和运动表现	改善身体成分
减轻日常活动疲劳	增加幸福感

RM7 第十章 运动计划法律方面的考虑

RM7 第十章专栏

专栏 10.1 运动专家的建议

运动专家关于法律事务的建议包括以下内容：

1. 同行在实践中了解和应用并共同总结出来的最严格和最新的指导方针，适用于你们的服务、客户、组织或环境。
2. 保留提供服务的相关凭证（例如，个人认证或公共许可证）和职业责任保险。
3. 在所有与知情同意有关的服务中使用恰当的知情同意书（向有资质的律师和风险管理人咨询）。
4. 在参与运动的技能以及关乎健康和体力的限制方面对客户进行指导，观察他们参与的情况，纠正问题，后续还要核实他们能够安全有效地管理自己参与的运动。
5. 坚持标准地记录服务过程以及策略和程序的书面计划。
6. 及时向授权方传达关键信息。
7. 制定应急预案，对突发事件进行演练，基于演练经验记录和升级程序，制定适用的自动化表面除颤程序。
8. 事件上报并跟进，不断提高应急预警及处理能力。
9. 定期保养和检查设备。

RM7 第十九章　运动计划的安全性和应急程序

RM7 第十九章表格

表 19.2　心肺和代谢状况/突发事件的快速反应

状况	定义/表现和症状	紧急医护
头晕/晕倒晕厥	不辨方向；混乱；皮肤苍白；脉搏快而不规则；虚弱 意识短暂丧失	确定患者的反应，使患者仰卧抬高下肢，如果意识清醒给予口服补液，必要时行心肺复苏，如果患者突然丧失反应要检查血糖。启动急救医疗服务（EMS）。
低血糖症	血糖过低。大汗淋漓，心动过速，饥饿感，视力模糊或复视，颤抖，头痛，混乱，惊厥，意识丧失，喜怒无常	检查血糖，如果患者意识清醒给予 5～20g[6] CHO［4oz（113.4g）或半杯普通碳酸饮料或橙汁或 3 片葡萄糖泡腾片］。如持续低血糖则 15min 内重复一次。进餐或零食预防复发。如果意识丧失，受过培训则使用胰高血糖素急救盒，没受过培训则启动 EMS。
高血糖症	异常地血糖升高。恶心，多尿症，视力模糊，嗜睡，呼吸有烂苹果味，呕吐，过度换气	如果患者感觉不适或尿酮体测试阳性则暂停运动[4]。如果症状持续要停止活动，如有呕吐将头转向一侧，检查血糖，如果患者意识清醒给予口服补充无热量或低热量液体。持续监测血糖。培训过的专业人员可给患者注射胰岛素降低血糖；启动 EMS。
心绞痛	胸部、颈部、下颌、手臂和/或后背疼痛/压迫感；大汗淋漓；否认医学问题；恶心；气促	停止活动；保持坐位或仰卧位（选择二者中最舒服的姿势）；如有可能，检查脉搏、血压和心律；如果有 CAD 病史按照高级生命支持（ACLS）方案给予硝酸甘油和吸氧。启动 EMS 或医疗评估（除非患者被诊断为慢性稳定型心绞痛，休息和/或给药后症状可缓解）。检查 12 导联 EKG。
心脏骤停	通常由心肌缺血引起的心律异常；患者可能失去意识，呼吸心跳停止。	启动 EMS，CAB（胸外按压，开放气道，人工呼吸）；如有自动体外除颤仪（AED）/手动除颤器，进行电击除颤；如有必要，继续心肺复苏（CPR）。
呼吸困难	呼吸费力。 过度换气，眩晕，喘息，咳嗽，协调障碍	停止活动。保持气道开放，如有处方协助使用扩张支气管药物[18]。尝试缩唇式呼吸；采取舒适的体位；如无缓解，启动 EMS 并转移。
气促	异常的快速呼吸。 过度换气	停止活动。保持气道开放；若知道原因，进行治疗；若表现/症状持续，启动 EMS。

表 19.2　心肺和代谢情况/突发事件的快速反应　　续表

状况	定义/表现和症状	紧急医护
中风或TIA	大脑缺氧。可能引起的症状包括嗜睡，混乱，不明原因的剧烈头痛，恶心，或失明及丧失自主运动，肌无力，失语，协调障碍，或面瘫。	启动 EMS；记录症状出现的时间。如有必要，进行 CPR；如有条件，检查葡萄糖。监测生命体征、观察临床表现及症状；吸氧提高血氧饱和度。
高血压	血压升高—安静时 SBP > 200 或 DBP > 110。 运动测试期间 SBP > 250 或 DBP > 115 无中风或 TIA 症状，或在运动过程中 SBP > 200 和/或 DBP > 105	禁止运动。警示监护人或带到 ER。 停止活动；监测生命体征、观察临床表现及症状，如果 BP 没有很快降下来，呼叫医生或带到 ER。
低血压	血压过低引起的症状包括晕厥、眩晕和疲乏。	停止活动。使患者仰卧，抬高下肢，评估生命体征，如果意识清醒给予口服补液。如果症状不缓解或血压不升，启动 EMS。病因治疗。
心动过速	安静心率≥100bpm 或在特定情况下（焦急、运动等）心率异常加快。可能伴有其他表现和症状，如呼吸困难或心绞痛。	停止活动。评估生命体征，确保呼吸道开放，吸氧，判断有无其他心律失常。启动 EMS 或进行医学评估，遵循心动过速 ACLS 指南，治疗致病因素。
心动过缓	伴随有症状的安静心率 < 60bpm；使用 β 受体阻滞剂的患者或者运动员往往有较慢的安静心率，但不伴有其他症状。	停止活动。保持呼吸道开放，监测生命体征，吸氧，判断有无其他心律失常。检查有无低灌注的表现；启动 EMS。
运动性横纹肌溶解症	肌肉疼痛、肿胀、无力，酱油色尿	启动 EMS，立即送往医院，冷敷，如果意识清醒给予口服补液。
体温过高	热损伤	
热痉挛	疼痛、不自主的单个肌肉痉挛最常发生在小腿、上臂、腹部和后背的肌肉	停止活动。口服凉的电解质糖溶液；应用冰袋，按摩，然后轻柔的牵拉肌肉；监测生命体征以及水合状态。
热衰竭	大汗淋漓，面色苍白，肌肉痉挛，头痛，恶心，意识丧失，眩晕，心动过速，低血压，疲乏无力	停止活动，转移到阴凉的地方；除去衣物；用冷喷降温；鼓励饮用凉的电解质糖溶液，但避免使患者感觉到冷。监测核心体温，进行医学评估，若没有很快改善，启动 EMS。

表 19.2 心肺和代谢情况/突发事件的快速反应 续表

状况	定义/表现和症状	紧急医护
中暑	皮肤热而干燥，但也可能出汗；呼吸困难，心动过速，混乱，眩晕，晕厥，癫痫发作，常发生意识丧失伴随核心体温 >40℃（104 ℉）	启动 EMS 并立即转移至阴凉的地方，除去衣物，用凉水淋湿身体（用冰水擦洗颈部），或者用凉的湿单子包起来。如果意识清醒给予口服补液，监测核心体温及生命体征。
体温过低	体温降至低于 35℃或 95 ℉，寒战，协调障碍，肌肉僵硬，昏睡，认知能力下降，定向障碍	启动 EMS 并转移至温暖的地方，脱掉潮湿的衣服，换上干燥、温暖的衣物，盖上毯子，或用温水逐渐复温。监测生命体征；给予热液体。

CHO，碳水化合物；CAD，冠状动脉疾病；EKG，心电图；TIA，短暂性脑缺血发作；SBP，收缩压；DBP，舒张压；ER，急诊室；BP，血压；HR，心率；bpm，每分钟的心跳次数。

改编自：Markenson D，Ferguson JD，Chameides L，et al. Part 17：first aid：2010 American Heart Association and American Red Cross Guidelines for First Aid. Circulation. 2010；122（18 suppl 3）：S934 –46.

表 19.3 肌肉骨骼系统损伤/突发事件的快速反应

损伤	描述	表现/症状	紧急医护
水泡/钉胼	闭合性皮肤损伤	疼痛，肿胀，感染	使用消毒皂清洗，应用无菌敷料、抗生素软膏
裂伤/擦伤	开放性皮肤损伤	疼痛，发红，出血，肿胀，微热	采用通常的预防措施防止血行感染。直接压迫止血。用大量的水灌洗伤口，清除异物。使用肥皂或无菌生理盐水清洗；在擦伤及损伤表面应用抗生素软膏和无菌敷料。请医生予以缝合/注射破伤风。提供护理后立即清洗双手。
拉伤[a]	肌肉、肌腱和/或筋膜的拉伤或撕裂		
Ⅰ级	仅少量肌纤维受损	轻微不适，疼痛，肌肉发紧，可能出现局部痉挛	RICE（见表 19 –4 中的定义和方案）
Ⅱ级	更多肌纤维更严重的损伤	功能受限，肿胀，淤斑，局部压痛	RICE；进行医学评估
Ⅲ级	严重撕裂或完全断裂	明显缺陷，功能完全丧失，剧烈疼痛，肿胀以及淤斑	制动，RICE，快速进行医学评估，因为可能需要外科手术治疗。

表 19.3 肌肉骨骼系统损伤/突发事件的快速反应 续表

损伤	描述	表现/症状	紧急医护
扭伤	韧带或稳定关节的结缔组织的拉伤或撕裂		
Ⅰ级	轻微拉伤或撕裂，不引起关节不稳	微痛，肿胀，功能不受限制或轻微受限，无或小面积淤斑	RICE
Ⅱ级	部分断裂	瘀斑，中度疼痛，肿胀，难以承重，功能部分受限	RICE，医学评估
Ⅲ级	完全断裂	剧烈疼痛，肿胀，瘀斑，关节不能承重	制动，RICE，快速进行医学评估
应力骨折	反复应力导致小的骨裂或骨折	尝试活动时出现隐袭的疼痛发作，痛点比较明确	医学评估，休息，非承重活动
单纯急性骨折	骨骼突然地断裂	肿胀，瘀斑，功能丧失，疼痛	如果经医学评估、X线明确了骨折部位，则用带衬垫的夹板固定相应关节。

[a] 各级损伤的表现和症状包括了下面级别的表现和症状（例如，Ⅱ级损伤包括了Ⅰ级和Ⅱ级的症状；Ⅲ级损伤包括了Ⅰ级、Ⅱ级和Ⅲ级的症状）。

表 19.4 急性损伤的 RICE 方案

治疗	目的	应用
休息（Rest）	疼痛控制，防止再损伤	完全休息，制动，或降低训练强度、持续时间和频率，或使用非承重运动方式，视损伤严重程度而定。
冰敷（Ice）	减轻疼痛、肿胀、炎症、痉挛及出血	损伤后立即使用，每次 10～20min，一天 2～3 次；用塑料袋装上冰水混合物；在皮肤与冰袋之间放置一块薄毛巾。
压迫（Compression）	消肿	弹性绷带或压力套筒
抬高（Elevation）	消肿	将患处抬高，高于心脏水平

改编自：Markenson D，Ferguson JD，Chameides L，et al. Part 17：first aid：2010 American Heart Association and American Red Cross Guidelines for First Aid. Circulation. 2010；122（18 suppl 3）：S934－46. 以及 Prentice WE，Arnheim DD. Aenheim's Principles of Athletic Training：A Competency－Based Approach. 14th ed，New York（NY）：McGraw－Hill Higher Education：2011，940p.

RM7 第十九章专栏

专栏 19.1　制定应急护理方案的策略

· 谁负责机构的应急预案和规划？有医务监督（医疗顾问）吗？
· 要把整个应急护理方案的概要展示在中心位置吗？
· 机构内的不同区域（测试区域、游泳池、减重房、户外区域和健身房）要制定并贴出不同的应急程序吗？
· 提供什么护理服务？
· 谁来提供护理？
· 所有的职员以及主管都根据情况进行急救、CPR、AED 和/或 ACLS 的认证了吗？
· 有公众除颤（PAD）方案吗？
· 职员培训记录在人事档案或应急程序方案中吗？
· 所有职员都接受了病原体血行感染的 OSHA 指南和程序的培训了吗？
· 个别职员有指定的职责吗（例如组长、队长、医疗联络员）？
· 活动全程有经理/组长监督医疗紧急情况吗？
· 谁来启动 EMS？是否明显地张贴了应急程序的电话号码？
· 所有职员都熟悉通过电话提供 EMS 信息吗？该信息就张贴在电话旁边吗？
应急事件的类型（受伤，疾病）
涉及的或受伤的人的现状
给予援助的类型
机构和伤（病）者的确切位置
机构中的人
机构的具体入口
使用的电话号码
· 如果监管人员必须离开到事故现场，由谁来监督其他的活动区域？
· 谁将帮助控制拥挤的人群？
· 谁有权使用上锁区域或门的钥匙？
· 谁来指挥救护车、EMS 或现场的急救团队？
· 机构管理者邀请过 EMS 代表来熟悉机构平面图及机构的运作吗？
· 是否定期（至少每 3 个月一次）进行应急培训并记录？
· 应急培训既包括提前预告的模拟演练又包括未经预告的模拟演练吗？
· 应急演练及培训是否记录并评估一些需要做变动的建议？
· 演练的培训和组织包括 EMS 吗？
· 急救包、乳胶或类似的手套、AED、夹板、担架、灭火器及其他应急设备放置在所有职员都知道的位置并方便取用吗？
· 应急设备和用品是否清楚地标记并定期检查，对其进行日常维护吗？
· 机构开展并记录所有新成员、客户及患者的心血管风险筛查吗？

专栏 19.1　制定应急护理方案的策略　（续）

· 高风险人群能够直接寻求由机构提供的适当水平的护理，并寻求工作人员的监督吗？

· 在应急事件中职员能够填写和使用适当的文件（健康评估、准许参加急救的医师信息、可能出现的风险或放弃治疗的声明、知情同意、应急信息以及预先声明）吗？

· 职员是否恰当地得知了客户的整形手术史或其他健康问题，包括认知问题，例如可能影响参与活动的痴呆症或阿尔兹海默病？

· 每位参与者的档案中都有紧急联络卡片吗？卡片上包括家庭成员的电话号码，特别指定的医生的名字、电话号码，如果主要联系人联络不上时的备用电话号码。应鼓励患者/成员定期更新这些信息。

· 是否完成了正确记录受伤及事故的报告，包括伤者和目击者的陈述及他们的联系方式，并存放在适当的保险位置以备审查及后续管理？

· 事故过后是否有计划收集证据和资料，包括采访目击者，保留被破坏的设备零件，以及合理的拍照（例如与训练设备故障是否有潜在联系）？

· 事故/受伤报告是否及时呈送给机构的保险经理和法律顾问（事故发生后 24 小时内），并在恰当的时候标记为"特权和机密"？

· 是否有职工做出适当的方案来处理媒体及其他代表针对事故的询问？

改编自 Peterson JA，Tharrett SJ，American College of Sports Medicine. *ACSM's Health/Fitness Facility Standards and Guidelines*. 4th ed. Champaign（IL）：Human Kinetics；2011. 211 p.

RM7 第四十六章　体力活动行为改变的咨询服务

RM7 第四十六章专栏

专栏 46.5　对体力活动阶段变化的评定

体力活动阶段的变化

提示：请在下列问题中圈出是（Y）或否（N），请仔细阅读后面的提示后确认。

	Yes	No
1. 我目前参加体育锻炼。	Y	N
2. 6 个月内我准备更加积极地参加体育锻炼。	Y	N

有运动习惯必须满足每天共计运动 30min 以上，每周至少运动 5 天。例如，可以每天一次走 30min 或者走 3 个 10min。

	Yes	No
3. 我目前有运动习惯。	Y	N
4. 过去的 6 个月我一直有运动习惯。	Y	N

专栏 46.5　对体力活动阶段变化的评定　（续）

	题目			
阶段	1	2	3	4
动机前期	No	No	—	—
动机期	No	Yes	—	—
预备期	Yes	—	No	—
行动期	Yes	—	Yes	No
保持期	Yes	—	Yes	Yes

经允许改编自：Marcus B，Forsyth L. Motivating People to be Physically Active – 2nd ed. Champaign (IL)：Human Kinetics；2009，200p.

RM7 第四十八章　体力活动计划的制定、执行及评价

RM7 第四十八章插图

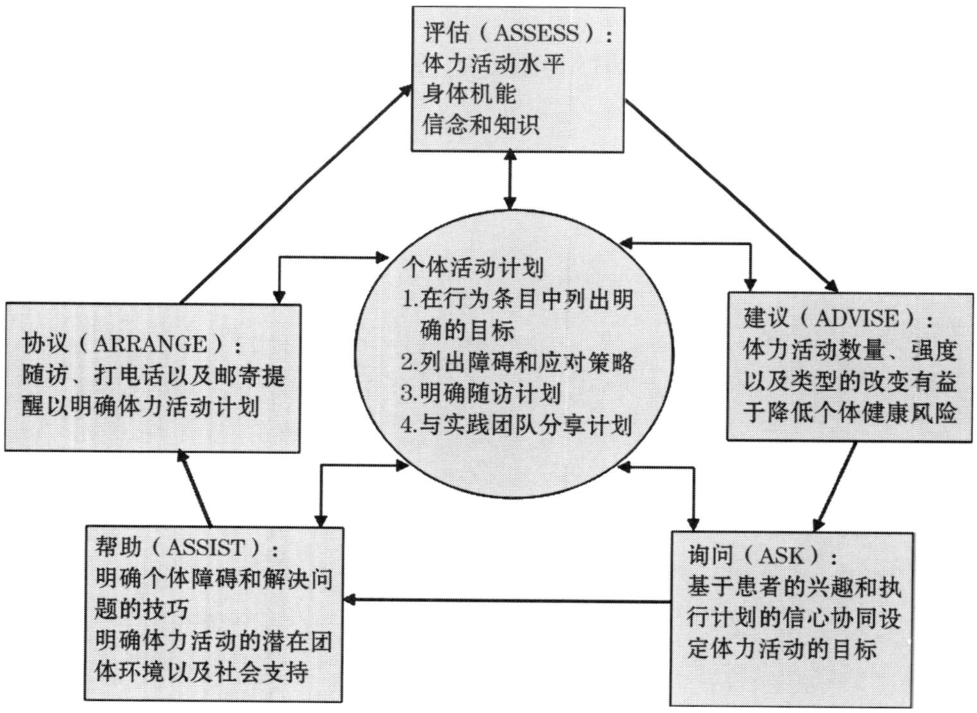

图 48.1　在临床上用于体力活动提升的 5A 模式

《ACSM 个人训练手册》（第四版）（RPT4）

下列插图、表格和专栏摘录自以下资源的代表性章节：

Bushman BA， senior editor. ACSM's Resources for the Personal Trainer. 4th ed. Baltimore（MD）：Lippincott Williams and Wilkins；2014.

RPT4 第三章　解剖和运动机能学

RPT4 第三章插图

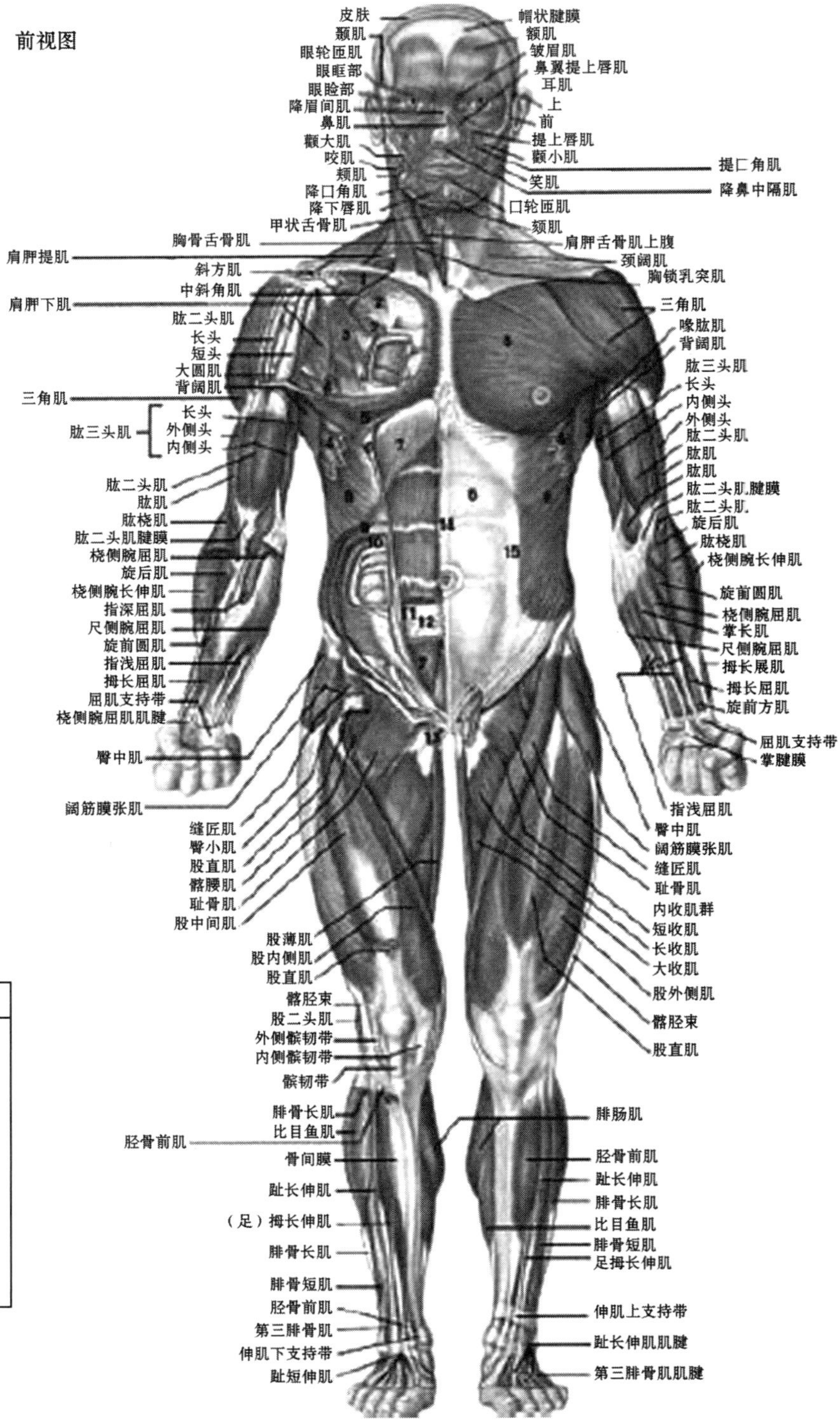

重要

1 锁骨下肌
2 肋间外肌群
3 胸小肌
4 前锯肌
5 胸大肌
6 腹直肌鞘（前层）
7 腹直肌
8 腹外斜肌
9 腹内斜肌
10 腹横肌
11 腹直肌鞘（后层）
12 弓状线
13 提睾肌
14 腹白线
15 腹外斜肌腱膜

图 3.8　浅表肌肉——前面观

（由 Anatomical Chart Co. 提供）

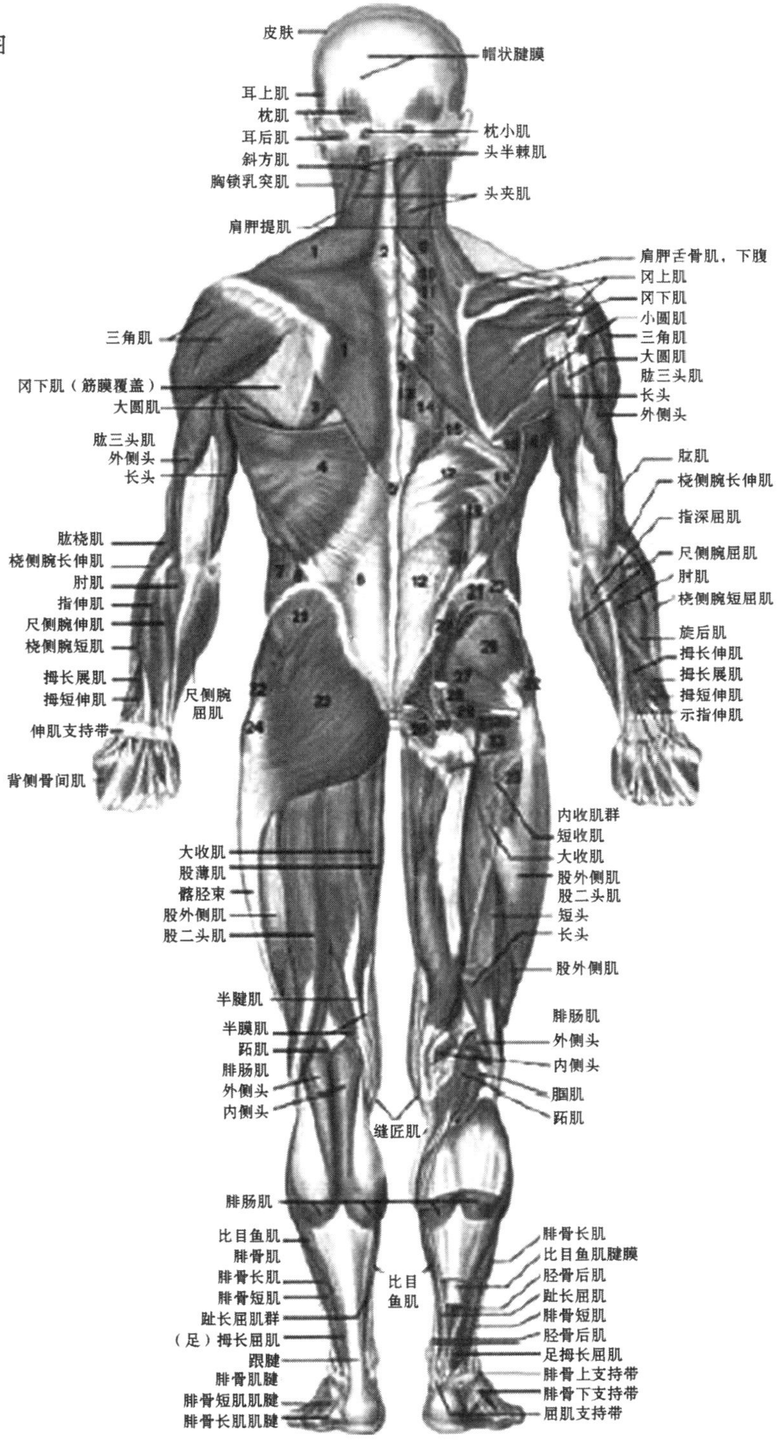

重要

1 斜方肌
2 棘突
3 大菱形肌
4 背阔肌
5 T12棘突
6 胸腰筋膜
7 外斜肌
8 内斜肌
9 颈夹肌
10 后锯肌上部
11 小菱形肌
12 竖脊肌
13 胸棘肌
14 胸最长肌
15 腰髂肋肌
16 前锯肌
17 后锯肌下部
18 肋间外肌
19 第12肋
20 胸腰筋膜（切除）
21 臀中肌
22 阔筋膜张肌
23 臀大肌
24 大转子
25 髂嵴
26 臀小肌
27 梨状肌
28 上孖肌
29 闭孔内肌
30 骶结节韧带
31 下孖肌
32 闭孔外肌
33 股方肌

图 3.9 浅表肌肉——后面观

（由 Anatomical Chart Co. 提供）

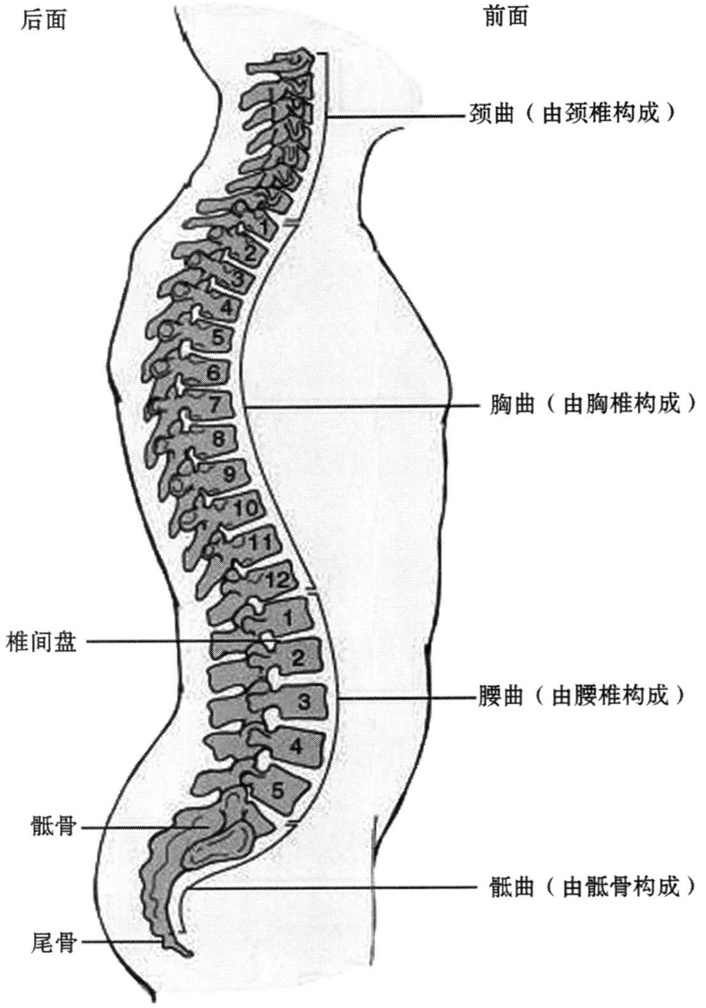

图 3. 48　脊柱——侧面观显示四个生理曲度和范围

（引自 Oatis CA. Kinesiology：The Mechanics and Pathomechanics of Human Movement. Baltimore [MD]：Lippincott Williams & Wilkins；2003. ）

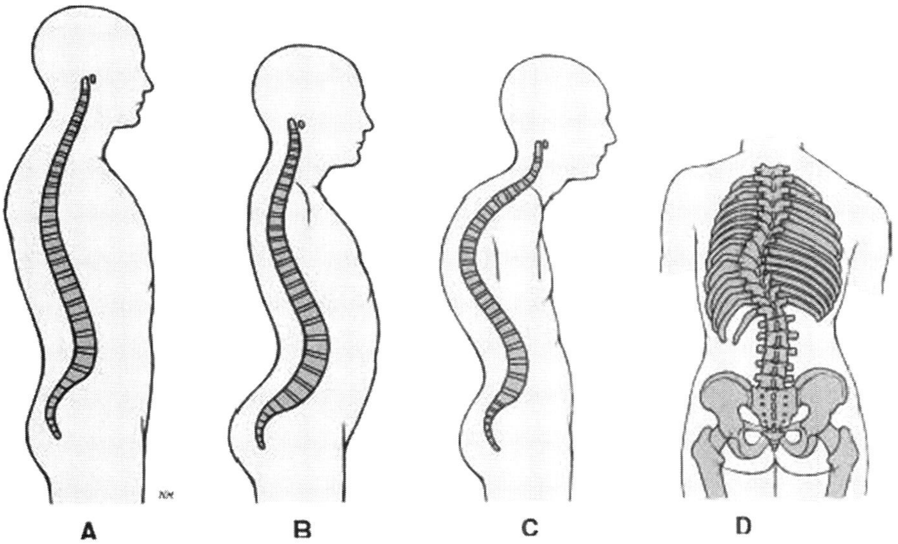

A. 正常生理弯曲；B. 脊柱过度前凸；C. 脊柱过度后凸；D. 脊柱侧弯

图 3.49 脊柱的正常生理曲度及异常曲度

（由 Neil O. Hardy Westpoint，CT. 提供）

RPT4 第三章表格

表 3.3 主要的关节运动以及运动平面

主要关节	关节类型	关节的运动	运动平面
肩胛胸壁关节	不是一个真正的关节（“生理的”或“功能的”关节）	上提—下压 向上旋—向下旋 前伸—后缩 旋内—旋外 前倾—后倾	额状面 额状面 额状面 转换的 矢状面
盂肱关节	滑膜关节：球窝关节	屈—伸 外展—内收 内旋—外旋 水平外展—内收 环转	矢状面 额状面 冠状面 冠状面 多样的
肘关节	滑膜关节：铰链关节	屈—伸	矢状面

表 3.3 主要的关节运动以及运动平面 续表

主要关节	关节类型	关节的运动	运动平面
桡尺近侧关节	滑膜关节：车轴关节	旋前—旋后	冠状面
腕关节	滑膜关节：椭圆关节	屈—伸 外展—内收	矢状面 额状面
掌指关节	滑膜关节：椭圆关节	屈—伸 外展—内收	矢状面 额状面
近端和远端指间关节	滑膜关节：铰链关节	屈—伸	矢状面
椎间关节	软骨关节	屈—伸 侧屈 旋转	矢状面 额状面 冠状面
髋关节	滑膜关节：球窝关节	屈—伸 外展—内收 内旋—外旋 环转	矢状面 额状面 冠状面 多样的
膝关节	滑膜关节：双髁关节	屈—伸 内旋—外旋	矢状面 冠状面
踝关节：距骨小腿关节	滑膜关节：铰链关节	背屈—跖屈	矢状面
踝关节：距下关节	滑膜关节：滑动关节	内翻—外翻	额状面

RPT4 第四章 训练的生物力学原理

RPT4 第四章插图

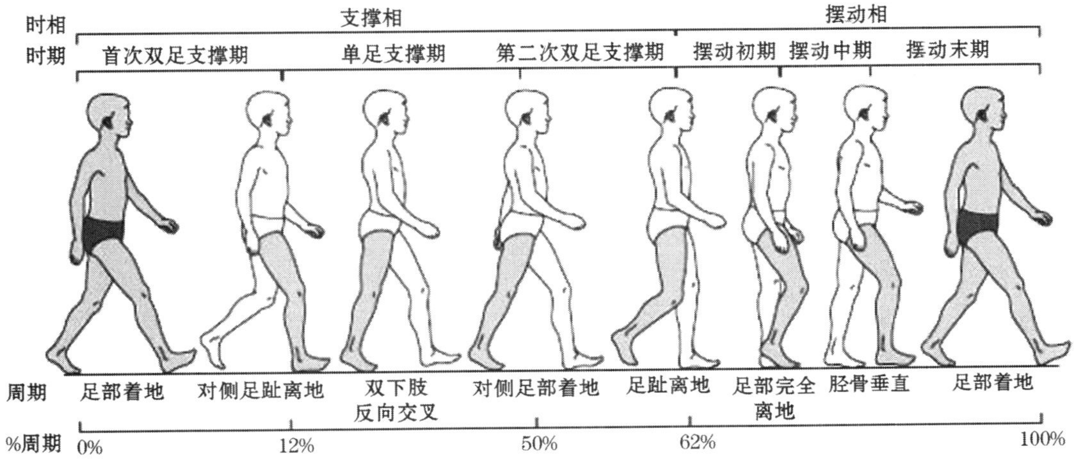

图 4.16 正常步态

（改编自 Rose J，Gamble JG，editor. Human Walking. 2nd ed. Baltimore［MD］：Lippincott Williams & Wilkins；1994，p. 26.）

RPT4 第五章 运动生理学

RPT4 第五章插图

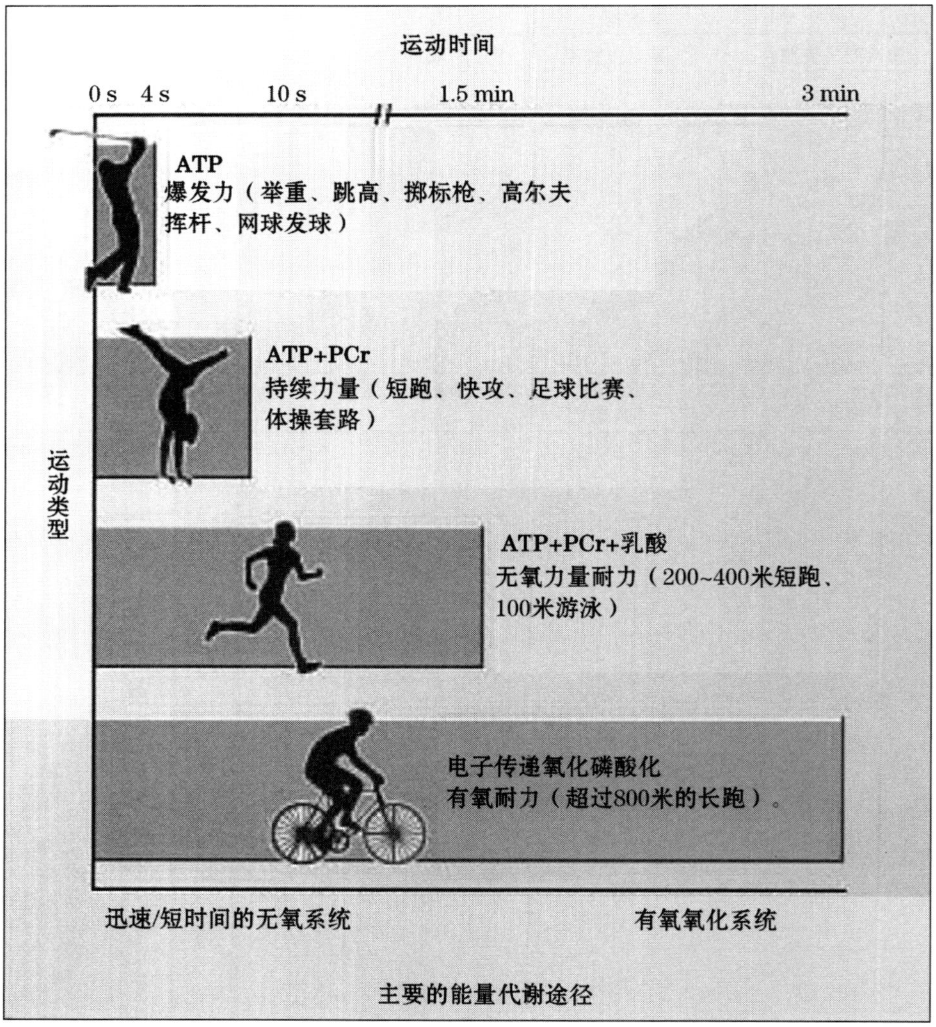

图 5. 4 ATP，三磷酸腺苷；PCr，磷酸肌酸；ATP + PCr 乳酸，糖无氧酵解；电子传递氧化磷酸化，有氧氧化，这些能量代谢途径的活性比较

（经许可翻印自：Premkumar K. The Massage Connection, Anatomy andPhysiology. 2nd ed. Baltimore [MD]: Lippincott Williams & Wilkins; 2004.）

RPT4 第五章表格

表 5.2　增加心肺活动和/或改善心肺耐力的益处[a]

改善心肺功能：	降低以下风险：
· 增加最大摄氧量	· 所有原因的死亡率
· 增加最大心输出量（Q）和每搏输出量（SV）	· 冠状动脉疾病
· 增加骨骼肌毛细血管密度	· 癌症（结肠癌，可能还有乳腺癌和前列腺癌）
· 增加线粒体密度	· 高血压
· 提高乳酸阈	· 非胰岛素依赖型糖尿病
· 在固定的次级量运动中降低心率和血压	· 骨质疏松
· 在固定的次级量运动中降低心肌耗氧量	· 焦虑
· 在固定的次级量运动中降低每分通气量	· 抑郁症
	改善血脂：
提高免疫功能	· 降低甘油三酯
增加葡萄糖耐量和胰岛素敏感度	· 增加高密度脂蛋白胆固醇
	· 降低餐后血脂
改善工作、娱乐和运动表现	改善身体成分
减轻日常活动疲劳	增加幸福感

[a] 体力活动对健康产生的许多好处可能在提高心肺耐力方面影响比较小（U. S. Dept. of Health and Human Services. *Physical Activity Guidelines Advisory Committee Report*，2008）。

RPT4 第十章　客户初访

RPT4 第十章插图

新会员登记表

通讯信息

日期：__________________电话__________本人的

姓名：

____

地址：

____

图 10.3　新客户登记表模板

首选联系方式：

__________电话（家庭）：______________________________

__________电话（手机）：______________________________

__________电子邮箱：______________________________

训练安排意愿（全程循环）：

周日	周一	周二	周三	周四	周五	周六
上午	上午	上午	上午	上午	上午	上午
中午	中午	中午	中午	中午	中午	中午
下午	下午	下午	下午	下午	下午	下午

健康与体适能信息

健康与体适能的一般目标（全程检查）：

__________力量__________疾病管理

__________耐力__________压力管理

__________运动表现__________体重管理

__________体质状况__________能量/活力

招待客户的保健专家或其他体适能专家：

____

____

医学考虑/限制：

____

____

需要公开医疗信息（MD Release Form）：__________是__________否

医生姓名/联系电话（如有必要）：

____

活动项目

推荐体适能保健专家：__________是__________否

推荐：

____

如果达成一致：

公开医疗信息（如有必要）发送日期：__________接收日期__________

客户初访日期：______________________________

服务介绍信息发送至：__________本人__________电子邮箱__________信箱

意见：

____

____

图 10.3　新客户登记表模板（续）

客户私人训练协议

1. ______________________________，已经阅读并同意以下协议：

（请打印客户姓名）

· 预约训练将直接通过分配给我的私人教练经双方协商后排定时间。

· 我已经与我的私人教练交换了联系信息并表明了我偏好的联系方式。我了解机构的职员无权公布我的私人教练的个人联系信息。

· 不可以带外面的教练来机构里陪我训练。

· 私人训练课历时 1 小时。

· 我知道要求按照预约时间准时抵达、换衣服并准备训练。如果迟到了，我明白我的训练课程也会按照事先排定的时间结束。

· 取消预约的规定：我明白为了避免被扣取整堂课的费用，必须在排定时间 24 小时内，直接联系我的私人教练取消预约。

· 缺席的规定：我明白如果缺席了为我排定的训练课，我将被扣取整堂课的费用。

· 我的私人教练在排定时间 24 小时内没有联系我，缺席训练课，他/她将免费安排一次补课。

· 我知道可以向机构经理反映任何客服问题和/或表扬出色的表现。

客户签名：____________________日期：____________________

私人教练（印章）：____________________日期：____________________

图 10.4 客户私人训练协议模板

（经许可，改编自 Plus OneHealth Management，Inc.，New York，New York，2008.）

RPT4 第十一章 筛查和风险分层

RPT4 第十一章插图

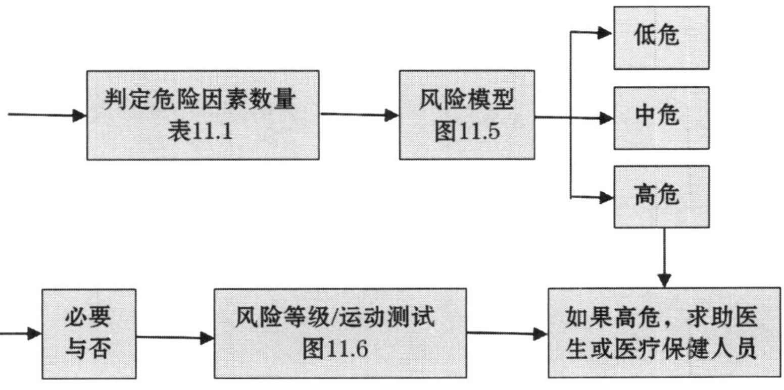

筛查过程

RPT4 第十三章　综合运动计划设计

RPT4 第十三章表格

表 13.5　逐步加强平衡能力运动计划示例

	水平 1	水平 2	水平 3	挑战
坐位平衡训练	坐在椅子上	增加上肢运动： · 依次向前然后向侧面举起一侧手臂 · 向前然后向侧面同时举起两只手臂 增加下肢运动： · 依次抬起一侧膝关节 · 依次抬起一侧下肢（伸直）	上、下肢联合运动	· 坐在垫子上 · 坐在固定的球上 · 单眼闭 · 双眼闭 · 头转向右侧然后转向左侧
立位平衡训练	直立姿势（包括宽的、窄的两脚开立及前后弓步、半弓步的变化）	在所有四种变化中加入： · 向前和向后摇摆 · 侧方摇摆（一侧到另一侧）	摇摆时增加上肢运动： · 依次向前然后向侧面举起一侧手臂 · 向前然后向侧面同时举起两只手臂	· 单眼闭 · 双眼闭 · 头转向右侧然后转向左侧 · 抓一件物品，例如一本书
动态平衡训练	向前、向后走	· 宽的两脚开立走 · 窄的两脚开立走 · 用脚跟走 · 用脚尖走	· 弓步向前、向后走 · 承重走 · 转头走	· 赤脚 · 单眼闭 · 改变平面（厚垫子、沙子等） · 障碍物
	侧向走	· 用脚跟侧向走 · 用脚尖侧向走 · 转圈	· 承重侧向走 · 转头侧向走 · 交叉步：一只脚交叉过另外一只脚	

RPT4 第十四章　抗阻训练计划

RPT4 第十四章专栏

专栏 14.1　判定肌肉酸痛的 Likert 式图表

0	
1	轻微酸痛
2	
3	中度酸痛
4	
5	极度酸痛
6	

RPT4 第十五章　心肺训练计划

RPT4 第十五章专栏

专栏 15.1　规律体力活动/运动的益处

改善心血管和呼吸功能

增加最大摄氧量是中枢及外周循环适应性改变的结果

在固定的次级量运动中降低每分通气量

在固定的次级量运动中降低心肌耗氧量

在固定的次级量运动中降低心率和血压

增加骨骼肌毛细血管密度

提高运动的血乳酸阈值

提高运动时疾病出现发病迹象或症状出现的阈值（例如心绞痛、缺血性 ST 段压低、跛行）

专栏 15.1	规律体力活动/运动的益处	（续）

减少冠状动脉疾病的危险因素

降低安静状态收缩压/舒张压

增加血清高密度脂蛋白胆固醇及降低血清甘油三酯

减少身体总脂肪并减少腹部脂肪

减少胰岛素的需求并改善糖耐量

降低血小板粘度，减少血小板聚合

降低发病率和死亡率

一级预防（即通过干预措施来预防初次发病）

较高的活动和/或体质水平与较低的冠状动脉疾病死亡率相关。

较高的活动和/或体质水平与较低的心血管疾病、冠状动脉疾病、中风、2 型糖尿病、骨质疏松性骨折、结肠癌和乳腺癌以及胆囊疾病的合并症相关。

二级预防（即心血管事件后的干预［预防另一次］）

基于 meta 分析（跨研究合并数据）的结果，心肌梗死后参与心脏康复训练患者的心血管及全因死亡率减少，尤其是多因素危险因素的组成减少。

包括心肌梗死后患者在内的进行心脏康复训练的随机对照试验不支持非致死性再梗死发生率减少。

其他益处

减少焦虑和抑郁

增强老年人的身体机能和生活自理能力

增加幸福感

提高工作、娱乐和运动表现

减少老年人跌倒风险及减轻跌倒所致的损伤

预防或缓解老年人的功能受限

作为许多老年性慢性疾病的有效治疗

资源：Pescatello LS，senior editor. *ACSM's Guidelines for Exercise Testing and Prescription*. 9th ed. Baltimore（MD）：Lippincott Williams & Wilkins；2014；Nelson ME，Rejeski WJ，Blair SN，*et al*. Physical activity and public health in older adults：recommendations from the American College of Sports Medicine and the American Heart Association. *Med Sci Sports Exerc*. 2007；39（8）：1435 – 45；以及 U. S. Department of Health and Human Services. *Physical Activity and Health*：*A Report of the Surgeon General*. Atlanta（GA）：U. S. Department of Health and Human Services，Public Health Service，Centers for Disease Control，National Center for Chronic Disease Prevention and Health Promotion；1996. 278 p.

RPT4 第十六章　设计柔韧性训练计划的指南

RPT4 第十六章表格

表 16.1　牵伸技术概述及合理应用

技术	定义	运动方案	合理应用
静力牵伸	这是改善柔韧性最常用的方法。静力牵伸包括缓慢拉长至轻微不适然后保持在这样的长度。	所有主要肌肉群训练目标为至少2～3天/周，每个静力牵拉动作保持10～30 s，老年人保持30～60s。ACSM建议牵伸应重复2～4次，使每个牵伸动作累计总和达60s。	合理应用于充分的热身后（充分热身包括5～10min多关节、大肌肉群低至中等强度运动）或应用于整理活动期。
动态牵伸	动态牵伸包括身体部位在全关节活动范围内运动，此时以可控的方式逐渐增加关节活动角度和/或速度。这些运动有非常自然的节奏。动态牵伸常常包含在集体运动的“积极”热身期，由于他们与训练动作或训练方式类似，所以被用做对运动训练进行适应。	从动作的小范围开始逐步地增加至更大的活动范围，每个动作重复5～12次。	合理应用于热身阶段或作为整理活动的一部分。
神经肌肉本体感觉促进技术（PNF）	PNF牵伸既包括目标肌群的牵伸也包括目标肌群的收缩。尽管使用PNF有好多方法，但最常用技术被称为“收缩－放松”。初始进行被动牵伸，随后肌肉等长收缩6s，放松2～3s，然后被动牵伸至终末角度保持10～30s。这种方法是教练帮助客户进行牵伸最有效的方法。	所有主要肌肉群的训练目标为至少2～3天/周。在20%～75%最大强度的肌肉收缩3～6s后紧接着10～30s的被动牵伸。每个目标肌肉群牵伸总时间应达到60s。	合理应用于充分的热身后或整理活动期。如经过了正确的技术培训，认证的体适能专家可以合理地将本技术应用于客户。
被动牵伸	这种类型客户不是主动地牵伸。客户摆出一种姿势，然后可以依靠身体的其他部位（例如上肢）来保持，也可以依靠同伴或一些器械（如拉力带）来帮助维持。	运动计划参考静力牵伸方案	合理应用于充分的热身后或整理活动期。如经过了正确的技术培训，认证的体适能专家可以合理地将本技术应用于客户。

表 16.1　牵伸技术概述及合理应用　　续表

技术	定义	运动方案	合理应用
弹震牵伸	这种方法包括了用弹拉或猛拉的方式达到肌肉运动的极限范围。这种弹拉动作可能产生明显的牵张反射而抵消肌肉拉长，并可能导致组织损伤。尽管弹震牵伸不是一般人常用的练习方法，但其作为运动员爆发力训练和康复的重要手段，也算是一种合理的训练方法。	运动计划需要通过具体的训练来制定个性化的方案。	不适用于普通人的练习，可能适用于运动员参与弹跳运动技能训练。

RPT4 第十七章　私人训练课程要素

RPT4 第十七章插图

图 17.1　训练课程的连续性